C.Bertelsmann

JASMIN DARZNIK

Was wir sahen, was wir träumten

ROMAN

Aus dem Englischen von Andrea Stumpf

C.Bertelsmann

Die Originalausgabe erschien 2021
unter dem Titel *The Bohemians*
bei Ballentine Books, a division of Penguin Random House, New York.

FSC www.fsc.org MIX Papier aus verantwortungsvollen Quellen FSC® C014496

Klimaneutral Druckprodukt ClimatePartner.com/14044-1912-1001

Penguin Random House Verlagsgruppe FSC® N001967

1. Auflage 2022

Umschlaggestaltung: FAVORITBUERO, München
Umschlagabbildungen: © Mark Owen/Trevillion Images;
© Granger/Bridgeman Images
This translation is published by arrangement with Ballantine Books,
an imprint of Penguin Random House,
a division of Random House LLC.

Redaktion: Beate Bücheleres-Rieppel
Satz: Leingärtner, Nabburg
Druck und Bindung: GGP Media GmbH, Pößneck
Printed in Germany
ISBN 978-3-570-10452-1

www.cbertelsmann.de

Für Rebecca Foust

»Ich glaube, wir machen uns ein Bild eines Menschen und projizieren dies dann auf jemanden, der zufällig da ist. Die gegenseitige Anziehung beruht meiner Meinung nach zum großen Teil auf dem Vermögen, dieses Bild des jeweils anderen zu verkörpern.«

Dorothea Lange
(The Making of a Documentary Photographer)

»San Francisco ist nicht mehr das, was es einmal war. Und niemals gewesen ist.«

Will Irwin zu Herb Caen
(San Francisco Chronicle)

Kapitel 1

FOTOGRAFIN UND JUNGE ORIENTALIN EROBERN SAN FRANCISCO IM STURM

1918 erschien ein Foto von uns in der Zeitung. Darauf sieht man uns nebeneinanderstehen, ich mit meiner umgehängten Graflex, Caroline mit einem bezwingenden Lächeln. Sie trägt eine Tunika mit langen Glockenärmeln und einer breiten Satinschärpe um die Taille. Es hat etwas von einer Kostümierung, was auch für meine Aufmachung gilt: ein Kleid aus fließendem Pannesamt, ein Satz Silberreife an jedem Handgelenk und ein langer Paisley-Schal. Beide tragen wir einen Bubikopf, nur habe ich dicke, dunkelblonde Locken und ihre Haare sind schwarz und glatt. Carolines kajalumrandete Augen schimmern, aber weil es eine Schwarz-Weiß-Fotografie ist, erkennt man ihre Farbe nicht, die Farbe von geschliffenem Glas.

Wann immer ich in den nächsten Jahren das Foto betrachtete, fühlte ich mich in unser Atelier in der Sutter Street 540 in San Francisco zurückversetzt – die 540, wie wir es nannten. Als wären wir nach wie vor dort, Caroline und ich, voller Hoffnung und ganz in unserem Element. Beide hatten wir so lange mit dem Gefühl gelebt, nirgendwohin zu gehören, dass wir glaubten, nur uns selbst zu haben. Zur Zeit der Aufnahme hatten wir in dem Atelier unser Zuhause gefunden, ein Zuhause, das wir mit schierer Willenskraft aus dem Nichts geschaffen hatten. Wir arbeiteten achtzehn Stunden am Tag, von Montag bis Samstag, und auch wenn uns das an den Rand der Erschöpfung brachte, genossen wir doch jede Minute dort. Am allerschönsten waren die Abende, an denen unsere Freunde vom Monkey Block herüberkamen. Jeder brachte jemanden mit, und die 540 war erfüllt von Musik und Tanz und lebhaften Gesprächen.

Nach zwei Jahren war alles vorbei, und ich war wieder auf mich allein gestellt.

Nachdem der Skandal bekannt geworden und Caroline verschwunden war, stand mir die ganze Geschichte schlagartig vor Augen. Was passiert war und was ich nie ungeschehen machen könnte. Ich sah Caroline auf dem Boden sitzen, die Knie bis zum Kinn hochgezogen, den Kopf gesenkt. Dann sah ich sie den Blick heben und mich geistesabwesend anstarren. Ich sah den Schatten auf ihrer Wange, der bis zum Morgen lila verfärbt sein würde.

Hätte ich nur meine Graflex hervorholen, die Objektivkappe abnehmen und ein Foto machen können, dann hätte es einen Beweis gegeben. Aber ich konnte nicht. Ich liebte sie so sehr, dass ich es nicht über mich brachte, ihren Schmerz festzuhalten. Die Geschichte war jedoch auf jedem meiner späteren Fotos, sowohl jenen, die bekannt wurden und in Erinnerung blieben, als auch jenen, die nie veröffentlicht, die zerstört oder vergessen wurden. Besonders auf denen. Es ist ein Bild, das sich nie verändert oder verblasst, auch wenn nur ich von ihm weiß.

Will man ein wahrhaft gutes Bild von etwas machen, dann muss man es wirklich sehen, nicht nur anschauen. Ich habe einmal gesagt, dass eine Kamera dabei ein guter Lehrmeister ist, aber manchmal steht sie einem auch im Weg. Das begriff ich in jener Nacht. Nach so vielen Jahren versetzt mich das Bild augenblicklich zurück nach San Francisco, in ein Fotoatelier in der Sutter Street 540, in eine verwüstete Dunkelkammer, in der eine Geschichte endete und eine andere begann.

Die erste und wichtigste Lektion nach meiner Ankunft in San Francisco war die, wie es sich anfühlt, wenn man allein ist und keinen Penny besitzt, wenn die einzigen Verbindungen zur Welt Angst, Hunger und Mangel sind. Damals fing alles für mich an.

Im Frühling 1918 brach ich auf. Ich war fast dreiundzwanzig, neugierig und ungeduldig und hatte mir gerade den Bubikopf schneiden lassen. Tausend Ideen gingen mir durch den Kopf, wer, was und wo ich sein wollte. Zwei Jahre lang hatte ich mir jeden Penny vom Mund abgespart, und so steckten jetzt einhundertzweiundvierzig Dollar in meiner Börse. Zwei Jahre, die ich in selbst genähten Kleidern und mit geborgten Büchern und Makrelenresten oder Dosenbohnen auf trockenem Schwarzbrot im Henkelmann verbracht hatte, aber ich hatte es geschafft. Das war mein letzter Winter an der Ostküste. Nichts konnte mich dort noch halten.

Von New Jersey aus fuhr ich in fünf Tagen in einer Dritte-Klasse-Koje auf einem Dampfschiff nach New Orleans. Von dort nahm ich den Zug, der mich in zwölf Tagen quer durchs Land brachte. Eigentlich hatte ich vorgehabt, mit dem Geld nach Paris zu gehen, aber der nicht enden wollende Krieg durchkreuzte meine Pläne. Also nahm ich mir vor, einige Wochen in San Francisco zu verbringen und von dort nach Süden aufzubrechen, nach Mexiko. Weiter hatte ich nicht überlegt. Ich würde einfach so lange reisen, bis mir das Geld ausging, und dann würde mir schon etwas einfallen.

Meine Kamera steckte in ihrer Tasche, die an meiner Hüfte baumelte. Viel mehr besaß ich nicht, jedenfalls nichts, an dem ich hing. Auf meinem Schoß lag ein abgewetzter Lederkoffer, den ich vor meiner Abreise in einem Trödelladen erstanden hatte. Darin befanden sich ein halbes Dutzend unbelichteter Filmrollen, ein Stift und ein Skizzenbuch, Kleider zum Wechseln für ein paar Tage, ein Waschbeutel und ein gebrauchtes Exemplar von Edna St. Vincent Millays *Renascene*.

Der Zug war überfüllt und laut, das fürchterliche Essen viel zu teuer. Nach der langen Reise war ich übermüdet und hungrig und steif von dem Versuch, aufrecht auf meinem Platz zu schlafen, dazu war mein schlimmes Bein völlig verkrampft. In dem

Moment jedoch, in dem der Schaffner durch den Wagen ging und rief: »Oakland Station! Nächster Halt Oakland Station!«, sprang ich auf, schloss den Gürtel um meinen Mantel und packte meinen Koffer.

Jemand schob ein Fenster auf und ein Windstoß fuhr durch das Abteil. Um mich herum wurde Gepäck zusammengerafft und herumgehoben, die Leute drängten sich auf eine Seite des Wagens und reckten den Hals, um einen Blick nach draußen zu erhaschen.

Zuerst konnte ich nichts sehen. Ich zwängte mich zum Fenster durch und stellte mich auf Zehenspitzen. Die vom Licht der tief stehenden Sonne beschienene, prachtvoll leuchtende Bucht tauchte vor mir auf. Mit zusammengekniffenen Augen konnte ich Schleppboote und Fischkutter erkennen und dahinter die Skyline einer sonnenvergoldeten Stadt, die sich an den Rand der Erde klammerte.

San Francisco, Jewel City. Das Paris des Westens. Ein Ort, wo alles – buchstäblich alles – passieren konnte und vielleicht in genau diesem Moment passierte. Ein Ort, in dem man sich, wenn man das Wagnis einging, verlieren konnte.

Hier war Frisco. Hier war ich.

Ich war in der Nähe des Wassers, nicht weit von den Werften in Hoboken aufgewachsen, aber dieser erste Blick auf San Francisco im Mai 1918 traf mich völlig unvorbereitet. Bis zu diesem Moment wusste ich nicht, dass das, worin eine Stadt eingebettet war – der Himmel, das Land, das Meer –, sie so klein aussehen lassen konnte. Doch wenn San Francisco auch kleiner war, als ich es mir vorgestellt hatte, war es dank seiner Lage an der Bucht und der dunkelgrünen Hügel ringsum wunderschön, wie verzaubert. Aber nicht nur das. Wie anfangs auch Manhattan war es mir fremd. Niemand kannte mich hier, und das bedeutete, ich konnte sein, wer ich wollte.

Langsam verschwand die Aussicht hinter Fabriken und Schindelhäuserreihen, und ich klappte die Kameratasche auf und betrachtete versonnen meine Graflex, das glänzende Metall, die polierte Linse. Arnold Genthe hatte sie mir, ein paar Monate nachdem ich bei ihm angefangen hatte, überreicht. Es war meine erste eigene Kamera und das bei Weitem schönste Geschenk, das ich jemals erhalten hatte. »Sie haben ein gutes Auge, Dorothea«, hatte er zu mir gesagt. Ich musste immer lächeln, wenn ich an diesen Tag dachte. An das Leuchten in Genthes Augen, als er mir die Kamera entgegenhielt. An den Moment, als ich sie nahm, ihr Gewicht in meinen Händen spürte und begriff, dass sie von nun an mir gehörte.

Ruckelnd und schaukelnd blieb der Zug stehen. Halb geschoben von den anderen Aussteigenden quetschte ich mich durch den Gang und trat auf den Bahnsteig. So schnell es mein Bein zuließ, hinkte ich durch den Bahnhof, und schon stand ich auf der Straße und ging Richtung Hafen. Der Koffer schlug gegen meinen Oberschenkel und mein Herz klopfte in meiner Brust. Ich trug einen knöchellangen Hosenrock, einen eng gegürteten hellbraunen Mackintosh und hoch geknöpfte braune Stiefel. Die Stiefel hätten dringend geputzt werden müssen, aber das musste warten, ich hatte es eilig, die nächste Fähre nach San Francisco zu erreichen.

Die Überfahrt verging viel zu schnell. Eben noch schaukelte die Fähre sanft dahin, dann glitt sie schon an den Anleger und rumpelte unsanft gegen die Pfosten, sodass die Passagiere ins Stolpern gerieten und gegeneinanderstießen. Ich knickte um und wäre beinahe gefallen, aber eine Hand umfasste meine Taille mit warmem, festem Griff.

»Vorsicht, Miss«, erklang hinter mir eine Stimme.

Ich drehte mich um. Der Mann, der dort stand, war attraktiv und gut gekleidet. Er trug einen Dreiteiler und eine karierte Schleife, hatte blaue Augen und seine blonden Haare waren mit Brillantine zurückgekämmt. Ich merkte, dass ich ihn anstarrte.

Damals sah man nur selten junge Männer, noch viel seltener welche in Zivil. Aus irgendeinem Grund war er nicht zum Kriegsdienst eingezogen worden – zumindest noch nicht.

Es dauerte einen Moment, aber dann hatte ich mich wieder gefasst, straffte die Schultern und reckte das Kinn. Auf meinen Dank hin zwinkerte der Mann mir zu und schenkte mir das breiteste Lächeln der Welt.

Kalifornien, hier bin ich!, dachte ich und merkte, wie ich errötete.

Nach Verlassen der Fähre war der junge Mann verschwunden, aber das war mir egal, ich hatte so viel anderes im Kopf. Ein paar Schritte vom Fährhaus entfernt stieß ich auf eine Bäckerei. Im Schaufenster sah ich unter einer Glaskuppel einen Berg Schmalzgebäck. Mein Magen knurrte. Das letzte Mal hatte ich in Texas etwas Anständiges gegessen. Als ich ein paar Minuten später, nachdem ich zwei Schmalzkringel und einen Becher Kaffee bestellt hatte, in meine Tasche griff, stellte ich fest, dass meine Börse verschwunden war. Ich griff in meine andere Tasche, in der für gewöhnlich meine Uhr steckte, aber auch die war leer.

Einen grauenvollen Moment lang stand ich wie erstarrt da, nur das Herz schlug mir bis zum Hals, und dann dämmerte es mir: Der attraktive und gut gekleidete Mann auf der Fähre war ein Dieb gewesen. Wie durch ein Wunder, und eigentlich halte ich es bis heute für eines, besaß ich noch meine Kamera, aber das Geld – jeder einzelne Dollar – war weg.

Geh nicht. Es ist zu gefährlich. Denk an dein lahmes Bein. Damals, in New Jersey, hatte ich diese Worte nicht hören wollen – wobei ich sie natürlich gehört hatte, nur aufhalten lassen wollte ich mich nicht von ihnen –, aber als ich jetzt in dieser Bäckerei stand und nicht einmal mehr einen Vierteldollar besaß, um mein Essen zu bezahlen, und der Boden nach der langen Reise immer noch unter mir schwankte, verdrängten sie alles andere in meinen Kopf.

Einen Moment stand ich nur da, dann ließ ich mich schwer gegen die Theke sinken. Ich hatte das Gefühl, keine Luft mehr zu bekommen, und mir wurde schwarz vor Augen. Sosehr ich mich auch bemühte, ich wurde das Bild des Mannes von der Fähre nicht los. Sein breites Lächeln und seine zurückgekämmten Haare.

»Geht es Ihnen nicht gut, Miss?«

Das Mädchen hinter der Theke sah mich forschend an. Sie wiederholte die Frage.

»Jemand hat mir mein Geld gestohlen«, brachte ich hervor. »Alles, was ich besitze. Besaß. Meine gesamten Ersparnisse ...«

Betretenes Schweigen breitete sich aus, dann ließ die hinter mir in der Schlange wartende Frau, eine in dicken Pelz gehüllte matronenhafte Lady, ihr Portemonnaie aufschnappen und beglich meine Rechnung.

Mittlerweile hatte sich eine Schar Frauen um mich versammelt.

»Sie braucht eine Arbeitsstelle«, sagte eine von ihnen.

»Und einen Platz, wo sie schlafen kann.«

Diese Einschätzung meiner Lage wurde getroffen, als wäre ich abwesend, was ich in diesen Minuten womöglich auch war.

»In den Konservenfabriken in Sausalito suchen sie immer junge Frauen«, meldete sich das Mädchen hinter der Theke zu Wort. »Viel verdienen tut man dort ja nicht, aber wenigstens ist es eine regelmäßige Arbeit.«

Eine Tüte war mir in die Hand gedrückt worden: die Schmalzkringel. In der anderen Hand hielt ich einen Becher Kaffee. Ich hatte auf den Becher gestarrt, aber bei der Erwähnung der Konservenfabriken hob ich den Blick. Ich hatte schon verschiedene Arbeitsstellen gehabt, aber noch nie in einer Fabrik gearbeitet.

»In der Bush Street ist ein Wohnheim für Frauen«, sagte eine andere Stimme. »Das Elizabeth Inn. Mehr als einen Dollar in der Woche für ein Zimmer wird man dort nicht zahlen müssen.«

Ein Dollar in der Woche war ein Dollar, den ich nicht hatte.

Auf einmal spürte ich einen samtweichen Lederhandschuh an meiner Hand. Ich drehte mich um und sah, dass die Lady in dem Pelzmantel erneut ihr Portemonnaie geöffnet hatte und mir etwas in die Hand schob. Eine Dollarnote.

»Die Fähre nach Sausalito fährt zu jeder vollen Stunde«, sagte sie und blickte mich freundlich durch ihre runde Nickelbrille an. »Wenn Sie sich sputen, erreichen Sie die nächste.«

Schamesröte stieg mir ins Gesicht, aber Stolz konnte ich mir gerade nicht leisten. Ich nahm das Geld, zwang mich zu einem Lächeln und bedankte mich rasch.

Zurück auf der Straße, fiel mein Blick auf mein Spiegelbild in der Schaufensterscheibe. Es war ein erbärmlicher Anblick: eine dünne junge Frau mit aufgelöster Frisur, einem abgewetzten Handkoffer und einem zerdrückten Regenmantel, der ihr um die Schultern schlackerte und bis zu den Knöcheln reichte.

Der Kaffee war kalt. Das Gebäck hatte alles Verlockende verloren, das es unter der Glaskuppel gehabt hatte. Ich stopfte die Tüte in meine Tasche. Unablässig ging mir der Gedanke durch den Kopf, dass es mich nicht wunderte, warum man mir Almosen gab. Ich gab eine jämmerliche Figur ab. Mitleiderregend. Noch nicht einmal eine Stunde nach meiner Ankunft war ich auf die Wohltätigkeit anderer angewiesen.

Als ich endlich wieder am Fährhaus ankam, war es schon spät. Eine Weile stand ich davor und sah zum Uhrturm hinauf: Viertel vor vier. Auf der breiten Straße davor herrschte geschäftiges Treiben. Passanten liefen kreuz und quer, Straßenbahnen und Pferdekutschen rumpelten vorbei. Kreischende Möwen und Meeresvögel kreisten über meinem Kopf. Es war kühl und roch nach Brackwasser, Fisch und Teer. Ich hatte erwartet, dass Kalifornien ein Sonnenparadies sei, aber es war hier um einiges kälter als in New York. Der ständige Wind riss an meinem Hut und ich musste ihn festhalten, während ich mit der anderen Hand meinen Koffer umklammerte. Aus einem Café trällerte ein Liebeslied, das im Frühling überall zu hören gewesen war. Es versetzte mich in klägliche Wut.

Denk nach, Dorrie, sagte ich mir, *du darfst jetzt nicht den Kopf verlieren.*

Zur Sicherheit steckte ich den Dollar in meinen Strumpf und schob ihn bis zum Knöchel hinunter. Er könnte mir ein Zimmer in einem Wohnheim verschaffen, aber wovon sollte ich mein Abendessen bezahlen? Oder das Frühstück? Gleich morgen früh würde ich mir eine Stelle suchen. Bis dahin brauchte ich Geld, und zwar schnell, und statt mich nach der Fähre nach Sausalito zu erkundigen, machte ich mich auf den Weg zur Market Street.

»Fünfundsiebzig Cent fürs Geschirrspülen und Putzen zur Sperrstunde«, sagte der Mann in dem ersten Lokal, in dem ich nach Arbeit fragte, einer Gastwirtschaft an der Ecke Market und Spear Street. Als ich eingetreten war, hatte niemand an der Kasse gestanden, aber im hinteren Teil des Lokals hatte ich in dem dunklen Gang, der zur Küche führte, den Umriss eines Mannes entdeckt. Er war groß und sehnig, trug ein kragenloses Hemd und eine schmutzstarrende Hose. Er hatte eine beginnende Glatze und seine struppigen Koteletten waren zu lang.

»Für die viele Arbeit nur fünfundsiebzig Cent?«

Hustend spuckte der Mann in den schwärzlichen Lumpen in seiner Hand, dann musterte er mich mit harten Augen. Meine Not muss deutlich zu erkennen gewesen sein, denn er sagte nur: »Die Böden müssen auch geschrubbt und gewischt werden.«

Seine Miene war grimmig, aber ich wich seinem Blick nicht aus, wollte mich nicht einschüchtern lassen. Die Küche zu putzen, würde Stunden dauern, wie wir beide sehr wohl wussten.

Ich räusperte mich und straffte die Schultern, dann sagte ich ihm, dass ich es für einen Dollar machen würde, aber nicht für weniger.

Er bequemte sich nicht einmal zu einer Antwort, sondern zuckte nur die Achseln, so als wollte er sagen: *Dann lass es eben bleiben.*

Ich ging. Zurück auf der Straße, dachte ich wieder an die Bäckerei und das Mädchen hinter der Theke, das etwas von Konservenfabriken auf der anderen Seite der Bucht gesagt hatte. Nun, warum nicht. An der nächsten Kreuzung fragte ich einen Polizisten, wo die Anlegestelle für die Fähre nach Sausalito war, und erhielt zur Antwort, dass an diesem Tag keine mehr fuhr.

Ich versuchte mein Glück in einem Bekleidungsgeschäft, aber sie hatten keine Arbeit, und das nächste und übernächste Geschäft auch nicht.

»Na gut, dann nehme ich eben die fünfundsiebzig Cent«, sagte ich mir und ging mit schweren Schritten zurück zu der Gastwirtschaft. Mittlerweile war es nach sechs. Ich hatte Durst. Nein, nicht nur Durst, ich war völlig ausgetrocknet.

»Fünfzig Cent«, sagte der Mann nun.

Ich schluckte, das Blut schoss mir in die Wangen. »Aber Sie sagten doch …«

»Das war vor zwei Stunden. Der Tag ist fast vorbei.« Er legte eine Hand auf seine Glatze. »Fünfzig Cent«, wiederholte er. Seine kalte Stimme war ungerührt, gelangweilt. »Die Zeiten sind schwer, Miss, aber da sage ich Ihnen wahrscheinlich nichts Neues.«

Es war eine schmutzige Arbeit. Aus dem Hahn kam bräunliches Wasser und weit und breit war kein sauberer Lappen zu finden. In der Küche roch es nach verbranntem Brot, saurer Milch und etwas Fauligem, dessen Ursprung ich nicht feststellen konnte und wollte. Durch den Mund atmend machte ich mich über das Geschirr im Spülbecken her, kratzte mit einem Messer die verkrusteten Essensreste von den Tellern und trocknete die verschmierten Tassen mit einem Zipfel der zerknitterten Schürze, die ich ganz hinten in einem Schrank gefunden hatte.

Als das erledigt war, fing ich mit dem Boden an. Noch eine Stunde, dann bin ich fertig, sagte ich mir. Ich würde meine mageren fünfzig Cent nehmen und morgen würde ich mir etwas anderes suchen. Ich ließ mich auf die Knie nieder und fing an, mit einem Scheuerlappen den Boden zu schrubben. Nach einer Weile warf ich einen Blick über die Schulter und sah, dass mich der Mann – er hatte mir seinen Namen nicht genannt und sich auch nicht nach meinem erkundigt – aus ein paar Schritt Entfernung beobachtete, seine Augen wie gebannt auf meinen Hintern gerichtet. Zornig funkelte ich ihn an, aber er scherte sich nicht darum, wandte nicht einmal den Blick ab, sondern lehnte sich zurück, die Arme über der Brust verschränkt, und grinste schmierig.

Immer wieder sah ich auf die Uhr, und spürte dennoch die ganze Zeit seinen Blick auf mir, fast wie eine Berührung. Ab und zu schlurfte er davon – er war nicht nur Koch und Kassierer in diesem trostlosen Lokal, sondern auch Kellner. Rasch öffnete ich eine Milchflasche und trank ein paar Schlucke. Da kaum noch Gäste im Lokal waren, konnte er die meiste Zeit in der Küche herumlungern und mir beim Schuften zusehen.

Meine Wut ließ ich an dem Dreck und dem Durcheinander um mich herum aus. Schweiß trat mir auf die Stirn, sammelte sich in meinen Achseln und rann mir den Rücken hinunter. Noch immer starrte er zu mir herüber, aber ich schenkte ihm nicht die Genugtuung, seinen Blick zu erwidern.

Schließlich zählte er mir langsam meinen Lohn in die Hand ab, und die beiden klebrigen, schwarz angelaufenen Vierteldollarmünzen blieben auf meiner Handfläche haften, als wären sie eingebrannt. Ich steckte sie in meine Tasche und machte mich mit einem knappen Nicken ans Gehen.

Unversehens stand er neben mir.

»Nun mal langsam«, sagte er, packte meinen Arm und drehte mich zu ihm herum. Seine Hand auf meiner nackten Haut war fleischig und feucht. »Bist dir wohl zu gut, hä?«, sagte er so grob, dass ich es mit der Angst bekam.

Ich entwand mich seinem Griff. Ich musste raus hier, und zwar schnell.

Mit Tränen in den Augen hastete ich auf die Straße. Mittlerweile war es dunkel, der Mond war eine gestochen scharfe weiße Sichel. Hier und da brannte eine Gaslaterne und die Nachtschwärmer trieben in Scharen durch die Straßen. Ein Pferdefuhrwerk rumpelte an mir vorbei und eine Fontäne verdreckten Wassers spritzte auf meinen Rock. Ich schob mich zwischen den Passanten hindurch, drängte mich an Grüppchen vorbei, und einmal wäre ich beinahe in eine Frau mit einem Kinderwagen hineingelaufen. »Passen Sie doch auf, wo Sie gehen«, herrschte mich jemand an, aber ich blieb nicht stehen. So schnell ich konnte, lief ich weiter, in der einen Hand trug ich Koffer und Kamera, mit der anderen raffte ich meinen durchweichten Rocksaum, und ich wäre so weitergeeilt, wenn nicht auf einmal ein stechender Schmerz durch mein Bein geschossen wäre und mich zum Stehenbleiben gezwungen hätte.

Vornübergebeugt schleppte ich mich neben ein Gebäude und ließ mich gegen die Mauer sinken. Ich hätte nicht so rennen dürfen, das wusste ich. Es verschlimmerte den Schmerz in meinem Bein ins Unerträgliche. Das Hinken war mein treuer Begleiter, so vertraut wie mein Atem, aber schon lange war mein Fuß nicht mehr so schwer und steif gewesen.

Bestimmt starren die Leute mich an, dachte ich, aber als ich schließlich wieder zu Atem gekommen war und den Blick hob, sah ich, dass sie an mir vorbeiliefen, als wäre ich unsichtbar. Nicht ein Kopf drehte sich mir zu. Niemand blieb stehen.

Nach einer Weile ratterte von rechts eine Straßenbahn heran. Ich sah ihr entgegen. Die Reise, der Hunger, die nervlichen Strapazen – ich fühlte mich wie ausgewrungen und musste mich dringend setzen. Wenn ich mich nur ein wenig ausruhen könnte, würde es wieder gehen, dessen war ich sicher. Vielleicht könnte ich dann sogar einen Plan fassen.

Ich überquerte die Straße, fischte eine Münze aus meiner Tasche und stieg in den Wagen.

Während ich in der Straßenbahn über die Hügel von San Francisco fuhr, den Geruch der Bucht in der Nase, den Wind auf meiner feuchten Haut und den harten Holzsitz unter mir, fühlte ich mich plötzlich in das finstere Haus meiner Großmutter in Hoboken zurückversetzt, in seine Hässlichkeit, die hoffnungslose Stimmung. Die Erinnerung ließ mich auf dem Sitz zusammensacken. Das war's dann also. Mein Traum von einem Neuanfang – aus und vorbei, für alle Zeiten. Ich hatte es quer durchs Land geschafft, dreitausend Meilen von New Jersey nach Kalifornien, und jetzt konnte ich nicht einmal zurück nach Hoboken, wenn ich es gewollt hätte.

Fahrgäste stiegen ein und aus, die Straßenbahn ächzte und ratterte einen Hügel nach dem anderen hinauf und hinunter. Bei jedem Stehenbleiben und Anfahren rempelte ich gegen meine Sitznachbarin. Beinahe wäre ich in Tränen ausgebrochen, und es hätte mich auch nichts davon abgehalten, wenn ich allein gewesen wäre, aber um mich herum standen und saßen dicht gedrängt andere Fahrgäste. Mein Bein tat weh. Mein Mund war ausgetrocknet. Ich rührte mich nicht. Ich hob nicht einmal den Kopf, um auf die Straße hinauszusehen.

Als ich schon glaubte, die Fahrt würde nie enden, blieb die Straßenbahn stehen. »Lands End!«, rief der Schaffner. Ich sah auf und stellte erstaunt fest, dass San Francisco verschwunden war. Es war, als wäre ein Schalter umgelegt worden. Der Himmel war weg, das geschäftige Treiben in den Straßen ebenso. An ihre Stelle waren windumtoste Sanddünen und ein derart dichter Nebel getreten, dass man meinte, ihn mit den Händen greifen zu können.

Als ich aus der Straßenbahn stieg, wehte der Wind meinen Rock hoch und mein Blick fiel auf mein verkrüppeltes rechtes Bein mit dem krummen Fuß. *Halt dich gerade*, sagte eine Stimme in meinem Kopf. *Die Leute schauen. Wenn du hinkst, starren dich alle an.* Es war die ewig mahnende Stimme meiner Mutter. Rasch strich ich meinen Rock glatt, zog ihn nach unten und hielt den Kragen meines Mantels zu. Mehr als die Hälfte meines Lebens hatte ich damit zugebracht, mir das Hinken abzutrainieren, aber noch heute, Jahre später, durchfuhr mich deswegen Angst und Scham. *Das hast du hinter dir gelassen*, sagte ich mir, *das ist vorbei*, aber die dunklen, feuchten, nebligen Straßen brachten es zurück – alles.

Es fing mit einer kleinen Unpässlichkeit an – ein wenig Halsweh, leichtes Fieber – und dann waren eines Morgens meine Beine verschwunden.

Es war im Sommer 1902. Ich war gerade sieben Jahre alt geworden. Am Unabhängigkeitstag, dem vierten Juli, ging mein Fieber leicht zurück, und meine Mutter ließ mich draußen sitzen, damit ich mir die Parade anschauen konnte, während sie das Haus in Ordnung brachte. Ich saß gerne auf den Stufen vor unserem Haus in Weehawken, die Ellbogen auf die Knie gestützt, und beobachtete die Passanten, die eleganten Frauen mit ihren Schirmen und Turnüren, die Männer mit ihren Trilbys und Spazierstöcken. Schon immer hatte ich mich nach der Welt jenseits unseres Gartens gesehnt. Alles hätte ich dafür gegeben, in den Menschenstrom auf der Straße einzutauchen, aber meine eng begrenzte Welt reichte nur bis zu dem Gemischtwarenladen im Osten und dem Park im Westen, und wenn ich hinausging, dann bloß an der Hand meiner Mutter in die Nachbarschaft. Immer dieselben Gesichter auf der Straße und überall deutsche Stimmen.

Plötzlich merkte ich, dass meine Schenkel zuckten, zuerst der linke, dann beide. Ich presste die Hände darauf, damit sie aufhörten, aber sie zuckten einfach weiter. Mein ganzer Körper fing an zu brennen, es breitete sich von meiner Brust bis hinunter zu den Zehen aus. Ich rief nach meiner Mutter, aber der Lärm der Parade verschluckte meine Schreie. Als ich aufstand, um hineinzugehen, wurde mir schwindlig und meine Beine gaben unter mir nach. Was folgte, war eine lange, erstickende Stille, dann war alles schwarz.

Als ich wieder zu Bewusstsein kam, waren meine Beine weg. Gut, sie waren nicht wirklich weg. Sie hingen noch an meinem Körper, aber ich hatte kein Gefühl mehr darin, nicht das geringste.

Meine Mutter konnte tun und sagen, was sie wollte, ich hörte nicht auf zu schreien, und als endlich der Arzt kam, war ich völlig erschöpft und lag schlaff da. Auch der Schwindel wollte nicht aufhören. Mama setzte mich aufrecht hin, sodass meine Beine über die Bettkante baumelten. Der Doktor klopfte mir mit einem kleinen Gummihammer auf das linke Knie. Es bewegte sich nicht. Er klopfte mir auf das andere Knie. Nichts.

»Sie müssen sie ins Krankenhaus bringen«, hörte ich ihn etwas später sagen. Meine Mutter hatte die Tür zugezogen, aber sie war einen Spaltbreit offen geblieben, und so konnte ich sie auf dem Gang stehen sehen, den Doktor mit der schwarzen Tasche und der runden Nickelbrille und meine Mutter, die Arme vor der Brust überkreuzt, die Schultern bebend.

Am nächsten Morgen wachte ich in einem Zimmer mit erbsgrünen Wänden und dem beißenden Geruch nach Bleichmittel auf. Aus dem Augenwinkel erhaschte ich einen Blick auf eine Frau mit Gesichtsmaske und Gummihandschuhen. Als sie näher kam, entdeckte ich die sehr lange und sehr dicke Nadel in ihrer Hand. Ich schrie und sie legte eine Hand auf meinen Mund. Zwei weitere Hände drehten mich auf die Seite und hielten mich fest. In nur wenigen Stunden würde ich vollkommen gelähmt sein, aber als mir jetzt diese Nadel in den Rücken gestochen wurde und sich immer tiefer schob, biss ich mir vor Schmerz die Zunge blutig.

Die Lumbalpunktion bestätigte es: Polio. Das Wort hatte ich noch nie gehört, und ich wusste nicht, was es bedeutete. Im kommenden Jahr erfuhr ich jedoch, was es hieß, und ich lernte noch ein weiteres Wort: »Krüppel«.

Aber der Reihe nach: Mein Fieber stieg auf vierzig Grad und blieb während der nächsten drei Tage so hoch, dann fiel es plötzlich wieder, und das bekümmerte Gesicht meiner Mutter tauchte über mir auf. Meine Haare klebten an der Stirn, meine Lippen waren rissig und trocken. Ich konnte sprechen und meine Augen öffnen, ich konnte meinen Kopf zur einen und zur anderen Seite drehen, aber das war es. Von den Schultern abwärts war ich gelähmt.

Es dauerte ein Jahr, bis es mir besser ging, und lange Zeit glaubte niemand, dass ich mich erholen würde. Ich konnte nicht auf die Straße zum Spielen, nicht einmal auf den Stufen konnte ich sitzen. Nicht, dass ich es gewollt hätte: Ich hatte keine Haare mehr – die hatte man mir im Krankenhaus abrasiert. Nur langsam und in einzelnen Büscheln wuchsen sie nach, und egal, wie oft Mama sie mit Essig spülte, um sie wieder zum Glänzen zu bringen, behielten sie ein stumpfes Dunkelblond. Das Übrige war nicht viel besser. Mein Gesicht war eingefallen und meine Rippen stachen hervor. Der Doktor verordnete mir eine abscheuliche Diät aus gebratener Leber und fetter Kuhmilch, die ich zu essen hatte.

Nichts jedoch war so schlimm wie die Schiene, die ich tragen musste. Das Gefühl in meinen Beinen war gerade erst zurückgekommen, als mein rechtes Bein in eine stählerne Schiene mit Gurten an Becken, Knie und Knöchel geschnallt wurde. Die Schiene wog sieben Kilo, grub sich tief in meine Haut ein und scheuerte sie auf. Der unablässige Schmerz beim Tragen war schlimm. Grausam.

Der September kam, aber ich kehrte immer noch nicht in die Schule zurück. Monat um Monat lag ich in dem Gitterbett in unserem kleinen Wohnzimmer neben der Küche und starrte zu dem Fenster hinauf, zu dem kleinen Stück Himmel. Das ganze Jahr, in dem ich dort lag, bekam ich keinen Besuch. Keine Schulkameraden, keine Verwandten, keine Nachbarn. Sie hatten alle zu große Angst davor, sich anzustecken.

Solcherart vergessen und versteckt war ich nichts als Körper und Schmerz. Ich wurde zur Zuhörerin und Zeugin. Ich hörte, wie Hunde in der Nachbarschaft bellten, Vögel zwitscherten, Pferde auf der Straße wieherten, Türen sich öffneten und schlossen, das Wasser im Kessel zu sieden begann, die Uhr im Vorraum tickte, tickte, tickte.

Mein Leben fand in dem verkrüppelten Fuß statt, so wie das anderer Leute in einem Haus oder Land – jenseits davon gab es keine Welt. Mein Fuß formte und deformierte mich, er verbarg und beschämte mich, gab mir den Takt vor und hemmte mich. Alles auf einmal. Ich musste Windeln tragen, und die wenigen Male, die ich das Haus verließ – fast nur zu Arztbesuchen –, schob Mama mich in einer Art Karren, der die Aufmerksamkeit der Leute erregte und sie dazu veranlasste, schneller zu gehen oder die Straßenseite zu wechseln. Einmal beobachtete ich durch das Fenster, wie Mama in der Gasse hinter unserem Haus ein Feuer machte und Stück für Stück meine Kleider, Puppen und Bücher hineinwarf. Aus Angst vor Ansteckung musste alles, was ich jemals angefasst hatte, weggeworfen oder verbrannt werden.

Wie sich zeigte, verschwand aber nicht mein Körper. Ich war es, die verschwand.

Meine erste Nacht in San Francisco verbrachte ich auf der Straße.

Ich war der letzte Fahrgast gewesen. Noch einmal ein Rattern der Straßenbahn und dann war ich allein. Bevor ich ausstieg, hatte ich mich hilflos und elend gefühlt. Jetzt überkam mich auch noch echte Angst. LANDS END DEPOT stand auf dem Schild über der Haltestelle. Das kleine Holzhäuschen war verrammelt. Ich sah nach rechts und links, aber da war nichts. In diesem Teil der Stadt – ob er überhaupt noch zur Stadt gehörte? – gab es keine Läden oder Gastwirtschaften, nur einige verstreut liegende Gebäude. Nach einer Weile konnte ich in der Ferne ein Licht ausmachen und ging darauf zu.

Es war eine kleine Kneipe, so heruntergekommen wie die schäbigsten Kaschemmen in den Gassen der Bowery. Die Fenster waren dreck- und salzverkrustet, und nachdem ich eine Weile hineingestarrt hatte, konnte ich in dem schummrigen Licht einige Männer am Tresen hocken sehen, sonst war sie leer.

Ich stand an der Tür und überlegte gerade, ob ich hineingehen sollte, als ein Mann am Kragen nach draußen befördert wurde.

Nein, dorthinein konnte ich nicht. Nicht zu dieser Stunde, nicht als Frau allein. Also verbarg ich mich im Türeingang und sah zitternd zu, wie der Mann, eine wahre Jammergestalt, in die Dunkelheit stolperte und verschwand. Ich klammerte mich an meinen Koffer und überlegte, was mir zu tun blieb. Nichts. Ich war verloren. Nirgends konnte ich mich unterstellen, nirgends hinsetzen. Ich kannte die Straßennamen nicht, bei dem dichten Nebel waren auch die Straßenschilder gar nicht zu sehen, selbst von den Straßen war nichts zu erkennen.

Vor wenigen Stunden erst war ich mit der Eisenbahn eingetroffen und hatte hoffnungsfroh auf die wunderschöne, fremde Stadt geblickt. Dieser Zauber war verflogen. Ich verfluchte mich, dass ich nicht mehr Acht gegeben hatte und bis in dieses Niemandsland gefahren war, dass ich mich verirrt hatte.

An der nächsten Ecke stach mir der durchdringende Gestank von fauligem Fleisch in die Nase – der Kadaver eines Tieres. Eine große Ratte, oder war es eine Katze? Vielleicht bildete ich es mir auch nur ein, nachdem meine Nerven inzwischen zum Zerreißen gespannt und die Stille so umfassend war, wie ich es nicht aus

New York kannte und nicht einmal aus Hoboken, wo selbst in der tiefsten Nacht das Kreischen und Rumpeln der Straßenbahnen, das Klappern von Hufen auf dem Kopfsteinpflaster, der Klang menschlicher Stimmen zu hören waren.

Ich machte kehrt und ging in die entgegengesetzte Richtung davon, bis mich meine Füße schließlich zum Strand brachten. Der Nebel verhüllte den Mond, und das Meer war so schwarz wie der Himmel, aber das Rauschen der gegen das Ufer brandenden Wellen wies mir den Weg. Sand rieselte in meine Stiefel, Seegras strich an meinen Beinen entlang. Eine laut klagende Möwe flatterte vorbei. Ich erklomm die mannshohen Dünen, bis meine Beine mich nicht mehr trugen und ich stürzte.

Verrückt, wie sich der Körper unerwartet an das erinnert, was man am dringendsten vergessen will. Der kalte, nasse Sand versetzte mich zurück in die Nacht, als drei Männer in Anzügen und mit Bowler-Hüten auf dem Kopf an die Tür unseres alten Hauses in Weehawken kamen. Ich war zwölf. Mein Vater hatte uns verlassen. Nach dieser Nacht zogen wir zu meiner Großmutter nach Hoboken und ich sah ihn nie wieder. Die drei Männer führten meine Mutter, meinen kleinen Bruder und mich auf den Bürgersteig und dann verriegelten sie die Haustür mit einem großen Schloss. In Mamas aufgerissenen Augen lag Panik. Ich stand in meinem Nachthemd und mit nackten Füßen auf der Straße, meine Schultern gegen die Kälte zusammengezogen, die Stahlschiene bohrte sich in meinen Oberschenkel. Wir waren aus unserem Haus vertrieben worden, und es war so schnell geschehen, dass wir nicht einmal unsere Mäntel hatten anziehen können.

Ich kenne das, dachte ich jetzt. *Das habe ich schon einmal erlebt.*

Irgendwann ging das lang gezogene Tuten der Nebelhörner über in die leiseren Geräusche der Nacht. Hier, am Rand des Ozeans, gab es keinen Grund zur Eile mehr, gab es kein anderes

Ziel mehr. Ich kramte in meinem Koffer, zog einen Pullover und eine Hose heraus und streifte sie mühselig über. Dann schob ich den Koffer unter meinen Kopf, rückte den Riemen der Kamera zurecht und deckte mich mit meinem Mantel zu. Und weil ich zu erschöpft und niedergeschlagen war, um irgendetwas anderes zu tun, schloss ich die Augen und schlief ein.

Kapitel 2

Der Morgen kam. Zitternd wachte ich am Strand auf, mein Fuß tat immer noch weh und mir war schlecht vor Hunger. Ich öffnete die Augen und starrte in den milchig weißen Himmel. Es war früh, aber wie früh, vermochte ich nicht zu sagen. Die Sonne war aufgegangen und der Nebel war noch dichter geworden. Mühsam stützte ich mich auf die Ellbogen und sah mich um. Ich war im Land der Hasen und Dünen gelandet. Der Sand hatte meine Haut aufgescheuert und die Feuchtigkeit war durch meine Kleidung gedrungen. Meine Hände zitterten vor Schwäche. So hungrig war ich noch nie in meinem Leben gewesen.

Ich stand auf und klopfte den Sand von mir ab. Wollte ich mich aus meiner misslichen Lage befreien, musste ich endlich wieder klar denken, und dazu musste ich aufhören, in Angst und Selbstmitleid zu versinken.

Auf einmal wusste ich, was ich zu tun hatte.

Nichts auf der Welt bedeutete mir so viel wie meine Kamera, aber sie war auch das Einzige von einem gewissen Wert, das ich besaß. Ich musste sie verkaufen – mir blieb nichts anderes übrig.

Ein Wagen tauchte auf der Straße auf. Ich winkte, damit er anhielt, und der Fahrer nahm mich mit zur Haltstelle Lands End. Von dort fuhr ich mit der Straßenbahn nach Downtown zurück, wo ich eine Pfandleihe fand und meine Kamera für vierzig Dollar versetzte. Das waren fünf Dollar weniger, als ich gefordert hatte, aber unter den gegebenen Umständen musste ich mich damit wohl zufriedengeben. Ich schwor mir, sie wieder auszulösen. Ich würde mir eine Arbeit und ein Zimmer suchen und dann alles dafür tun, meine Graflex zurückzukaufen. Um mich an mein Versprechen zu erinnern, behielt ich die Kameratasche und hängte sie mir um den Hals.

Damit hatte ich etwas Zeit gewonnen – einige Wochen, wenn ich sparsam mit dem Geld umging. Nach einem Frühstück mit Kaffee und einem gekochten Ei, das meinen Hunger kaum linderte, ließ ich mich eine Weile treiben und überlegte, was ich nun anstellen sollte. Bevor ich mich nicht ein wenig hergerichtet hatte, brauchte ich mich gar nicht erst nach einer Stelle umzusehen. Also beschloss ich, mit der Straßenbahn zurück zum Fährhaus zu fahren, mir etwas zum Mittagessen zu besorgen – ein Sandwich, vielleicht sogar zwei – und mich dann auf die Suche nach einer Unterkunft zu machen.

All das ging mir durch den Kopf, während ich in eine Straßenbahn kletterte und plötzlich eine Stimme »Mischling« sagen hörte. Ich fuhr herum. Damals überraschte mich nicht so sehr das Wort selbst, sondern wie es gesagt, geradezu ausgespuckt wurde. Scharf und klar hing es in der Luft. Einen kurzen Moment glaubte ich, mich womöglich verhört zu haben, aber einige Leute wandten ihren Blick ab, so als wäre nichts gewesen, und das bestätigte es.

Ich blickte mich um. Zwei Frauen starrten auf einen Punkt über meiner Schulter. Ich drehte den Kopf und sah eine Frau durch den Wagen gehen. Ihre kurz geschnittenen Haare waren schwarz und glatt. Ihre Augen ließen sie ... anders aussehen. Sie waren flaschengrün.

»Die sind jetzt überall, egal wo man hingeht!«, hörte ich eine Frau sagen. Ich musste mich nicht einmal anstrengen, sie zu verstehen, weil sie es nicht für nötig hielt, zu flüstern oder auch nur die Stimme zu senken. »Noch vor zehn Jahren hat man nicht einen von denen in diesem Viertel gesehen, nicht einen. Inzwischen glauben sie wohl, dass die Stadt ihnen gehört!«

»Ihnen und ihren Bastarden«, ergänzte ihre Begleiterin.

Der jungen Frau war anzumerken, dass sie zumindest diese

letzte Bemerkung gehört hatte, so ausdruckslos war ihr Gesicht auf einmal. Sie schien kurz zusammenzuzucken, aber im nächsten Moment hatte sie sich wieder gefasst, straffte die Schultern und ging auf der Suche nach einem Sitzplatz weiter.

Die in ihren Augen aufblitzende Kränkung erfüllte mich mit stummer, törichter Scham. Ich wollte etwas sagen, aber mir fiel nichts ein, und so nahm ich nur meinen Handkoffer von dem Sitz neben mir, damit sie sich setzen konnte. Sie nickte mir knapp zu, dann nahm sie Platz, verschränkte die Hände im Schoß und blickte geradeaus.

Ich wollte sie nicht anstarren, aber Gesichter, besonders die von Fremden, faszinierten mich. Mich faszinierte, was sie zeigten und was sie verbargen. Nach ein paar Minuten blickte ich kurz zu ihr hinüber. Dann noch einmal. Mit ihren hellen Sommersprossen auf Nase und Wangen wirkte sie von Nahem jünger, als ich gedacht hatte, ich schätzte sie ungefähr auf mein Alter oder noch jünger. Sie sah anders aus als jeder Mensch, den ich bisher gesehen hatte. Dennoch kam mir etwas an ihr bekannt vor – ich konnte nur nicht genau sagen, was.

Als ich noch bei Arnold Genthe in der Lehre gewesen war, hatte ich Stunden damit zugebracht, seine berühmten Chinatown-Porträts von Männern mit langen Zöpfen und Frauen in Seidenkleidern und mit gebundenen Füßen zu studieren. Genthe hatte meinen Geist angeregt und mein Auge geschult, und diese Fotografien hatten großen Anteil daran gehabt.

Das war es jedoch nicht. Konnte es nicht sein. Bis auf das kleine Jade-Amulett, das sie an einem schwarzen Band um den Hals trug, war die Frau wie eine Amerikanerin gekleidet, und zwar nach dem neuesten Schick: ein grauer Glockenhut und ein schmaler, pflaumenblauer knöchellanger Rock, zu dem sie eine passende um die Taille gegürtete Jacke trug, eine weiße Bluse und geschnürte hohe Stiefel. Die Füße in den modischen Stiefeln waren zierlich, und als sie sich setzte, schob sich ihr Rock ein gutes Stück hoch. So kleideten sich Filmstars oder Mannequins für Zeitschriften.

Ein Gemälde von Modigliani, das war es. Es dauerte eine Weile, aber dann fiel mir ein, an wen oder vielmehr an was sie mich erinnerte: ein Porträt, das ich irgendwann in einer New Yorker Galerie gesehen hatte, ein schmales, rotwangiges Mädchen mit wissenden Augen. Dieselbe stolze Anmut hatte meine Sitznachbarin.

Sie würde ein gutes Motiv für eine Fotografie abgeben, überlegte ich: das hübsche Gesicht, die auffällige Frisur, die außergewöhnlichen Augen. Doch sosehr mich ihr Anblick auch fesselte, diese zufällige Begegnung in dem Straßenbahnwagen hätte womöglich zu nichts weiter geführt, wenn da nicht meine Kameratasche gewesen wäre. Andernfalls wäre ich vielleicht weitergezogen. Aber so fand ich ein Zuhause.

An der nächsten Haltestelle drehte mir die Frau den Kopf zu. Ihr Blick wanderte zu der Kameratasche und dann sah sie mir mit ihren leuchtend grünen Augen unvermittelt ins Gesicht.

»Sind Sie Fotografin?«, fragte sie.

Aus irgendeinem Grund hatte ich erwartet, dass sie nicht wie eine Einheimische klang. Und doch. Sie hatte nicht den Hauch eines Akzents.

Ich setzte mich gerade hin. »Ja«, erwiderte ich, und dann fragte ich, weil mir sonst nichts einfiel: »Fotografieren Sie auch?«

Das schien sie zu amüsieren und sie lächelte. Zwei bezaubernde Grübchen erschienen auf ihren Wangen. Ihre Stirnfransen, sah ich jetzt, waren in der Mitte etwas länger, was die Herzform ihres Gesichts betonte.

»Nein«, sagte sie, »das nicht, aber ich weiß ein wenig Bescheid, weil ich jemanden kenne, der für den *Chronicle* fotografiert.« Wieder wanderte ihr Blick zu der Kameratasche. »Was fotografieren Sie denn?«

»Menschen«, antwortete ich. »Ich mache Porträts.«

»Verstehe, und nach Ihrem Koffer zu urteilen, haben Sie eine lange Reise hinter sich.«

»Ich komme aus New York«, sagte ich. Das entsprach nicht ganz der Wahrheit. Zwar hatte ich in den letzten Jahren in New York gearbeitet, geboren und aufgewachsen war ich jedoch in New Jersey.

»Haben Sie vor, in San Francisco zu bleiben?«

Ich merkte, wie sich mir die Kehle zuschnürte. »Nein – also, ich wollte eigentlich nicht, aber …« Ich sah auf meine Stiefel und meinen Koffer. Für einen kurzen Moment hatte ich meine missliche Lage vergessen. Jetzt fiel mir alles wieder ein. »Vielleicht können Sie mir ja helfen? Ich will in die Bush Street. Dort gibt es ein Wohnheim für junge Frauen, das …« Ich spitzte die Lippen, versuchte mich an den Namen des Wohnheims zu erinnern. Er wollte mir nicht einfallen.

»Das Elizabeth Inn?«, fragte sie. Als ich nickte, schien sich ihr Blick zu verändern. Was immer sie auch mit dem Wohnheim verband, es war nicht angenehm. »Nun«, sagte sie langsam, »wenn Sie dorthin wollen, es liegt auf meinem Weg. Ich kann Sie begleiten.«

»Bereitet Ihnen das auch nicht zu große Umstände?«

Sie sah mich ruhig an. »Nein, keineswegs.«

Die Straßenbahn ächzte und ratterte einen Hügel hinauf und wieder hinunter. Rasch griffen wir beide nach der Haltestange und hielten uns fest. Die nächsten Minuten sahen wir schweigend zu, wie die Stadt in einem grau-weißen Band an uns vorbeizog.

»Wie heißen Sie?«, fragte sie. Sie lächelte und wieder erschienen die beiden Grübchen.

Ich wollte schon antworten, doch dann hielt ich inne. Bis zu diesem Moment war ich nie jemand anderes als Dorothea Nutzhorn gewesen, aber aus irgendeinem Grund nannte ich jetzt den Mädchennamen meiner Mutter. »Dorothea Lange«, sagte ich. Es klang richtig – stark und klar und auch wahr. Ich lächelte. »Sie können Dorrie zu mir sagen.«

»Dorrie«, wiederholte sie und neigte den Kopf, um mich kurz prüfend anzusehen. Offenbar fand sie, dass der Name passte – zumindest gab sie sich mit ihm zufrieden.

»Ich heiße Caroline Lee«, sagte sie und streckte mir ihre Hand entgegen.

Ihr Name war wie meiner: halb ausgedacht, halb stimmte er. Aber das wusste ich da noch nicht und würde es auch erst nach einer Weile erfahren.

Ein verstohlener Blick, ein unverblümtes Starren. In manchen Städten mochte eine zurückhaltende junge Frau unbestimmter Rasse nicht auffallen, aber San Francisco gehörte nicht dazu. Während wir dahingingen, bemerkte ich plötzlich, wie jemand Caroline hinterherstarrte. Einige Leute machten einen Schritt zur Seite und bedachten sie – manchmal auch uns – mit demselben bohrenden, verkniffenen Blick wie die beiden Frauen in der Straßenbahn. Es gab jedoch auch andere Blicke. Viele. Die Augen der Männer blieben an ihr hängen wie an einem Magneten. Ihr Starren war mir peinlich, weil auch ich sie in der Straßenbahn angestarrt hatte. Aber Caroline schien unbeeindruckt davon, so als hätte ihre Umgebung nichts mit ihr zu tun. Entschlossen schritt sie aus, als wären die Leute, an denen wir vorbeigingen, unsichtbar. Sie war frei und die Straße gehörte ihr.

Was für einen Anblick sie bot!

Ich strengte mich mächtig an, mit ihr Schritt zu halten und gleichzeitig mein Hinken zu verbergen. Wir redeten nicht viel, bei dem Lärm der Droschken und Straßenbahnen konnte man sich ohnehin kaum verstehen, aber ich erfuhr dennoch einiges über sie. Dass sie an dem Tag frei und jemanden besucht hatte, dass sie beinahe zu Fuß nach Hause gegangen wäre, aber – was für ein Glück für mich – dann doch die Straßenbahn genommen hatte.

Da ich immer noch nicht wusste, wohin wir gingen, war ich froh, mich an eine Stadtkundige hängen zu können. Market Street, Stockton Street, California Street – ich versuchte mir die Namen der Straßen einzuprägen, die auf unserem Weg lagen, um mich nicht noch einmal zu verlaufen. Der Geruch nach Pferdemist und verfaultem Obst erinnerte mich an Manhattan, aber die Gebäude sahen alle ganz neu aus, so als wären sie über Nacht aus dem Boden gestampft worden, und bei vielen traf das tatsächlich zu, auch wenn ich das damals noch nicht wusste. Das Erdbeben und die Feuersbrünste von 1906 hatten die Stadt verheert, und ganze Straßenzüge waren neu errichtet worden, wenngleich dazwischen noch viele Brachflächen lagen. Achtlos gingen die Leute dahin, doch es war überall spürbar, dass diese Katastrophe vor nicht allzu langer Zeit passiert und fürchterlich gewesen sein musste.

»Gemessen an New York«, sagte Caroline gerade, »muss San Francisco wie ein kleines Kaff wirken. In jeder Richtung gelangt man binnen kürzester Zeit ans Wasser. Sie werden sich rasch zurechtfinden.«

Gerade als wir in die Montgomery Street einbogen, erklang von einem Kirchturm das Zwölfuhrläuten. An einem Karren wurde etwas zu essen verkauft. Beim Näherkommen sah ich, wie ein Mann einem kleinen Jungen eine Waffel mit Schokoladeneis gab. Mein Magen knurrte. Rasch riss ich meinen Blick davon los und ging mit gesenktem Kopf weiter. An einer Ecke kamen wir an einem Geiger und einem Tamburinspieler vorbei, an der nächsten Ecke blies eine alte Frau in eine Mundharmonika. In diesem Stadtviertel waren die Straßen weniger voll, dafür ging es rauer und lebhafter zu, von überallher waren lautes Zanken und Lachen zu hören und aus offenen Fenstern drang Musik. Wir kamen an einer Schmiede und an einer Kneipe vorbei, die mit Whiskey für zehn Cent das Glas warb. In einem offenen Türeingang saß eine Frau auf einem Hocker. Ihr Mund leuchtete kirschrot und aus dem halb aufgeknöpften Mieder quoll ihr Busen.

Mittlerweile konnte ich mit Caroline kaum noch Schritt halten. Ihre Augen weiteten sich, als sie mein Hinken bemerkte. »Möchten Sie sich ein wenig ausruhen?«, fragte sie, als wir am Bordstein stehen blieben. An die Stelle des grimmigen, entschlossenen Ausdrucks, mit dem sie durch die Straßen gegangen war, war nun Mitgefühl getreten.

Mit einem Mal platzte die ganze Geschichte aus mir heraus: die Zugfahrt, das gestohlene Geld, der Mann in der Gastwirtschaft, die Nacht in den Dünen, die versetzte Kamera. Sogar die Polio und mein verkrüppeltes Bein erwähnte ich. Ich weinte, was ich mir sonst nie gestattete, und wischte nicht einmal die Tränen weg.

»Dann kennen Sie also niemanden hier in San Francisco?«, fragte sie, als ich verstummt war.

Ich schüttelte den Kopf.

»Keine Angehörigen? Niemand, der Ihnen helfen könnte?«

Wieder schüttelte ich den Kopf.

»Aber Fotografin sind Sie, oder? Sie wissen, wie man fotografiert?«

»Ja.«

Um uns herum war der mittägliche Lärm der Stadt, die Rufe der Straßenverkäufer und Zeitungsjungen, das Gedränge der Arbeiter auf dem Weg in die Imbiss- und Kaffeestuben, das gelegentliche Hupen eines Autos. Wir waren die Einzigen, die still standen.

»Sagen Sie«, sagte Caroline nach einem Moment, »wann haben Sie eigentlich das letzte Mal etwas Anständiges gegessen?«

»Letzte Woche«, antwortete ich, auch wenn es mehr wie eine Frage als nach einer Antwort klang.

»Kein Wunder, dass Sie aussehen, als würden Sie gleich umfallen! Wie wäre es, wenn Sie mich zum Essen begleiten?«

Ich mochte sie. Sehr sogar. Ihre Ruhe, ihre Entschlossenheit, ihre Freundlichkeit. Aus einem Café drang der Geruch nach

Kaffee, Zimt und Nelken und ließ mich meinen Hunger nur noch mehr spüren. Weil ich sie aber nicht aufhalten wollte, brachte ich stotternd eine Ausrede hervor.

»Papperlapapp«, sagte sie. »Wir gehen jetzt zu Coppa, keine Widerrede. Ein Teller Nudeln kostet Sie zehn Cent, und glauben Sie mir, etwas Besseres werden Sie in dieser Stadt nirgends bekommen.« Sie hielt inne. »Außerdem kenne ich jemanden im Monkey Block, der Ihnen vielleicht weiterhelfen kann.«

»Im Monkey Block?«, fragte ich. Verwundert sah ich sie an. »Was ist der Monkey Block?«

Sie lächelte. »Tja, das ist nicht so leicht zu beantworten!« Sie nahm meine Hand und führte mich vom Bordstein über die Straße. »Sie müssen es mit eigenen Augen sehen, aber wenn ich nicht ganz falsch liege, würde ich sagen, Monkey Block ist genau das, was Ihnen gerade guttut.«

Und dann erfuhr ich, dass es möglich ist, auf festem Boden dahinzutreiben.

Beim ersten Blick auf das Gebäude mit der Adresse Montgomery Street 628 bekam ich eine Ahnung, wie weit ich mich von der Welt, die ich kannte, entfernt hatte. Das hier war die Barbary Coast, wie ich bald erfuhr, das wilde, sündige Herz der Stadt. Ob mit Absicht oder versehentlich, man hatte keine Anstrengung unternommen, die sechs eng bebauten Blocks mit dreihundert Kneipen und Tanzpalästen von der Nachbarschaft abzuschirmen, sodass biedere Läden – zumindest wirkten sie bieder – neben liederlichen Schuppen standen. Die Montgomery Street explodierte förmlich vor Leben. Der »Monkey Block«, zu dem Caroline mich führte, war umgeben von Bars, Restaurants, Spielhallen und Tabakläden, in denen trotz der frühen Stunde offenbar Hochbetrieb herrschte. Bei dem Anblick bekam ich große Augen, aber was ich nicht sehen konnte, hätte mein Herz einen Satz machen lassen: Ich hatte den festen Boden verlassen. Ich trieb dahin.

»Zu seiner Zeit war es das größte Gebäude westlich des Mississippis«, sagte Caroline. »Die ersten fünfzig Jahre beherbergte es vor allem Banken und Anwaltskanzleien. Alles sehr nobel. Die sind inzwischen natürlich alle verschwunden.«

»Warum? Was ist passiert?«

»Nach dem Erdbeben ist das ganze Geld aus dem Goldrausch ohne Umwege in die Market Street geflossen. Die Mieten im Viertel sanken und sanken immer weiter, und inzwischen tummelt sich hier die Boheme.« Sie lächelte. »Der Monkey Block treibt auf einem Floß aus Redwood-Holz.«

»Er treibt auf Holz?«

»Na ja, das alles hier war einmal Wasser. Die Bucht reichte viele Meilen weit ins Land. Darauf stehen wir. Wasser, wir stehen auf Wasser, überall hier.« Sie hielt inne. »Dreihundert chinesische Arbeiter schufteten sechs oder acht Monate, um das Fundament zu graben und aufzufüllen. Die Leute nennen es ›die schwimmende Festung‹. Vielleicht kann man es am besten so beschreiben: Es ist wie ein Schiff, unter dem allerdings kein Meerwasser, sondern Schlamm ist.«

»Sind Sie sicher, dass man das Gebäude unbesorgt betreten kann?«

Sie lachte. »Jedenfalls hat es ein Erdbeben und fünf Feuersbrünste unbeschadet überstanden. Wenn Sie Angst haben, dass es versinken oder in den Ozean treiben wird, kann ich Sie beruhigen. Das wird nicht geschehen.«

Verunsichert blickte ich auf das Gebäude, aber Caroline hatte schon einen Arm um meine Schulter gelegt und schob mich darauf zu. Drinnen führte sie mich durch einen langen Gang und summte dabei eine mir unbekannte Melodie. Die Farben des dicken Teppichs waren verblasst und die Wandleuchten verbreiteten nur schwaches Licht. Als wir schließlich das Ende des Gangs erreicht hatten, stieß Caroline die Tür auf und wir traten zusammen ein.

Es roch so überwältigend und köstlich nach italienischem

Essen, dass ich beinahe in Ohnmacht gefallen wäre. Im ersten Moment sah ich nichts als dunkle Umrisse unter dem in der Luft hängenden Rauch, aber als sich meine Augen an das Dämmerlicht gewöhnt hatten, war mir, als würden die Wände rot schimmern. Ich war so ausgehungert, dass mir meine Einbildungskraft einen Streich zu spielen schien. Ich riss mich zusammen und entdeckte den Grund für den roten Schimmer. Die Vorhänge vor den Fenstern waren gegen die Sonne zugezogen, und die Lampen mit den Seidenschirmen leuchteten nur schwach, sodass man glauben konnte, es wäre tiefe Nacht und nicht heller Tag. Blinzelnd sah ich genauer hin. An den Wänden war eine vom Boden bis zur Decke reichende tiefrote Samttapete.

Das Erste, was mir an San Francisco ins Auge gesprungen war, war nicht dessen Neuheit – das hatte ich erwartet –, sondern das Fehlen von Geschichte. Jetzt wurde mir klar, dass die Stadt in ihrer früheren Gestalt nicht völlig ausgelöscht war. Als ich das erste Mal das Coppa betrat, hatte ich das Gefühl – das ich im Übrigen auch bei den vielen darauffolgenden Besuchen nie ganz verlor –, mitten im letzten Jahrhundert zu landen. Ich brauchte nur zu blinzeln, schon erschien eine Frau mit Krinoline und Haube vor meinem inneren Auge.

»Es ist wunderschön«, sagte ich, mehr zu mir selbst als zu Caroline.

»Das finde ich auch. Die Leute schwärmen ständig davon, wie großartig es früher einmal war, aber es ist immer noch schön, nicht wahr?«

»Ja, sehr.«

»*Buongiorno*!«, rief ein Mann, als wir weiter in den Raum hineingingen. Das, erfuhr ich, war Mr Giuseppe Coppa – Poppa Coppa für seine ihn vergötternden Gäste. Zu einer schwarzen Seidenweste trug er eine rote Krawatte. Er war ein dicker, breitschultriger Mann, hatte ein kantiges Kinn, einen dichten Bart und sprach mit starkem Akzent.

Mit ausgebreiteten Armen begrüßte er uns.

»Dorrie, das ist Poppa Coppa, der Wirt dieses herrlichen Lokals.«

Er küsste uns nach Art der Italiener zuerst auf die rechte, dann auf die linke Wange. Damals war ich eine solche Begrüßung nicht gewohnt und auch nicht die vielen *bellas*, die sie begleiteten, und ich beantwortete sie mit linkischen Gesten und gesenktem Blick.

Plötzlich war das Klirren von Glas zu hören und ich zuckte zusammen, dann folgte Gelächter. Am anderen Ende des Raums spielte eine Victrola einen wilden Ragtime. In die Musik mischten sich das Summen der Gespräche und laute Rufe, das Klappern von Geschirr und das Schaben der Stuhlbeine auf dem Boden. Es war wie in einer Kneipe und Frauen gingen eigentlich nicht in Kneipen. Das gehörte sich nicht. Aber hier waren beinahe ebenso viele Frauen wie Männer.

»Setzen Sie sich, setzen Sie sich!«, sagte Mr Coppa und führte uns zu einem Tisch, wo er zuerst für Caroline einen Stuhl zurechtrückte, dann für mich. Die Stühle waren mit rotem Leder bezogen und knarrten altersschwach.

Caroline zog ihre Handschuhe aus und nahm den Hut ab, dann drehte sie den Kopf weg, um sich ihre Lippen nachzuziehen. Ich wusste immer noch nicht, wo ich war, aber wo ich gewesen war und wohin ich nicht mehr gehen konnte, nun, da ich kein Geld und keine Kamera mehr besaß, wusste ich sehr wohl, also stellte ich meinen Koffer ab und streifte den Mantel von den Schultern.

»Besuchen Sie dieses Lokal regelmäßig?«

Sie nickte fröhlich. »Ich esse hier mindestens einmal am Tag.«

Ein Kellner erschien mit einer Korbflasche an unserem Tisch. Das letzte Mal hatte ich vor Monaten Alkohol getrunken, ein Glas billigen wasserverdünnten Gin, daher spürte ich die Wirkung des Weins sofort. Wein hatte ich noch viel länger nicht getrunken, sodass ich ganz vergessen hatte, wie er schmeckte, aber plötzlich wusste ich es wieder. Er war angenehm weich und beruhigend und meine Anspannung löste sich langsam.

»Greifen Sie zu«, sagte Caroline und schob mir einen Teller mit Käse und Tomatenscheiben zu.

Tomaten. Eine weitere Offenbarung. Mindestens seit letztem Sommer hatte ich keine mehr gegessen. Ich sah, wie Caroline ein Stück Brot abriss und es in Olivenöl tunkte. Sie steckte es sich in den Mund, trank einen Schluck Wein und seufzte genussvoll. Ich tat es ihr nach. Das Brot war köstlich. Ich spülte es mit einem großen Schluck Wein hinunter, nahm noch zwei Stückchen Brot und steckte eine Tomatenscheibe dazwischen. Seit Tagen hatte ich Hunger, und jetzt schlang ich und konnte gar nicht mehr aufhören. Schon bald glänzten meine Finger ölig und eine angenehme Mattigkeit breitete sich in mir aus.

»Geht es Ihnen besser?«, fragte sie nach ein paar Minuten.

»Ja. Es tut gut zu sitzen.« Ich nahm noch einen Bissen. »Und zu essen.«

»Freut mich! Aber jetzt erzählen Sie. Wer sind Sie und wo kommen Sie her?«

»Na ja, wie bereits gesagt, ich bin Porträtfotografin.«

»Das erklärt vermutlich, warum Sie alles so genau betrachten. Und wie lange machen Sie das schon?«

»Schon bevor ich das erste Mal eine Kamera in Händen hielt.«

Sie hob die Augenbrauen. »Wie kann das sein?«

Die wenigen Male, die ich darüber gesprochen hatte, war ich ausgelacht worden oder auf Verwirrung gestoßen, aber Caroline blickte mich nur an und wartete darauf, dass ich fortfuhr.

Ich überlegte, wie ich es erklären konnte. Etwas, das ich nicht benennen konnte, hatte mich dazu gebracht, mehr sein zu wollen, als mir die anderen zutrauten, was nicht besonders viel gewesen war. Ich war entschlossen, das hinter mir zu lassen, diese … Kleingeistigkeit. Und das wollte ich mit einer Kamera erreichen.

»Ich wusste einfach schon immer, dass ich fotografieren will. Ich zweifelte so wenig daran, dass ich eine Fotografin bin, wie man an der eigenen Existenz zweifelt. Alles andere war unwichtig. Für mich.« Ich räusperte mich und fuhr fort. »Was ich kann, habe ich Arnold Genthe, meinem Lehrherrn, abgeschaut. Er brachte mir bei, wie man Porträts macht, die zeigen, wie die Leute wirklich sind. Seither habe ich nie etwas anderes tun wollen. Nur hat mir in New York keiner die Gelegenheit gegeben.«

»Sind Sie deshalb von dort weg?«

Ich holte tief Luft. »Ich habe viel gearbeitet, wirklich sehr viel, aber es war nicht genug und wäre es auch nie gewesen. Dann wurde das Fotoatelier, in dem ich angestellt war, geschlossen. Das Geschäft ging schon länger schlecht, dann kam der Krieg und die Leute verloren vollends das Interesse an Porträts. Die Kunden blieben weg, die Aufträge blieben aus. Nicht, dass die Leute kein Geld mehr ausgaben – nein, nein, sie gaben so viel aus wie eh und je, nur dass das niemand mehr sehen sollte.«

»Und Porträts zeigen, wie viel Geld man hat. Das ist der Witz eines Porträts, nicht wahr?«

»Ja«, sagte ich nachdenklich. »Gut möglich.«

»Warum sind Sie gerade nach Kalifornien gekommen?«

»Ich hatte eigentlich dafür gespart, nach Paris zu gehen, aber das ist ja wegen des Krieges nicht möglich. So kam ich auf die Idee, mich auf den Weg nach Westen zu begeben. San Francisco wollte ich schon lange sehen. Genthe hat immerzu davon gesprochen. Er hat nämlich vor dem Erdbeben hier gelebt.« Ich trank einen Schluck Wein. »Aber da ist noch etwas. Noch ein Grund, warum ich New York verlassen habe.«

»Erzählen Sie.«

Ich war es nicht gewohnt, so viel über meine Arbeit zu berichten, aber dadurch kam ich wieder zu mir. Dass ich Caroline gerade erst kennengelernt hatte, erleichterte mir das Erzählen, und mir wurde bewusst, dass ich ihr Dinge sagen konnte, die ich bislang nur mir selbst eingestanden hatte. »Ich möchte ein eigenes Fotoatelier eröffnen. Etwas Neues machen, etwas Gutes.«

Sie lächelte. »Dann werden Sie das auch! Es ist Ihr Schicksal!«

»Glauben Sie etwa an solche Dinge?«

»Oh ja«, sagte sie. Ihre Stimme war sanft und ernst. »An solche Dinge glaube ich durchaus.«

Erneut füllte sie mein Glas. Ich nahm einen großen Schluck Wein und genoss die süße, sanfte Wärme auf meiner Zunge.

Nach einigen Minuten drehte sich Caroline zum Nachbartisch, um dem Gespräch dort zu lauschen. Ich sah mich um. Es war ein Donnerstagmittag, und um mich herum wurde getrunken und geraucht und einige Paare tanzten quer durch den Raum. Niemand schien etwas zu tun zu haben, außer herumzusitzen, zu tanzen und zu plaudern. Wieder erstaunten mich die vielen Frauen und mit welcher Selbstverständlichkeit sie sich hier aufhielten.

Ist das immer so?, wollte ich fragen, aber Caroline war mittlerweile in ein Gespräch mit einem anderen Gast vertieft. Das war noch etwas, das mich verwunderte: dass offenbar jeder im Coppa sie kannte. Sie hatte mich bereits einer Reihe ihrer Freunde vorgestellt – einem Bildhauer aus Guatemala, einem spindeldürren jungen Reporter, der gerade aus dem Fernen Osten zurückgekehrt war, einem Doktoranden der Philosophie an der Universität von Berkeley –, allen, außer Consuelo Kanaga. Doch gerade Consuelo sollte ich unbedingt kennenlernen, meinte sie. Die Leute winkten ihr zu, sie winkte zurück, und dann kamen sie an den Tisch, um mit ihr zu scherzen oder eine Geschichte zu erzählen.

Ich begriff nur die Hälfte dessen, worum es ging, aber das störte mich nicht weiter, im Gegenteil, so konnte ich mich in Ruhe umsehen. Das Kinn auf die Fäuste gestützt, betrachtete ich bewundernd den Raum. Neben den samtenen Wänden beeindruckte mich besonders der Kronleuchter, der mitten im Raum von der Decke hing. Er war riesig, sicher anderthalb Meter im

Durchmesser, und das Kristall verbreitete einen sanften Schein wie aus einer anderen Welt.

»Herrlich, nicht wahr?«, sagte Caroline, als sie mich den Kronleuchter bestaunen sah.

»Ja.« Ich lächelte sie an. »Ich bin froh, dass Sie darauf bestanden haben, mich hierher mitzunehmen.«

»Sie werden sich gleich viel besser fühlen«, sagte sie und deutete mit dem Kopf auf den Kellner, der gerade mit dem Hauptgang kam.

Es war ein wahres Festmahl: zwei große Schüsseln mit Nudeln, Austern, die in einer Knoblauchbrühe schwammen, drei verschiedene Käsesorten, ein weiteres großzügiges Stück Sauerteigbrot. Caroline nahm das Vorlegebesteck und häufte Nudeln auf meinen Teller. Es war viel mehr, als ich mir selbst genommen hätte, aber ich hielt sie nicht zurück.

»Hier schmeckt alles köstlich, aber das«, sagte sie, während sie großzügig Parmesan über den Berg Nudeln auf meinen Teller streute, »ist Poppas Spezialität.«

»Wohnen Sie hier in der Nähe?«, fragte ich zwischen zwei Bissen. Ich wollte sie alles Mögliche fragen, was sie tat und warum sie hier offenbar alle so gut kannte, aber ich hielt mich zurück, um nicht allzu neugierig zu wirken.

»Das kann man so sagen. Ich wohne im zweiten Stock.«

Nie wäre mir in den Sinn gekommen, dass man in einem Gebäude mit einem mit rotem Samt tapezierten Speiselokal auch wohnen könnte. Offenbar konnte ich meine Verwirrung nicht verbergen, denn Caroline fragte: »Ist etwas?«

Dieses Mal sagte ich, was ich dachte. »Ich begreife nicht, warum Sie so freundlich zu mir sind. Es ...« Ich spielte mit meiner Gabel. »Na ja, ich begreife es einfach nicht.«

Einen Moment lang schwieg sie. »Es hat damit zu tun«, sagte sie dann und sah mich über den Rand ihres Weinglases hinweg an, »dass wir vermutlich einiges gemeinsam haben, Sie und ich.«

Ich blinzelte. »Meinen Sie?«

»Na ja«, erwiderte sie langsam, »sagen wir mal, wir wissen beide, was es bedeutet, allein in der Welt zu sein.« Sie legte den Kopf in den Nacken, leerte ihr Glas und stellte es zurück auf den Tisch. »Dieses Wohnheim, nach dem Sie suchen. Das Elizabeth Inn.« Ich nickte und sie fuhr fort. »Ich war dort einmal, als ich ein Zimmer suchte. Eigentlich wusste ich, was mich erwartet, aber damals dachte ich, mir bliebe nichts anderes übrig. Tja, die Diakonin – das ist die Frau, die es leitet –, hat mich nicht weiter als bis zum Empfangszimmer vorgelassen.«

Meine Ahnungslosigkeit stand mir wohl ins Gesicht geschrieben, denn als Nächstes sagte sie: »Sagen Sie nicht, dass Sie nicht wissen, wovon ich rede.«

Als ich den Kopf schüttelte, holte sie tief Luft. »Es ist Chinesen verboten, außerhalb von Chinatown zu wohnen. Gute alte Tradition in San Francisco, könnte man sagen. ›Für Orientalen kein Zutritt.‹ Das schließt ›Bastarde‹ und ›Mischlinge‹ mit ein.«

Sie hielt inne und sah mir in die Augen – sie hatte vorhin jedes Wort in der Straßenbahn gehört und das sollte ich wissen.

Mir verschlug es die Sprache. Nicht nur wegen dem, was sie sagte, sondern auch wegen des Zorns, mit dem sie es sagte.

»Verzeihen Sie, ich wusste nicht ...«

Einen Moment lang knisterte die Luft vor Spannung, dann brachte sie ein schwaches Lächeln zustande. Sie war geschickt darin, durch einen Wechsel der Tonlage oder der Körperhaltung die Atmosphäre zu verändern, das hatte ich schon vorher bemerkt. Jetzt bewirkte sie erneut einen solchen Stimmungsumschwung.

»In San Francisco gibt es weniger Chinesinnen als Chinesen. Man lässt sie nämlich nicht ins Land. Nur Männer dürfen kommen, und auch nur zum Arbeiten. Die Frauen, die doch hier landen, verlassen Chinatown für gewöhnlich nicht.«

»Warum nicht?«

»Weil sie nicht wollen? Wegen der Umstände? Leichter wird es ihnen natürlich auch nicht gemacht, wenn ihnen außerhalb von Chinatown keiner eine Wohnung vermietet.«

Hatte ich außer Caroline Chinesinnen gesehen? Ich glaubte nicht. Weder in den Läden noch auf der Straße und auch im Coppa nicht. Was, wie mir nun klar wurde, wenigstens zum Teil erklärte, warum sie auf der Straße so viel Aufsehen erregte.

»Um es kurz zu machen«, fuhr sie fort, »ich bin nicht weit von hier aufgewachsen. Als ich auf eigenen Beinen stehen wollte, war Monkey Block der einzige Ort, wo ich außerhalb von Chinatown ein Zimmer mieten konnte. Mit nichts kam ich hier an. Keine Arbeitsstelle, keine Aussichten, nur die Miete für ein paar Wochen. Alles hier war so ...«, ihre Stimme verlor sich, und dann machte sie eine ausholende Geste. »Nun, genau so war es. Menschen verschiedenster Couleur, die nirgends sonst hingehören. Offen gestanden dachte ich nicht, dass ich länger als eine Woche überstehen würde.«

»Aber Sie taten es.«

Sie grinste. »Ja! Seit drei Jahren wohne ich nun hier. Es hat mich verändert, oder vielleicht ...« Sie seufzte nachdenklich. »Vielleicht hat es mich auch mir selbst nähergebracht. Wie dem auch sei, jedenfalls kann ich mir nicht vorstellen, irgendwo anders zu wohnen.«

Mittlerweile waren die Teller abgetragen worden und nur noch ein Rest Wein übrig. Jemand hatte die Victrola wieder in Gang gesetzt und ein langsames, ruhiges Lied ertönte. Ich erinnerte mich nicht, wann das letzte Mal jemand so wie Caroline mit mir gesprochen hatte, so rückhaltlos.

»Und was machen Sie?«, fragte ich. »Welche Arbeit, meine ich.«

»Raten Sie!«

»Sie sind Schauspielerin.«

Sie lachte. »Interessanter Einfall und in gewisser Weise auch richtig.« Sie winkte dem Kellner. »Zwei Espresso, bitte«, sagte sie, dann wandte sie sich wieder mir zu. »Ich arbeite im White House.«

»Im White House?«

Sie lachte. »Ach, ich vergaß, dass Sie ja erst seit Kurzem hier sind! Das White House ist das größte Kaufhaus der Stadt. Auf den Verkaufsflächen dürfen keine Orientalen arbeiten. Noch eine der hiesigen Traditionen. Das heißt, ich packe zehn Stunden am Tag Kisten im Lager aus. Das ist die eine meiner Aufgaben. Die andere besteht darin, Kleidung zu bügeln und abzuändern. Vermutlich kann ich mich glücklich schätzen, die Stelle bekommen zu haben. Die meisten Kaufhäuser stellen keine Chinesen ein, egal für welche Art von Arbeit. Die Bezahlung ist lausig, deshalb arbeite ich gelegentlich als Mannequin oder stehe Künstlern Modell. Außerdem entwerfe und schneidere ich Kleider, von denen ich hin und wieder auch welche verkaufe.«

Sie zog ihre Jacke von der Stuhllehne und zeigte mir die Innentasche. Mit elfenbeinfarbenem Faden war ein Monogramm eingestickt: C. L. Es war hübsch.

»Sie sind sehr begabt.«

Sie dankte mir und hängte die Jacke wieder über die Lehne, neigte den Kopf zur Seite und sah mich ruhig an. »Also, was haben Sie vor, Dorrie?«

Ich zuckte die Achseln. »Nachdem ich all mein Geld verloren habe, weiß ich nicht, was ich tun soll. Es ist ...«

»Entmutigend?«

»Ja.«

»Sie werden bestimmt einen Ausweg finden, warten Sie nur ab.«

Der Kellner kam mit zwei kleinen Tässchen, und ich sah zu, wie Caroline einen Zuckerwürfel in ihres fallen ließ und mit einem winzigen Löffel umrührte. Dann hielt sie inne und biss sich nachdenklich auf die Unterlippe.

»Morgen Abend gibt es in einem Haus in Pacific Heights ein Fest. Besser gesagt, eine Aufführung. Eine Art ... Theaterstück.

Bestimmt wird Consuelo dort sein und ich könnte Sie beide miteinander bekannt machen. Kommen Sie mit, ja?«

»Aber ...«

»Nichts aber! Ich bringe Sie zum Wohnheim. Die Frau, die es leitet, ist ein Drache, aber die Gegend ist nicht die schlechteste und das Zimmer ist günstig. Schlafen Sie sich richtig aus, und morgen früh, wenn Sie wieder einen klaren Gedanken fassen können, werden Sie feststellen, dass Sie nur mit Ja antworten können.«

Ich zögerte. Nach der Nacht am Strand und dem Unglück, das mir gestern widerfahren war, wusste ich nicht, ob ich dem gewachsen war. Dann dachte ich an eine Nacht in einem Wohnheim, in einer Stadt, in der ich niemanden kannte, und wusste plötzlich, dass ich nicht allein sein wollte.

»Gut«, sagte ich schließlich. »Aber nur, wenn Sie sicher sind, dass ich Ihnen nicht zur Last falle.«

Jeden weiteren Protest von mir erstickte sie mit einem ungeduldigen Blick. »Kommen Sie um sechs Uhr zu mir.« Sie zog einen zerknitterten Kassenbeleg aus ihrer Börse, kritzelte ihre Adresse auf die Rückseite und reichte ihn mir. »Zweiter Stock, Nummer sechsundzwanzig. Wir gehen gemeinsam dorthin.«

Nachdem wir unseren Espresso und dann noch einen getrunken hatten, gingen wir wieder hinaus auf die Straße. »Ich frage mich ...«, setzte sie an.

»Ja?«

»Wollen Sie nach New York zurückkehren, Dorrie?«

Ich überlegte. »Selbst wenn ich hier Arbeit finde, bräuchte ich eine halbe Ewigkeit, um mir die Zugfahrt zusammenzusparen.«

»Und wenn Sie das Geld hätten? Würden Sie dann zurück nach Hause fahren?«

»Nach Hause.« Diese Worte weckten die Erinnerung an Mamas nach wie vor junges Gesicht mit den Sorgenfalten auf der Stirn, an die Ohrfeigen und Klapse, die ich von der ledrigen, altersfleckigen Hand meiner Großmutter erhalten hatte, an meinen Körper, der in einem wilden, sprachlosen Zorn gefangen war. »Wohin soll dich das führen, sag mir das!«, hatte meine Großmutter mit ihrer schrillen Stimme gesagt und dabei meine Kamera angesehen. Es hatte mich in das eiskalte Fotoatelier über einer Kneipe geführt, in dem ich die letzten zwei Jahre damit verbrachte, Negative zu sortieren, literweise Chemikalien zu mischen, Glasplatten auszutauschen, Probeabzüge zu machen, Platten zu retuschieren, Fotografien auszuflecken und aufzuziehen – immer für irgendeinen Chef. Es war das Leben einer billigen Hilfskraft mit tintenverschmierten Fingern, die vielleicht in zehn Jahren oder in zwanzig die Gelegenheit erhalten würde, eigene Fotos zu machen – oder auch nie.

Die Liste der Dinge, von denen ich mich von Herzen gern verabschiedete, war so lang, dass ich sie nicht einmal zählen wollte. Erschöpft und beschwipst, wie ich war, antwortete ich ihr rundweg. »Nein, ich will nicht zurück.«

Sie lächelte. »Na also, noch etwas, das wir gemeinsam haben, Miss Dorothea Lange. Wir gehen nicht mehr nach Hause zurück, keine von uns beiden.«

Kapitel 3

Nachdem ich für das Zimmer im Elizabeth Inn bezahlt hatte und endlich den Schlüssel in der Hand hielt, konnte ich vor Erschöpfung kaum noch stehen. Ohne auch nur meine Stiefel ausgezogen zu haben, fiel ich ins Bett. Die ganze Nacht über hörte ich Stimmen vom Flur und Schritte in dem Zimmer über mir, Türen, die knarrend aufgestoßen und zugeschlagen wurden. Endlich schlief ich ein, nur um gleich wieder hochzuschrecken. Nach wie vor war es dunkel, und ich stieg aus dem Bett und zog an der Kette, die in der Mitte des Zimmers von der Decke hing. Die einsame Birne verbreitete ein trübes Licht. Das Zimmer war nicht viel größer als ein Schrank. Schlimmer war jedoch, dass es etwas Feindseliges ausstrahlte, als wollte es, dass ich wieder ging.

Ich schob die Vorhänge zurück. Der Lack auf der Fensterbank hatte Blasen geworfen, und die Scheiben waren milchig geworden, aber ich erkannte in dem schwachen Licht der Gaslaterne die gegenüberliegende Ziegelmauer und den Abfall in der dunklen Gasse unter mir.

Schließlich legte ich mich wieder hin und wachte kurz vor der Morgendämmerung auf. Nach nicht einmal einer Minute hatte ich meine Tasche ausgepackt und meine Sachen verräumt. Das einzig Wertvolle, was ich außer der Kamera besaß, war die zerlesene Ausgabe von *Renascence*, die ich antiquarisch erstanden hatte. Dieses Buch war meine Bibel gewesen. So oft hatte ich darin gelesen, dass einzelne Seiten sich gelöst hatten. Ich setzte mich auf das Bett und blätterte es durch. Bei dem Gedicht »Erste Feige« blieb ich hängen:

Meine Kerze brennt an beiden Enden.
Die Nacht überdauert sie nicht;
Aber ach, meine Feinde, und oh, meine Freunde –
Sie spendet ein herrliches Licht!

Nichts war so gekommen, wie ich es geplant oder erwartet hatte, aber jetzt war ich nun mal hier in San Francisco, und ich hatte eine Freundin und heute Abend würde ich zu einem Fest gehen. Ich klappte das Buch zu, zog meine Stiefel an und ging den Flur hinunter. Wie gerne hätte ich ein ausgiebiges heißes Bad genommen, aber das war im Elizabeth Inn nicht möglich. Für den ganzen Flur gab es nur ein Badezimmer mit einer schweren alten Tür, die man mit Gewalt zudrücken musste, einem kleinen, fleckigen Waschbecken mit einem grauen Stück Seife und einem Zettel, der über dem Spiegel an die Wand geheftet war und auf dem stand: DIE TÜREN WERDEN UM 22 UHR GESCHLOSSEN. KEINE AUSNAHMEN.

Im Elizabeth Inn herrschte ein strenges Regiment. Rauchen war verboten. Musik war verboten. Weiblicher Besuch durfte nicht über Nacht bleiben. Männerbesuch war zu keiner Zeit erlaubt. Dafür waren die Handtücher und Laken sauber, Frühstück und Abendessen waren im Zimmerpreis inbegriffen und das Essen war überraschend gut. Obwohl ich eine Stunde darauf warten musste, ins Bad zu kommen, war ich froh, den Sand, den Schweiß und die Trostlosigkeit des gestrigen Tages von mir abwaschen zu können. Das Wasser aus dem Hahn war recht heiß, wie ich erfreut feststellte. Mit bloßem Oberkörper beugte ich mich über das Waschbecken. Zuerst wusch ich meine Haare, dann rieb ich mich mit einem Waschlappen so gut es ging ab, bis von der Seife nur noch ein kleiner Rest übrig war und eine andere Bewohnerin laut und ungeduldig an die Tür hämmerte, zum Zeichen, dass sie jetzt an der Reihe sei.

Es war nicht leicht, Carolines Wohnung im Monkey Block zu finden. Sie hatte mir die Nummer und sogar eine kleine Wegbeschreibung aufgeschrieben, aber ich verlief mich dennoch. Ich ging einen breiten, gefliesten Gang entlang, dann bog ich links durch eine Eichentür, hinter der eine geschwungene Treppe wartete. Die Treppe war so breit, dass leicht fünf Leute nebeneinander hinaufsteigen konnten, und von jedem Treppenabsatz gingen rechts und links Flure ab, die zu mehreren Dutzend Türen führten.

Im Vorbeigehen blickte ich in die offenen Türen. Einige der Zimmer war fast leer, in anderen stapelten sich Leinwände, Bücher und Papiere. Ich kam an einem Atelier vorbei, in dem eine Frau vor einer halb fertigen Skulptur stand, die augenscheinlich ein Pferd darstellte. Zuweilen fand ich mich in Fluren wieder, die zu weiteren Fluren führten, in denen sich Tür an Tür reihte. In einem Zimmer stand eine Staffelei, in einem anderen eine Schneiderpuppe und im dritten ein großes Klavier. Obwohl das Gebäude so riesig war, hatte es die Atmosphäre eines Dorfes oder einer Siedlung. Ich fühlte mich wie auf einer wilden Insel.

Im zweiten Stock blieb ich stehen. Ich sah mich um, wusste nicht, in welche Richtung ich mich wenden sollte. Es roch beißend nach Terpentin und Tabak. In einem der Flure fiel mein Blick auf zwei Liebende, die sich tief im Schatten aneinanderschmiegten. Aus einer halb geschlossenen Tür drangen Opernklänge und der Geruch nach gebratenem Speck, – ein verführerischer Angriff auf alle Sinne. Auf dem Treppenabsatz standen zwei Zigarren rauchende Männer, und als sie meine Verwirrung bemerkten, wiesen sie mir freundlich den Weg. Ich ging einen langen, schmalen Flur entlang, in dem ein Mann in einem Seidenmorgenrock Pfeife rauchte und Gedichte rezitierte. Am Ende des Flurs entdeckte ich endlich die Tür zu Carolines Wohnung mit einer Sechsundzwanzig aus zwei uralten, zerkratzten Messingziffern.

Zweimal musste ich klopfen, dann wurde die Tür aufgerissen

und sie strahlte mich an. Ihre Lippen waren in dem dunkelsten Rot geschminkt, das ich je gesehen hatte und das ihre schimmernden Zähne noch weißer erscheinen ließ. »Ich wusste, dass Sie kommen würden!«, sagte sie und forderte mich mit einer Geste auf, einzutreten, in der einen Hand eine Teetasse, in der anderen eine Zigarette.

Die Wohnung gefiel mir sofort. Der Wohnraum war klein und unordentlich – Bücher stapelten sich auf dem Boden, überall lagen Kleider, Hüte, Strümpfe und Schuhe verstreut –, aber die im ganzen Raum verteilten kleinen Vasen mit Blumen und die farngrüne Chaiselongue machten ihn sehr gemütlich. Auf einem Tisch stand eine schwarz-goldene Singer-Nähmaschine, daneben mehrere Spulen und Glasschüsselchen mit Knöpfen. In der Ecke stand eine Schneiderpuppe, über die ein Stück Stoff drapiert war. Das andere Zimmer war Carolines Schlafzimmer. Hier befand sich ein kleiner Schminktisch mit allem möglichen Krimskrams – eine silberne Haarbürste, verschiedene Glasflakons und Fläschchen mit Öl und Parfüm, ein Lippenstift ohne Kappe. In der Ecke war ein mit blassrosa Chrysanthemen bemalter Paravent aufgestellt.

Sie wollte es schön haben und besaß einen Sinn dafür. Das war unverkennbar, aber es steckte noch etwas anderes dahinter. Eine Lithografie verdeckte einen Riss in der Wand, der reizende Paravent verbarg die Stelle, an der sich die Tapete von der Wand löste, und unter dem mit Quasten versehenen Brokatstoff verschwand die durchgewetzte Stelle auf dem Sofa. Als ich all die Geheimnisse der Wohnung kannte, erschien sie mir jedoch nur noch schöner.

»Kommen Sie, Sie müssen die Aussicht sehen«, sagte sie und zeigte mir, wohin genau ich mich stellen und wie ich den Hals recken musste, um zwischen den Dächern einen Streifen Wasser zu erspähen.

Was mich jedoch viel mehr verzauberte, war das Licht – es brachte den ganzen Raum zum Leben.

»Wenn ich einen solchen Ort finden würde, dann würde ich ihn nie mehr verlassen.«

»Das klingt, als könnte ich froh sein, dass ich damals im Elizabeth Inn kein Zimmer bekam.«

»Das können Sie – sehr sogar.«

Sie verzog das Gesicht. »So schlimm ist es dort?«

»Ach nein, fürs Erste genügt es.«

Sie hob eine Augenbraue, dann lächelte sie. »Kommen Sie«, sagte sie, »lassen Sie uns eine Tasse Tee trinken.«

Ich setzte mich auf das Sofa und sie schenkte ein. Auf einen Teller hatte sie ein paar Pralinen gelegt und wir nahmen uns jeder eine. Der Tee war stark und gut. Die Pralinen köstlich.

»Das möchte ich Ihnen schon die ganze Zeit sagen, Caroline, Ihr Kleid ist wunderschön.«

Das Kleid war ein smaragdgrüner, in der Taille mit einer schwarzen Satinschärpe gebändigter Wasserfall und ließ ihre grünen Augen noch grüner und ihre Haare noch dunkler und glänzender aussehen. Ihre Riemchenschuhe waren aus schwarzem Lackleder, und als Schmuck trug sie dasselbe Halsband mit dem Jade-Amulett, das ich gestern schon an ihr gesehen hatte.

»Oh, danke.« Sie stand auf und drehte sich einmal um die eigene Achse, sodass der Rock hin und her schwang. »Ich habe es selbst entworfen.«

Ich starrte sie an. »Das Kleid ist von Ihnen?«

Sie setzte sich und strich den Rock glatt. »Ich nähe alle meine Kleider selbst.«

»Es ist umwerfend!«

»Reden Sie doch bitte weiter.« Ihre Augen leuchteten.

»Sie sind ungeheuer talentiert.«

»Danke, Dorrie.«

Plötzlich wurde ich mir überdeutlich meiner eigenen Kleidung bewusst, eine hochgeschlossene Bluse, die in einem beigebraunen Twillrock steckte, der seit mindestens zwei Jahren aus der Mode war, dazu die Laufmasche hinten an einem meiner Strümpfe und mein langweiliges, ungeschminktes Gesicht.

Ich stammelte eine Entschuldigung, dass ich nichts Besseres anzuziehen hatte. Schöne Kleider hatte ich immer gemocht, aber ich hatte knausern und mir jeden Luxus verkneifen müssen. Weder besaß ich ein Partykleid noch Schmuck oder eine hübsche Tasche.

»Wenn Sie wollen, kann ich Ihnen etwas leihen. Ich glaube, ich habe genau das Passende!«

Sie schob sich noch eine Praline in den Mund, drückte mit einer zierlichen Bewegung ihre Zigarette aus und forderte mich auf, ihr ins andere Zimmer zu folgen.

Dort öffnete sie den Schrank, raschelte kurz darin herum und zog etwas heraus. Sie hielt mir das Kleid hin und deutete mit dem Kopf auf den Paravent.

»Das habe ich erst gestern fertig genäht. Es müsste passen, aber probieren Sie es bitte an.«

Kurz zögerte ich, dann verschwand ich hinter dem Paravent, wo ich meinen Rock und die Bluse abstreifte. Weil es den Fall des Kleides stören würde, musste auch das weite Unterhemd weichen. Ich schlüpfte in Carolines Kleid und zog es über den Hüften glatt. Der Stoff fühlte sich kühl auf meiner Haut an.

Glücklicherweise war das Kleid so lang, dass es meine Beine verdeckte, aber ich hatte keine Ahnung, ob es mir stand, bis ich hinter dem Paravent hervortrat und Carolines Lächeln sah.

»Hier, sehen Sie selbst«, sagte sie und zeigte zu dem Spiegel über der Kommode.

Ich war so sehr daran gewöhnt, mich in abgetragenen, unförmigen Kleidern zu sehen, die mich vom Kinn bis zu den Knöcheln verhüllten, dass ich mich im ersten Moment gar nicht wiedererkannte.

»Und?«, fragte sie. »Gefällt es Ihnen?«

Ich ließ die Hände sinken und betrachtete mein Spiegelbild

genauer. Es war ein türkisblaues Cocktailkleid mit tiefem Ausschnitt. Verführerisch, geschmackvoll, extravagant. Seide – bestimmt war es Seide. Nur das Oberteil war ein wenig weit. So etwas hatte ich noch nie getragen. Nicht im Entferntesten. Trotzdem, es war wunderschön, und abgesehen davon: Wollte ich mich nicht ohnehin ändern? War ich nicht deswegen von zu Hause weggegangen?

»Caroline«, sagte ich und drehte mich zu ihr um. »Das Kleid ist umwerfend! Genauso eines würde Isadora Duncan tragen!«

»Das nenne ich ein Lob!«, sagte sie erfreut.

»Es stimmt«, sagte ich mit Nachdruck. »Ich kann sie direkt vor mir sehen!« Ich blickte auf den Rock und ließ meine Hände über den schönen Stoff gleiten. »Wollen Sie es mir tatsächlich borgen?«

»Ich würde nur zögern, wenn es Ihnen nicht gefiele.«

»Ich bin hingerissen«, sagte ich und erwiderte ihr Lächeln.

»Gut! Jetzt drehen Sie sich um, dann kann ich es zuknöpfen.«

Als sie damit fertig war, zupfte sie am Ausschnitt, damit der Stoff richtig lag, strich das Oberteil glatt und zog den Rock zurecht. Währenddessen stand ich mucksmäuschenstill da.

»So. Jetzt sitzt es perfekt. Die Farbe passt wunderbar zu Ihrer Haut und Ihren Augen, Dorrie. Sie sehen bezaubernd aus. Von heute an tragen Sie jede Farbe, die Ihnen gefällt, solange es Blau ist.« Sie musterte mich von Kopf bis Fuß, dann blieb ihr Blick an meinen braunen Stiefeln hängen. »Sagen Sie, welche Schuhgröße haben Sie?«

»Siebenunddreißig, aber ...«

»Dann haben wir ja dieselbe Größe!« Sie verschwand in ihrem Schrank und fischte ein Paar flache Satinpumps heraus, die fast dasselbe Blau wie das Kleid hatten.

»Probieren Sie sie mal an«, sagte sie und streckte sie mir hin.

»Oh ... die kann ich nicht tragen. Also, ja, ich würde natürlich gerne, aber ...«

»Fühlen Sie sich nicht gedrängt«, sagte sie lächelnd und stellte die Schuhe zurück in den Schrank. »Der Rock ist lang genug, da macht es überhaupt nichts, wenn Sie Ihre Stiefel tragen. Im Gegenteil, es verleiht dem Kleid das gewisse Etwas. Eine gewisse Nonchalance.«

Nach ein bisschen weiterem Herumzupfen an dem Kleid nahm sie eine Zigarette aus einem Silberetui und zündete sie an. »Wenn wir das nächste Mal bei Coppa sind, erinnern Sie mich bitte daran, Poppa um einen Gefallen zu bitten, ja?«

»Nämlich?«

»Ihnen einen größeren Teller Nudeln zu servieren, natürlich!«

In diesem Jahr verfielen alle Metropolen von Paris bis London dem Japonismus. Ganz oben auf dieser neuesten Welle des Exotismus schwamm in San Francisco ein Unterhaltungskünstler, der als König der Boheme bekannt war. Seit einigen Monaten lud er in einem Haus, das er House of Grand Passion getauft hatte, zu aufsehenerregenden Aufführungen ein, mit denen er all die Tänzer und Vortragskünstler der Barbary Coast in den Schatten stellte. Nach dem, was Caroline erzählte, lag die ganze Stadt diesem Wunderwesen zu Füßen, dessen unvermitteltes Erscheinen einem unstillbaren Hunger nach Neuem, Exotischem, Fremdem frische Nahrung gab.

Wie das mit der Behandlung der chinesischen Einwohner der Stadt zusammenpasste – wenn überhaupt –, war mir ein Rätsel. »Er ist Japaner, Dorrie«, sagte Caroline. »Das sind die guten Orientalen«, ergänzte sie mit verdrehten Augen. Die Erklärung vergrößerte meine Verwirrung nur noch, aber ich begriff, dass man hier um Ausflüchte nicht verlegen sein sollte. Und das schien ein solcher Fall zu sein.

Die Straßenbahn brachte uns fast bis an unser Ziel, nur die letzten Blocks mussten wir zu Fuß gehen. Als wir die Hügelkuppe erreichten, blieben wir kurz stehen, um Atem zu schöpfen. Wir waren in Pacific Heights, einer der elegantesten Adressen von San Francisco. Die Häuser waren groß und prächtig und hinter schmiedeeisernen Toren lagen üppig blühende Vorgärten. Es ähnelte der Park Avenue – wenn man sich die Park Avenue am Meer und auf einer geschwungenen Hügelkette vorstellte.

Das Haus, zu dem Caroline mich führte, war besonders herrschaftlich. Gegen den rosa überhauchten Himmel erhob sich ein Tempel aus cremeweißem Stuck, in dessen von prachtvollen lila Glyzinen umrankten Bleiglasfenstern sich das letzte Tageslicht fing.

»Übrigens«, sagte sie, als wir durch das Tor traten, »müssen Sie ihn unbedingt ›König der Boheme‹ nennen.«

»Wer gibt sich denn selbst einen derart albernen Namen?«

»Pscht«, sagte Caroline, und wir gingen ins Haus, sie in ihrem wundervollen grünen Satinkleid und ich in meinem geborgten blauen Seidenkleid. Sie hatte einen kleinen Pompadour dabei, in den sie Lippenstift, Feuerzeug und Zigarettenetui gesteckt hatte. »Sie werden gleich den exquisitesten, vollkommensten Nonsens erleben.« Sie nahm ihre Stola ab und legte sie sich über den Arm, dann warf sie mir über die Schulter ein Lächeln zu. »Verderben Sie sich bloß nicht den Spaß.«

Von innen war das Haus noch größer, als es von der Straße aus gewirkt hatte. Dennoch waren die Zimmer und Flure rappelvoll. In Greenwich Village hatte ich einige Feste besucht, aber das hier war eine andere Nummer – rauschhaft und prachtvoll und mehr als ein wenig beängstigend.

Ich zupfte an meinem tiefen Ausschnitt und strich mir die Haare glatt.

»Schauen Sie doch nicht so verschreckt drein«, sagte Caroline und warf mir einen beruhigenden Blick zu, als wir durch ein Foyer und einen langen Flur gingen. »Das sind alles Freunde, wenigstens die meisten. Und was wäre ein Fest ohne ein paar Feinde?«

»Sie haben Feinde?«

»Jeder hat Feinde, Dorrie. Man darf sich das nur nicht zu Herzen nehmen.«

»Und wie macht man das?«

Sie sah mich an. »So wie alles«, antwortete sie. »Reine Übung! Gut, jetzt wollen wir uns auf die Suche nach dem König machen.«

Je tiefer wir in das Haus vordrangen, desto stärker wurde der Geruch nach Tabak vermischt mit dem süßen, schweren Duft von Tigerlilien. Das Stimmengewirr um uns herum übertönte fast das lebhafte Violinkonzert am hinteren Ende des Raums, in dem wir nun standen.

Das ganze Haus war so schwach beleuchtet und so voller Menschen, dass es eine Weile dauerte, bis ich bemerkte, dass es so gut wie keine Möbel darin gab. Auf jedem Kaminsims und jedem Fensterbrett brannten Unmengen hoher weißer Kerzen, aber sonst gab es nichts. Keine Teppiche auf den Böden, keine Bilder an den Wänden, überhaupt nichts als den einen oder anderen Polstersessel.

Gerade dachte ich noch, wie seltsam das war, als wir einen zweiten, noch größeren Salon betraten und ich die Aussicht auf die Bucht sah. Die Fenster waren weit geöffnet und da unten schimmerte sie silbrig unter der riesigen weißen Mondscheibe. Dieser Eindruck löschte alle andere aus.

»Ach! Da ist er ja«, sagte Caroline und drückte meine Hand. »Sehen Sie den Mann mit den pechschwarzen Haaren – den im Frack?«

Ich drehte mich um und entdeckte ihn. »Ist das der ›König der Boheme‹?«

»Ja, höchstpersönlich. Ist er nicht umwerfend?«

Er war ein schmaler Eurasier mit dunklem Teint und irritierend feinen Gesichtszügen, der einen Frack mit einer tiefroten Rose am Revers trug. Dazu weiße Handschuhe und geknöpfte weiße Gamaschen über den Schuhen. Seine geölten Haare waren in der Mitte akkurat gescheitelt.

Im Moment war er in ein Gespräch mit einer groß gewachsenen

Frau in einem lila Kleid vertieft. Sie trug einen Hut, der das Ausmaß eines Wagenrads hatte und mit Federn von einem ganzen Vogelschwarm geschmückt war, und führte zwei angeleinte kleine Hunde mit sich. Als er uns näher kommen sah, trat er einen Schritt vor und umschloss Carolines Hand mit beiden Händen. Die wild japsenden Hunde hüpften an uns hoch. Die Frau mit dem Federhut funkelte Caroline von der Seite an, dann schenkte sie ihr ein säuerliches kleines Lächeln.

»Eure Majestät«, rief Caroline und lächelte ohne jede Ironie. »Darf ich Ihnen meine Freundin Dorothea Lange vorstellen?«

»*Enchanté*«, sagte er und verbeugte sich tief. An seinem kleinen Finger blitzte ein Diamant auf. »Sind Sie bereit für eine kurze Tour durch das House of Grand Passion, Ladys?«, fragte er und sah von Caroline zu mir und wieder zurück. Er hatte eine helle, melodiöse Stimme und wechselte mitten im Satz von britischem Englisch zu Ostküstenakzent. »Ich will doch hoffen, Sie schätzen das Theater, Mademoiselle Lange«, sagte er, nachdem wir uns die Hand gegeben hatten.

Ich wollte gerade antworten, dass ich das Theater liebte, als hinter uns ein Schwung neuer Leute in den Salon trat und er sich bereits wieder in Bewegung setzte. Eben noch war er der vollendete Kavalier gewesen, jetzt drängte er sich durch den Raum, um die Neuankömmlinge zu begrüßen.

»Weiter!«, sagte Caroline, ergriff meinen Arm und lotste mich in den nächsten Raum, einen riesigen vertäfelten Ballsaal mit einer erhöhten Bühne auf der gegenüberliegenden Seite. Die Decke war mit einem Sommerhimmel voller Vögel und Wattewolken bemalt und über eine der Wände zog sich ein Fries mit verträumt dreinschauenden, wie hingegossen daliegenden Nymphen. Neben der Empore war ein Grammophon aufgestellt, aus dem *I Dreamt I Dwelt in Marble Halls* erklang – jene hochromantische Arie aus dem letzten Jahrhundert – und sogar das Stimmengewirr in diesem Teil der Villa übertönte.

Während wir so dahinschlenderten, kommentierte Caroline jeden und alles, deutete auf diesen Dichter und jene Matrone, erklärte, wer wen aus welchem Grund nicht leiden konnte.

»Ach, da ist Consuelo!«, rief sie plötzlich und zeigte auf eine Frau, die ein paar Schritte entfernt stand.

»Aber das ist ja eine Frau.«

»Was sollte sie denn sonst sein?«

»Ist Consuelo nicht ein Männername?«

Sie lachte. »Tatsächlich? Frauen werden wahrscheinlich für gewöhnlich Consuela genannt, aber an Consuelo Kanaga ist eben nichts gewöhnlich. Wollen wir sie begrüßen?«

»Die Kriegsberichterstattung der Presse erschöpft sich doch darin, Lobgesänge auf jede einzelne Parade, die in dieser Stadt abgehalten wird, anzustimmen«, erklärte Consuelo Kanaga gerade zwei Männern – einer mit Glatze, einer mit Ziegenbärtchen –, als wir zu ihnen traten. Rauch waberte um ihren Kopf. »Hinzu kommen die Plattitüden, die Washington jeden Tag verbreitet.«

Caroline legte eine Hand auf Consuelos Schulter. »Du wirst doch nicht schon wieder damit drohen, der Zeitung zu kündigen, Connie?«

Sie drehte sich um. »Doch, genau das tue ich«, sagte sie knapp. Im nächsten Moment entspannte sich ihre Miene und lächelnd zog sie Caroline in ihre Arme.

Sie war ein überaus hübsches, keckes Ding. Ihre Haare waren rötlich braun, nicht ganz schulterlang und auf der einen Seite zurückgesteckt, auf der anderen hingen sie herunter. Sie paffte, nein, genoss eine Zigarre.

»Du weißt«, sagte Caroline, »dass du das sagst, seit du dort angefangen hast, oder?«

Consuelo legte den Kopf in den Nacken, stieß den Rauch aus und sah sie an. Um ihre Mundwinkel zuckte ein Lächeln. »Zeigt das nicht gerade, dass es mir ernst damit ist?«

»Damit die Stadt nichts als Hymnen auf Paraden und irgendwelche Plattitüden zu lesen bekommt?« Caroline schüttelte den Kopf. »Das würdest du nie tun, Connie!« Sie sah zu mir. »Dorothea Lange, das ist Consuelo Kanaga, San Franciscos beste Pressefotografin und hochgeschätzte Reporterin.«

Caroline stellte mir auch die beiden Männer vor und wir begrüßten uns. Der Mann mit Ziegenbärtchen schüttelte meine Hand besonders heftig.

»Dorothea hat in New York für Arnold Genthe gearbeitet«, erklärte Caroline.

Consuelo hob eine Augenbraue. »Tatsächlich?«

»Ja, ungefähr ein Jahr lang.«

Sie kniff die Lippen zusammen und bedachte mich mit einem langen Blick.

»Ich bewundere seine Porträts sehr«, sagte sie. »Diese …« Sie hielt inne und hob den Blick zur Decke, als suchte sie dort nach dem richtigen Wort. Dann stieß sie eine große Rauchwolke aus. »… Menschlichkeit«, sagte sie schließlich und deutete zum Nachdruck mit ihrer Zigarre auf mich. Unverwandt sah sie mich mit ihren leicht verhangenen blauen Augen hinter der Nickelbrille an. »Warum haben Sie New York verlassen, Dorothea?«

Dieser feste Blick verunsicherte mich.

»Sie ist gerade erst in San Francisco angekommen«, erlöste mich Caroline, als sie merkte, dass ich kein Wort herausbrachte. »Deshalb wollte ich euch beide auch miteinander bekannt machen. Consuelo ist nämlich nicht nur die beste Reporterin der Stadt, Dorrie, sie ist auch Mitglied im California Camera Club.« Sie legte eine Hand auf Consuelos Unterarm. »Du könntest sie doch zu eurem nächsten Treffen mitnehmen, Connie, oder?«

»Einen frischen Blick auf die Dinge können wir immer brauchen.« Sie wandte sich mir zu. »Was Sie als Erstes über San Francisco wissen sollten, Dorothea, ist, dass diese Stadt sich so gut wie keine andere blind und unwissend stellen kann.«

»Macht das nicht ihre Schönheit aus?«, fragte der Mann mit dem Ziegenbärtchen.

»Oh ja«, sagte Consuelo ironisch, »und ihre Hässlichkeit.«

»Hören Sie auf, ihr Angst zu machen, Kanaga«, sagte jemand. »Sie ist doch ganz neu hier.«

»Unsinn! Sie soll wissen, wo sie gelandet ist. Genau hinzusehen, schadet nicht. Das sollte jeder von uns und tut es allem Anschein nach nicht.« Sie wandte sich erneut mir zu. »Jedenfalls«, fuhr sie fort, »kommt der Club erst nächsten Monat wieder zusammen, Dorothea, aber ich werde bis dahin Ihren Namen schon mal unter den Mitgliedern verbreiten. In der Zwischenzeit habe ich einen Auftrag, der Sie interessieren könnte.«

Ihr durchdringender Blick war hochgradig irritierend, dennoch nickte ich und sagte, dass ich mich ihr gerne anschlösse.

»Nachdem wir uns jetzt alle miteinander bekannt gemacht haben«, meldete sich der Mann mit Glatze zu Wort, »könnten Sie doch Ihre Überlegungen zur Kriegsberichterstattung weiter ausführen, Miss Kanaga.«

Sie durchbohrte ihn mit einem Blick. »Krieg bedeutet Panzer und Schützengräben«, erwiderte sie. »Er bedeutet Tod, Tod und noch mal Tod. Das alles darf man nicht einfach ignorieren, nur um die Verkaufszahlen der Zeitungen und Kriegsanleihen hochzuhalten. Die Männer sterben zu Tausenden und jetzt macht sich auch noch diese fürchterliche neue Krankheit in den Rekrutenlagern breit. Sie rafft völlig gesunde junge Menschen über Nacht dahin.«

»Es scheint eine Art Seuche zu sein«, sagte der Ziegenbärtige. »Wie im Mittelalter.«

»Oder Schlimmeres«, sagte Consuelo ernst.

»Es heißt, die Deutschen hätten sie in die Welt gesetzt.« Das war der Glatzkopf. »Höchstwahrscheinlich haben sie das Wasser damit vergiftet, allerdings habe ich auch das Gerücht gehört, Bayer präpariere das Aspirin, das sie in den Staaten verkaufen, damit.«

»Das glauben Sie doch selbst nicht!«, rief Consuelo.

»Warum nicht? Den Pickelhaubenträgern traue ich alles zu. Aber wie dem auch sei, der Krieg ist bald zu Ende.«

»Blödsinn. Das haben sie uns schon letztes Jahr erzählt«, sagte sie und ihre Stimme wurde härter. »Und vorletztes.«

Dann kam Consuelo auf die Aufgabe des Reporters in Kriegszeiten zu sprechen, die Pflicht zur absoluten Wahrheit und dass wir unsere Meinung genau dann zu zaghaft vertreten würden, wenn wir mutiger und scharfsichtiger sein sollten. Hier und da wandte jemand etwas ein, vor allem der Mann mit der Glatze, aber sie wischte sämtliche Einwände ohne viel Federlesens beiseite.

»Was ist das für eine Frau?«, fragte ich Caroline, sobald wir uns von dem Grüppchen entfernt hatten.

»Nun ja, vor allem eine, die Courage hat. Neben Consuelo sehen alle anderen Reporter bei dieser Zeitung wie Jammerlappen aus. William Hearst, der Besitzer des *Examiner*, hat bereits seine Fühler nach ihr ausgestreckt. Sie überlegt es sich, auch wenn das Einzige, was die beiden zu verbinden scheint, ihre Ablehnung dieses schrecklichen Krieges ist.«

»Dann sind Sie also auch nicht dafür? Für den Krieg?«

»Haben Sie die neuesten Opferzahlen gesehen, Dorrie? Allein diese Woche sind es zehntausend.«

Die Zahl hing in der Luft und brachte uns beide zum Schweigen.

Mit wachsender Verzweiflung hatte ich in den letzten Monaten die Nachrichten gelesen. Mit Brandbomben überzogene Dörfer, in Schützengräben erschossene Halbwüchsige, Flüsse, in denen Senfgasleichen trieben – eine Collage aus den grauenhaftesten Bildern erschien vor meinem inneren Auge. Monat für Monat verschlimmerte sich die Lage, immer mehr Männer gingen weg, immer mehr starben.

Caroline räusperte sich. »Consuelo gehört zu denen, die tatsächlich etwas tun. Nicht um den Krieg aufzuhalten – dafür ist es zu spät –, sondern um den Menschen zu zeigen, was er bedeutet.«

Sie hielt inne und sah quer durch den Raum zu Consuelo, die immer noch mit ihrer Zigarre gestikulierend dozierte. »Sie wohnt in einem Arbeiterwohnheim in North Beach, zusammen mit zwei Dutzend portugiesischen Fischern. Können Sie sich das vorstellen?«

Das konnte ich nicht – nicht im Entferntesten. Wobei ich zugeben musste, dass ich mir vor wenigen Minuten sowieso keine Frau wie Consuelo Kanaga hätte vorstellen können. Woher hatte sie nur diese Unverfrorenheit?

»Lassen Sie sich aber bloß nicht täuschen«, fuhr Caroline fort. »Sie ist zwar störrisch und streitlustig und all das, aber sie ist auch der freundlichste, hilfsbereiteste Mensch, den Sie jemals kennenlernen werden. Es gibt da die Geschichte, dass sie als Zehnjährige eines Nachts ganz allein von Sausalito, wo sie aufgewachsen ist, nach Alcatraz gerudert ist. Sie hatte offenbar so großes Mitleid mit den Gefängnisinsassen, dass sie es sich in den Kopf gesetzt hatte, einige von ihnen zu retten. Stellen Sie sich das nur mal vor, ein kleines Mädchen, das in einer Nussschale übers Meer rudert. Was für ein Bild!«

»Hat sie es tatsächlich bis nach Alcatraz geschafft?«

»Aber sicher, nur hat ein Wachmann sie erwischt und zurück zu ihren Eltern verfrachtet.«

»Weniger aufmüpfig hat sie das aber offenbar nicht gemacht.«

»Keineswegs!«, sagte Caroline und wir lachten. »Nichts kann diese Frau beeindrucken. Auf jeden Fall habe ich das noch nicht erlebt. Wie oft sie mir im Laufe der Jahre aus der Patsche geholfen hat! Übrigens hat sie mir auch die Wohnung im Monkey Block besorgt.«

Mittlerweile waren wir am Ende der Galerie angelangt. Kreuz und quer über die Decke waren Laternen aufgehängt und tauchten den Raum in ein schönes, warmes Licht.

»Ein wenig komme ich mir hier vor wie auf einer Karnevalsfeier.«

»Sie haben ja keine Ahnung«, sagte sie mit einem unbestimmten Lächeln. »Wie wär's, wenn Sie uns zwei Stühle sichern, und ich hole uns etwas zu trinken?« Sie deutete auf das entgegengesetzte Ende des Raums, wo Reihen mit schwarzem Leder bezogener hochlehniger Stühle standen. An jedem Stuhl war liebevoll eine rote Rose befestigt. »Ich bin im Handumdrehen zurück.«

Ich drängte mich durch die Menge, erhaschte hier und da einen Gesprächsfetzen, prägte mir das eine oder andere Gesicht ein. Das erste Mal seit unserem Eintreffen fühlte ich mich entspannt. Daran hatte das Kleid natürlich seinen Anteil. Einen großen Anteil. So als hätte ich mir mit dem Kleid auch Carolines Eleganz und Selbstvertrauen übergestreift.

In dem Raum waren sicherlich zweihundert Leute versammelt. Sie standen dicht aneinandergedrängt, Salondamen neben abgerissenen Dichtern, extravagante Tänzer, zart besaitete Musiker und die üblichen Wichtigtuer. Es waren viel mehr Frauen als Männer anwesend, auf jeden Mann kamen sicherlich drei Frauen, aber das war ein vertrautes Bild, seit wir in den Krieg eingetreten waren.

Während ich so in dem Ballsaal stand, kam mir eine Erinnerung an meinen Vater. Er hatte einmal als Belohnung dafür, dass ich ein ganzes Shakespeare-Drama aus seinem dicken Lederband rezitiert hatte, eine Pferdekutsche bestellt und war mit mir in die Stadt zu einer Aufführung vom *Sommernachtstraum* gefahren. Ich war noch klein, nicht einmal zehn Jahre alt. In dem Theater gab es keine Sitzplätze und in den ersten Minuten konnte ich nichts sehen. Mehr als die Wärme der Körper und die nach Zigarren und Schweiß riechende Luft nahm ich nicht wahr, bis mein Vater mich auf seine Schultern hob, von wo ich einen guten Blick auf die Bühne hatte.

»Darauf hast du dasselbe Recht wie die anderen«, sagte er. »Verstehst du das?«

Ja, irgendwie verstand ich es.

»Jetzt musst du für mich genau hinschauen, Dorothea«, sagte er, als der Vorhang aufging. »Erzähl mir alles, was du siehst.«

Es tat weh, an ihn zu denken, und meistens unterdrückte ich den Impuls, aber hier konnte ich mich der Erinnerung an ihn nicht erwehren, so sehr wäre er, glamourös und galant wie er war, an diesem Ort in seinem Element gewesen.

Ich wandte meine Aufmerksamkeit wieder den anderen Gästen zu. Stundenlang hätte ich sie beobachten und ihren Gesprächen lauschen können, aber in dem Moment wurde ich von dem Knallen von Absätzen auf dem Parkett abgelenkt. Es war über all den Lärm hinweg zu hören.

Als ich über die Schulter blickte, sah ich zuerst einen schwarzen Umhang, dann einen breitkrempigen schwarzen Hut, schwarze Cowboystiefel und einen Stock mit Silberknauf. Der Mann ging an mir vorbei quer durch den Raum. Sein schönes gestärktes weißes Hemd hob sich von all dem Schwarz ab, er sah aus, als käme er geradewegs von einer sonnenbeschienenen Ranch oder aus einer Leinwand-Prärie.

Zuerst dachte ich, er trage ein Kostüm, sei Schauspieler. Mein zweiter Gedanke war, dass er gut aussah, sehr gut sogar. Ein Typ wie John Barrymore, umwerfend, groß und schlank, dunkle Haare, die ihm in die Augen fielen. Ich schätzte ihn auf vierzig Jahre, allerdings war das wegen des Hutes schwer zu sagen.

Offenbar kannte ihn hier jeder. Ich beobachtete, wie er sich zu einem Grüppchen gesellte, das sich neben der Bühne zusammengefunden hatte. Sogleich scharten sich alle um ihn und lauschten lachend seiner lebhaft vorgetragenen Geschichte, besonders die Frauen.

Es war ungehörig, aber ich konnte meine Augen nicht von ihm losreißen. Einmal drehte er den Kopf in meine Richtung und sein Blick streifte mich. Er hatte mich gesehen, zumindest bildete ich mir das ein. Im nächsten Moment war er bereits wieder in das Gespräch vertieft. Wie gerne hätte ich seine Aufmerksamkeit erneut auf mich gezogen, mich wenigstens in sein Blickfeld bewegt. Aber was sollte ich mit einem solchen Mann schon reden? Und dann überkam mich wieder die altbekannte Angst. Wenn ich zu ihm träte, würde er es bemerken würde mein verkrüppeltes Bein sehen.

Ich drängte mich durch den Raum und fand zwei unbesetzte Stühle. Bald stand Caroline vor mir, in jeder Hand ein Cocktailglas, in dem eine dicke Olive schwamm. Wir stießen miteinander an.

»Ist er bei der Aufführung dabei?«, fragte ich, nachdem wir beide genippt hatten. »Der Mann mit dem Cowboyhut?«

»Ach«, sagte sie und folgte meinem Blick, »Sie meinen Maynard Dixon.« Sie hielt ihr Glas mit beiden Händen. Dann fischte sie die Olive heraus und kaute nachdenklich darauf herum. »Er ist Maler und ja, er ist immer Teil der Show.« Diskret nahm sie den Kern aus dem Mund und nahm ein zweites und drittes Schlückchen von dem Martini. Als ihr Glas leer war, sah sie mich prüfend an. »Sagen Sie bloß nicht, dass Sie sich in ihn verguckt haben.«

Es entstand ein kurzes, fast unbehagliches Schweigen, das unvermittelt von einem lauten Beckenschlag unterbrochen wurde. Jemand hatte die Nadel des Grammophons von der Platte gehoben, und das Licht wurde schwächer, bis es schließlich ganz erlosch. Immer mehr Leute strömten in den Ballsaal und die Stuhlreihen füllten sich nach und nach. Erneut schlugen die Becken aneinander, dann war aus mehreren Ecken ein »Pssst« zu hören und alle sahen zu der Bühne.

Hinter den beiden Samtvorhängen trat der »König der Boheme« hervor. Seine Haare waren in Fasson gebracht, seine Haut glänzte und er hatte eine lange weiße Robe übergestreift. Jubelrufe und lauter Applaus begrüßten ihn. In der einen Hand hielt er eine brennende Kerze, die Schatten auf sein Gesicht warf, in der anderen ein großes Buch, das in grünes Leinen gebunden war und aus dem er ohne Einleitung zu lesen begann.

Kommt, ich will den Kontinent unauflösbar machen,
Ich will die strahlende Rasse erschaffen, auf die jemals die Sonne scheint,
Ich will göttliche, magnetische Länder erschaffen,
Mit der Liebe von Kameraden,
Mit lebenslänglicher Liebe von Kameraden.

Ich erkannte die Verse aus Whitmans »Für dich, o Demokratie«, aber wie er sie vortrug, hätte mich beinahe in die Irre geführt. Er sang ein paar Verse – ja tatsächlich, er sang sie –, dann hielt er inne, lange, sehr lange, und stand völlig still da. Ich versuchte den Worten zu folgen, aber sie verschmolzen ineinander und dehnten sich aus, bis sie ihres Sinns verlustig gingen.

Er hörte überhaupt nicht mehr auf. Ich war festen Willens, Gefallen an seinem Vortrag zu finden, ehrlich, aber nach einigen Minuten merkte ich, wie ich unruhig wurde und mich auf der Suche nach dem Mann mit dem Umhang und dem Cowboyhut in dem abgedunkelten Saal umsah. Da ich ihn nicht fand, versuchte ich, mich wieder auf das Bühnengeschehen zu konzentrieren. Eine unendlich lange halbe Stunde verging. Als die Worte schließlich verklungen waren, drückte der »König der Boheme« das Buch an sein Herz und schloss die Augen.

Stille breitete sich aus. Nach wie vor war es dunkel im Saal und die Luft war drückend. Dann gingen flackernd die Lichter an und aus dem Hintergrund der Bühne stieg ein kleiner Taubenschwarm auf und flatterte durch den Saal.

Um mich herum machten die Leute Gesichter, als hätten sie einem Wunder beigewohnt. Alle schienen die Luft anzuhalten, und endlich öffnete der König die Augen, blickte auf sein Publikum und verneigte sich tief. Der Blitz eines Fotoapparates knallte laut, gefolgt von Bravorufen, die gar nicht mehr aufhören wollten, während das Publikum sich zu Ovationen erhob.

Auch ich stand auf und wurde von den Leuten neben mir hin und her geschoben.

Lange stand ich da, blickte auf die inzwischen verwaiste Bühne und versuchte, mir einen Reim auf die Aufführung zu machen. Die Tauben hatten sich auf die Simse verzogen, nur eine kreiste noch über unseren Köpfen und genoss etwas ängstlich ihre Freiheit.

Das war »Theater«? Wenn jemand in einem verdunkelten Ballsaal *Grasblätter* verstümmelte und dann Vögel herumfliegen ließ?

Mit dem Licht sprang auch das Grammophon wieder an und die Leute wanderten umher und unterhielten sich laut. Caroline war in dem Gedränge verloren gegangen. Ich sah mich nach ihr um und zuckte zusammen, als ich ihn auf einmal nur ein paar Meter von mir entfernt entdeckte. Maynard Dixon, der Mann mit dem Umhang und dem Cowboyhut. Mit weit ausholenden Schritten kam er auf mich zu.

»Sein eigentlicher Name ist Sadakichi Hartmann«, sagte er. Keine Begrüßung, gar nichts, er stellte sich nicht einmal vor. Seine Größe war mir überaus bewusst – er musste mehr als eins achtzig groß sein –, und einen Moment lang war ich zu verwirrt, um zu begreifen, dass er vom »König der Boheme« sprach. »Ihre Verstörung war nicht zu übersehen, Miss«, fuhr er fort. »Er ist Schriftsteller, Kunstkritiker, Schauspieler und was sonst noch alles. Wie ich gehört habe, hat er in Brooklyn mit Walt Whitman bei einem Spiegelei über Dichtung palavert. Vor ein paar Monaten tauchte er hier aus Paris auf und hat sich vom ersten Tag an ›König der Boheme‹ genannt.«

»Jedenfalls muss er ein Vermögen besitzen. Wie sonst könnte er sich dieses Haus leisten?«

Amüsiert blitzten seine Augen auf. »Sie sind offenbar neu in San Francisco«, sagte er freundlich, als würde das meine Frage beantworten.

»Ja.«

Er lächelte. Ein zartes, sanftes Lächeln. Da er mittlerweile den Hut abgenommen hatte, sah ich, dass seine Haare an den Schläfen silbrig waren, sonst aber so schwarz und glatt wie die Brust einer Amsel. Um seine blauen Augen lagen Falten und dennoch hatte er etwas Jungenhaftes. Jetzt begriff ich auch, dass er nicht kostümiert war, nicht im Sinne einer Verkleidung. Was er trug, war mit größtem Bedacht ausgewählt und stand ihm – so als würde er das Leben nicht allzu ernst nehmen und als würde er wollen, dass auch die anderen sich amüsierten.

»Sehen Sie die Ladys, mit denen er sich unterhält?« Er deutete mit dem Kinn auf zwei Frauen. Die große mit den zwei kleinen Hunden und dem albernen Hut erkannte ich. Sie hatte sich mit dem »König der Boheme« schon bei unserem Eintreten unterhalten und Caroline angefunkelt. »Das ist Alma Spreckels. Sie ist mit Adolph Spreckels verheiratet, dem Direktor der Spreckels Sugar Company.«

Ich wandte den Blick von ihr ab. »Nie gehört.«

»Aber den Begriff Sugardaddy kennen Sie, oder?«

Ich nickte.

»Nun, das ist der Spitzname ihres Mannes. Adolph Spreckels darf sich mit Fug und Recht Urvater aller Sugardaddys nennen. Bei der letzten Zählung verfügte ihr Palast in Pacific Heights über fünfundzwanzig Badezimmer und mindestens ebenso viele Hunde. Sie will aus dieser Stadt ein zweites Paris machen, wozu ich nur sagen kann: *Bonne chance, Madame*. Und dort drüben am Kamin« – er deutete zu einer Frau in einem gelben Kleid – »steht Mrs M. H. de Young. Irgendwann im letzten Jahrhundert erschoss Mrs Spreckels' Gatte den Gatten von Mrs de Young. Seither reden die beiden Damen nicht mehr miteinander. Die reichsten Frauen San Franciscos haben sich heute Abend hier eingefunden, nur um wenige Minuten auf Stühlen Platz zu nehmen, die aus dem Leichenschauhaus ein paar Türen weiter geborgt wurden.«

»Das ist ein Scherz, oder?«

Er sah mir in die Augen, offenbar genoss er meine Verwirrung. »Aber nein, Miss. Bis unser sogenannter ›König‹ sich hier niederließ, war diese prächtige Villa monatelang verwaist. Gegen die lächerliche Summe von fünf Dollar haben diese eleganten Frauen das Privileg, mit echten *artistes* zusammenzukommen und einer avantgardistischen Lesung von *Grasblätter* zu lauschen. Einige haben bereits ein Abonnement für die gesamte Saison abgeschlossen.«

»Wollen Sie damit sagen, dass das Ganze ein Schwindel ist?«

Er lachte. »Eher eine Zaubervorführung. Das Publikum weiß, dass es getäuscht wird, der Zauberer weiß, dass er täuscht, aber das heißt nicht, dass es weniger Spaß macht, oder?«

Einige Zeit standen wir nebeneinander und beobachteten die anderen Gäste. Mittlerweile waren die Stühle an die Wände gerückt worden, um Platz zum Tanzen zu schaffen. Frauen schlüpften aus ihren Schuhen, Männer zogen ihre Jacketts aus und lockerten die Krawatten. Zwei Frauen wirbelten die Arme umeinander geschlungen an uns vorbei, während die Musik immer ausgelassener wurde. Dann bemerkte ich das Aufblitzen eines grünen Kleides. Caroline. Sie tanzte mit einem rotgesichtigen Halbwüchsigen mit Fliege und schickem Dreiteiler.

»Wollen Sie auch tanzen?«, fragte er.

Genau das konnte ich nicht. Nicht mit meinem verkrüppelten Fuß. Während unseres Gesprächs hatten wir gestanden und er konnte ihn nicht bemerkt haben. Das glaubte ich zumindest. Um nichts in der Welt wollte ich, dass er mich hinken und humpeln sah.

»Ich bin keine gute Tänzerin.«

»Wissen Sie, es gibt da ein kleines Geheimnis.« Er beugte sich vor und senkte die Stimme. »Ein sehr geheimes kleines Geheimnis«, sagte er ernst.

Ich musste lachen. »Ach ja?«

»Man muss sich nur hingeben, das ist alles.«

»Darin bin ich auch nicht besonders gut«, erwiderte ich viel zu schnell, aber entweder hatte die Musik meine Worte übertönt oder er wollte mich eines Besseren belehren, denn im nächsten Moment nahm er meine Hand und führte mich in die Mitte des Saals.

Ich hatte fürchterliche Angst, mich zu blamieren, aber wie sich zeigte, hätte ich mir die Sorge sparen können. Wir hatten es kaum bis zur Tanzfläche geschafft, als ein Schopf gelbblonder Haare vor uns aufblitzte. Eine Frau schob sich schwankend durch die Menge, drängte sich grob an den Paaren vorbei. Alle paar Meter blieb sie stehen, um sich einen Träger ihres Kleids zurück auf die nackte Schulter zu schieben. Sie war ganz offensichtlich betrunken, aber das verrieten nicht ihr Gang oder ihr verrutschtes Kleid, sondern ihre Augen.

»Du!«, schrie sie und blieb unvermittelt vor uns stehen. Im ersten Moment dachte ich, sie meinte mich. Aber das tat sie nicht. Ihr Blick glitt über mich hinweg, bevor sie meinen Begleiter fixierte. »Du!«, schrie sie erneut und packte ihn an der Schulter. Um uns herum verstummten die Gespräche. Sie keuchte, ihre Wangen waren vom Alkohol und von der Erregung gerötet. Es traf mich völlig unvorbereitet, als sie sich zu mir drehte und mir mit einer solchen Kraft ins Gesicht schlug, dass mir die Ohren klangen. Weniger vor Schmerz als vor Überraschung bedeckte ich meine Wange mit der Hand.

Maynard griff nach ihren Handgelenken, erwischte sie aber nicht. Sie hielt mit einer Hand den Hals einer Weinflasche umklammert und hob sie jetzt hoch über ihren Kopf. Ich hörte einen Schrei und um uns herum traten die Leute auseinander und wichen zurück. Eine Frau hielt sich die Hand vor den aufgerissenen Mund. Einige flohen.

»Lillian, bitte, so beruhige dich doch –«, sagte Maynard mit flehenden Augen und verzweifelt leiser Stimme. Er trat vor und wollte ihren Arm greifen.

Schaudernd trat ich zurück und merkte, wie sich meine Schultern anspannten. Ich wusste nicht, was ich sagen oder tun sollte.

»Fass mich nicht an, du!«, zischte sie ihn an und befreite sich mit einem Ruck. »Glaubst du etwa, du kannst mich einfach abservieren – ja? Glaubst du das? Da hast du dich aber getäuscht, du elender Mistkerl!« Sie sagte noch mehr, viel mehr, und fluchte auch noch mehr.

Dann passierte alles ganz schnell. Mit der erhobenen Flasche holte die Frau nach Maynards Kopf aus. Dieses Mal konnte er ihr Handgelenk packen, und sie geriet ins Wanken, stolperte drei Schritte nach hinten und plumpste mit einem dumpfen Schlag auf den Hintern. Die Träger ihres Kleides waren ihr über die Schultern gerutscht, der Rock hatte sich die Schenkel hochgeschoben und sie saß mit gespreizten Beinen da. Die Flasche war ihr im Fallen aus der Hand geflogen und zehn Meter entfernt auf dem Boden zerbrochen. Es war ein Wunder, das niemand verletzt worden war.

Sie bedeckte das Gesicht mit den Händen und fing an zu heulen. Auf einmal wirkte sie viel kleiner, eingesunken. Ihre Füße waren nackt. Zuerst dachte ich, sie hätte ihre Schuhe in dem Kampf verloren, aber dann erinnerte ich mich, dass sie von Anfang an keine getragen hatte.

Der ganze Saal schien in Stille zu versinken, was unmöglich war, weil die Musik weiter vor sich hin plärrte. Erstarrt und steif wie Schaufensterpuppen standen die Leute da.

Maynard beugte sich vor und flüsterte der Frau etwas ins Ohr, was sie ein wenig zu beruhigen schien. Sie streckte die Hand zu ihm aus. Er zog sie auf die Füße, und die Leute machten Platz, damit sie weggehen konnten.

Ich war verwirrt. Bis die Frau aufgetaucht war, war er völlig auf mich konzentriert gewesen, redete und lachte heiter, und jetzt ging er achtlos an mir vorbei, als hätte er mich vergessen oder ich mich in Luft aufgelöst.

Jemand machte sich daran, die Scherben zu entfernen, und nach und nach nahmen die Leute wieder auf, was sie zuvor getan hatten – tanzen, plaudern, flirten, streiten.

»Tja«, sagte Caroline.

Ich wusste nicht, wie lange sie schon neben mir stand, aber offensichtlich hatte sie die hässliche Szene von Anfang an miterlebt.

»Wer war das?«, fragte ich.

Es dauerte einen Moment, bis sie antwortete, und als sie sprach, war ihre Stimme ruhig und ernst. »Lillian Dixon.«

»Seine Frau?«

»Seine geschiedene Frau«, sagte sie, was mich nur noch mehr verstörte.

»Wenn sie geschieden sind, warum sind sie dann noch ...«

»So sehr miteinander verstrickt?«

Ich nickte.

»Nun, ich kenne nicht die ganze Geschichte – vermutlich kann man das gar nicht –, aber das geht schon seit Jahren so. Zuerst betrinkt sie sich, dann betrinkt er sich, und schließlich fangen sie an, sich bis aufs Messer zu streiten. Einmal hat er sie verhaften lassen. Aus Rache hat sie versucht, ihn mit seiner eigenen Pistole zu erschießen. Ich bin überzeugt, dass sie ihn tatsächlich umgebracht hätte, wenn er nicht in den Bohemian Club hätte fliehen können – das ist ein sehr nobler Herrenclub in Downtown. Frauen haben dort keinen Zutritt, was für Maynard ein Segen war, es hat ihm letztlich das Leben gerettet. Ein anderes Mal sprang sie auf einer Party vom Boot – angeblich aus Jux, dabei weiß jeder, dass die Bucht eiskalt ist und die Strömungen einen in die Tiefe ziehen können ...« Sie schüttelte langsam den Kopf. »Sie ist nicht ganz bei Trost.«

»Was meinen Sie damit?«

»Lillian ist ein arger Schluckspecht, schon immer, aber das ist nicht alles. Ich weiß nicht, wie ich es nennen soll. Anfälle? Sie macht eine Szene, dann fängt sie an zu weinen und entschuldigt sich, und ehe man sich's versieht, passiert es wieder. Es ist schrecklich. Und sehr traurig.«

Wir sahen den beiden hinterher, während sie zur Tür gingen, ein großer Mann in Schwarz und eine blonde Frau, die sich an ihn klammerte.

So gutmütig Caroline auch war, sie hatte doch einen klaren Blick auf die Dinge, wie mir jetzt bewusst wurde. »Sie müssen achtgeben, Dorrie. Er ist ein Genie und ebenso charmant wie attraktiv, aber er bringt nur Schwierigkeiten mit sich. Ich weiß, dass Sie zu klug sind, um allzu viele Gedanken an ihn zu verschwenden. Außerdem«, sagte sie, als die beiden endgültig aus unserem Blickfeld verschwanden, »muss ich Ihnen jetzt noch eine ganze Menge andere Leute vorstellen, also los.«

Es war reizend – äußerst reizend – gewesen, mit Maynard Dixon zu reden, aber das, was ich über ihn erfahren hatte, reichte, um mich von ihm fernzuhalten. Als ich meine Hand in die von Caroline legte und ihr aus dem Saal folgte, hatte ich das Gefühl, dass ich gerade einem Riesenschlamassel aus dem Weg gegangen war.

Aber es sollte anders kommen.

Kapitel 4

So begann es also, mein Leben in San Francisco.

Als ich im Mai 1918 ankam, gehörte die Stadt der Boheme, den Künstlern, Dichtern und Schriftstellern und ihrer bunt gemischten Gefolgschaft. Man sah sie überall, besonders aber in den Cafés, Bäckereien, Restaurants und Kneipen in North Beach, dem kleinen Italienerviertel am Telegraph Hill. Sie kamen aus allen Ecken des Landes und jeder hatte eine eigene Geschichte zu erzählen. Auch das war San Francisco: Wann immer man jemanden kennenlernte, lernte man eine neue Lebensgeschichte kennen, beinahe so, als würde er sie gerade erfinden. Und jetzt gehörte ich zu ihnen. Ein wenig zumindest.

Nach dem, was Caroline mir an einem meiner ersten Tage im Coppa erzählte, begannen die besten Geschichten von San Francisco am Telegraph Hill.

»Schließen Sie die Augen, Dorrie, und lassen Sie Ihre Fantasie spielen. Mark Twain schlendert die Columbus Avenue entlang. Roter Haarschopf, zotteliger Bart …«

Die Bücherstapel in ihrem Wohnzimmer verrieten, dass sie eine leidenschaftliche Leserin war. Mark Twain, erfuhr ich jetzt, gehörte zu ihren Lieblingsschriftstellern.

»Gut«, sagte ich und schloss die Augen, »und wo will er hin?«

»Zum Fior d'Italia«, sagte sie ohne Zögern. »Er ist mit Ambrose Bierce zum Abendessen verabredet. Austernsuppe und Tintenfisch, dazu eimerweise Champagner.«

Ich öffnete ein Auge einen Spalt. »Ambrose wer?«

»Ambrose Bierce. Haben Sie das *Wörterbuch des Teufels* nicht gelesen?«

Ich schüttelte den Kopf.

»Erinnern Sie mich daran, dass ich es Ihnen borge. Es ist überaus geistreich und herrlich boshaft.«

»Gibt es etwas, das Sie nicht gelesen haben?«

»Ich mag eben Geschichten, aber jetzt hören Sie mir bitte weiter zu.« Mit einem Achselzucken nahm sie ihre Erzählung wieder auf.

Robert Louis Stevenson, Frank Norris, Bret Harte, Oscar Wilde, Ina Coolbrith, Mary Austin, Jack London. Nachdem die Sierras abgegrast und das Goldfieber abgeflaut war, zogen die Menschen in Scharen nach San Francisco und bevölkerten die nebelverhangenen Straßen. Auf jeden Journalisten, Romancier, Bildhauer, Maler oder Dichter, der (gelegentlich auch die) sich hier einen Namen gemacht hatte, kamen Hunderte andere, die entweder nach Anonymität oder nach Unsterblichkeit suchten – oder eine Mischung aus beidem. Tags hasteten sie mit ihren Manuskripten, Leinwänden und Flugblättern unter dem einen Arm, Weinflaschen und Brotlaiben unter dem anderen, die Hügel von North Beach hinauf oder hinunter. Abends kehrten sie zu dem riesigen Gebäude in der Montgomery Street zurück, wo sie nach einem Abendessen im Coppa in die Kneipe an der anderen Ecke einfielen und sich mit Pisco Punch betranken. Irgendwann nach Mitternacht verzogen sie sich in die bienenwabengleichen Zimmer auf den drei oberen Stockwerken.

»Dann kam das Erdbeben.«

Bei diesem Teil der Geschichte angekommen, verdüsterte sich Carolines Miene und sie sprach nun leiser.

Als 1906 die Erde unter San Francisco bebte und aufbrach, hielt der Monkey Block mehr oder weniger unbeschadet stand. Dennoch flohen die dort ansässigen Künstler und Journalisten aus der in Schutt und Asche liegenden Stadt nach Carmel, New York, Paris oder Mexico City. Zimmer um Zimmer leerte sich, der Monkey Block und North Beach fiel in einen tiefen Schlaf.

Zehn Jahre später hatte die nachkommende Generation von Bohemiens die Stadt erobert und San Francisco erlebte eine neue Blüte. Daran änderte auch der Erste Weltkrieg nichts, der eine bereits brüchige Welt endgültig zerbrach. Im Rathaus setzte sich Sunny Rolph, der wohlbeleibte, Seidenstrümpfe und Schnurrbart tragende Bürgermeister, mit einer dreisten Bande von Investoren und einer noch dreisteren Bande von Polizisten an einen Tisch, und gemeinsam sorgten sie dafür, dass die älteste Tradition der Stadt aufrechterhalten wurde: Geld scheffeln. Nicht, dass der Krieg weit entfernt gewesen wäre, das war er nämlich nicht. Wöchentlich stachen Kolonnen junger Männer – ganz junger Männer – in gestärkten Uniformen und glänzenden Stiefeln von San Francisco aus in See. Der Rauch der Panzerschiffe verdüsterte den Himmel, Ölflecken trieben ans Ufer. Die Nachrichten aus Europa wurden von Mal zu Mal schlechter. Die Deutschen überrannten Europa, gewannen an so gut wie jeder Front. In den Zeitungen und auf den Straßen wurden Hassreden gegen Ausländer, Anarchisten, Kommunisten und andere subversive Kräfte geschwungen. In den Cafés, Ateliers und Kneipen von North Beach gingen Gerüchte von Spionen, Razzien, Verhaftungen und Deportationen um. Es herrschten Angst, Ungewissheit und Gefahren, für die es nicht einmal ein Wort gab.

Aber eine neue Zeit war angebrochen. Eine Zeit neuer Ideen und neuer Möglichkeiten. Mark Twain war schon lange fort, dafür würden Frida Kahlo und Diego Rivera kommen. Obwohl San Francisco in vielerlei Hinsicht immer noch eine kleine Stadt war, waren die Einwohner faszinierend und die Geschichten glorreich. Männer und Frauen, Frauen und Frauen, Männer und Männer fanden zueinander. Die Stadt und das Jahrzehnt waren wie geschaffen füreinander. Jeder tat, wonach ihm der Sinn stand. Wenn wir uns im Monkey Block versammelten, um über der San Francisco Bay zu treiben, herrschte stets das verlockende Gefühl vor, dass alles möglich war. Mochte das Coppa auch längst nicht mehr so prachtvoll strahlen wie zu Beginn, so lag immer noch ein besonderer Glanz darauf. Wenn ich mich daran erinnere, dann sehe ich gepolsterte Stühle, Spiegel mit vergoldeten Rahmen, den glitzernden Kristalllüster vor mir. Ich sehe einen Ort, dessen rotsamtene Wände schimmerten, an dem die Victrola unablässig spielte und jede Stunde eines jeden Tags von Lachen, Geheimnissen und geistreichen Gesprächen erfüllt war.

Vor allem aber sehe ich Caroline vor mir.

Nach einer Nacht, in der ich gut geschlafen hatte, sah ich endlich klar: Wenn ich immer nur durch die Stadt streifte, würde ich nie eine Stelle bekommen. Heute war Montag und ich war seit einer knappen Woche in San Francisco. Auf dem Weg die Market Street hinunter kam ich an einem Western-Union-Büro vorbei. Rasch trat ich ein und blätterte durch das Adress- und Branchenverzeichnis. Unter dem Eintrag FOTOGRAFIE fand ich mehrere aussichtsreiche Kandidaten. Das war's. Ich würde die erstbeste Stelle annehmen, die mit Fotografie zu tun hatte.

So kam es, dass ich bei Marsh & Company landete, einem Billigladen in der Market Street. Dort gab es nicht nur Reisetaschen, Koffer, Schirme und Papierwaren zu kaufen, der Besitzer betrieb auch eine kleine Kamerareparaturwerkstatt und fertigte Abzüge an. Die Arbeit war viel langweiliger als die bei meiner letzten Stelle. Außerdem wollte ich endlich selbst Porträts machen, und dazu bestand hier keine Möglichkeit. Dennoch konnte ich mich glücklich schätzen, die Stelle gefunden zu haben, sehr glücklich. Hätte nicht gerade Krieg geherrscht, hätte ein junger Mann sie bekommen. Aber so sorgte die Arbeit bei Marsh & Company wenigstens dafür, dass ich für meinen Lebensunterhalt aufkommen konnte, bis ich etwas Besseres fand. Vielleicht konnte ich sogar schon bald meine Kamera auslösen.

Fürs Erste steckte man mich jedoch in den muffigen dunklen Lagerraum. Ich war fest entschlossen, mich unentbehrlich zu machen, und begann damit, die Papierberge auf Mr Marshs Schreibtisch abzutragen und in Aktenschränken abzulegen. Als Nächstes sortierte ich die Stapel mit Fotografien, die überall herumlagen, und brachte sie in eine grobe Ordnung: Stillleben auf den einen Stapel, Porträts auf einen anderen, Landschaften auf einen dritten.

Über den ganzen Tag verteilt kamen Kunden mit reparaturbedürftigen Kameras und anderen defekten Teilen einer Fotoausrüstung vorbei, aber es waren nicht viele, sodass der Laden eine Oase der Ruhe im Getriebe von Downtown war. Meine halbstündige Mittagspause verbrachte ich im Emporium, wo ich an der Imbisstheke ein Eisandwich für fünf Cent aß und auf die Stadt hinaussah, die noch nicht ganz meine war, aber immer weniger fremd und Furcht einflößend auf mich wirkte.

Seit ich von zu Hause weggegangen war, hatte ich wenig Kontakt mit meiner Mutter gehabt, was mir nur recht war. Unsere Entfremdung hatte bald eingesetzt. Keinesfalls sollten sie und meine Großmutter auf die Idee kommen, ich hätte versagt. Alle paar Wochen schickte mir meine Mutter postlagernd einen Brief, und ich antwortete hin und wieder mit einer Postkarte, mit der ich sie in dürren Worten auf den neuesten Stand brachte – dass ich beschlossen hatte, in San Francisco zu bleiben, dass ich viel arbeitete, dass ich ein Zimmer gefunden hatte, dass Kalifornien schön war.

Nach einer Woche überließ mir Mr Marsh den Platz hinter der Fototheke im vorderen Teil des Ladens. Dort war ich zwar immer noch weit davon entfernt, eigene Porträtaufnahmen machen zu können, aber eine Verbesserung war es dennoch. Nachmittags, wenn es am ruhigsten war, legte ich letzte Hand an die Fotos. Genau damit war ich gerade beschäftigt, als mein Blick auf einen Abzug fiel, der mich innehalten ließ.

Es war die Aufnahme eines Kindes oder vielmehr einer Kinderhand. An den Rändern war das Bild leicht verschwommen, als hätten Zeit, Liebe und Erinnerung es weich gemacht. Ich war wie gebannt. Immer wenn ich eine gelungene Fotografie sah, verspürte ich eine Art Hunger des Auges, und genau so erging es mir in diesem Moment. Ich konnte mich daran gar nicht sattsehen.

Ich suchte nach der Signatur. Am rechten unteren Rand las ich: *I. Cunningham.*

Wie kam es, dass ich den Namen nicht kannte? Wo hatte der Fotograf gelernt? Stellte er seine Fotografien aus oder verkaufte er sie nur privat? Und die brennendste Frage: Brauchte er womöglich eine Assistentin?

Diesen I. Cunningham musste ich kennenlernen.

Glücklicherweise brauchte ich nicht lange zu warten. Gut eine Woche darauf erschien er an einem Freitagnachmittag im Laden: ein Mann mit Brille, Schnurrbart und dichtem, dunklem Haar.

Nachdem er die Rechnung beglichen hatte, nahm ich meinen ganzen Mut zusammen und machte ihm ein Kompliment für die Fotografien.

Einen Moment lang starrte er mich an, dann lächelte er. »Ich fürchte, Sie sitzen einem Irrtum auf, Miss.«

»Oh, tatsächlich?«

»Nicht dass Sie mich missverstehen, auch ich finde diese Fotografien ganz wunderbar. Sie irren sich aber, wenn Sie meinen, sie stammten von mir.« Er streckte mir seine Hand entgegen. »Mein Name ist Roi Partridge.«

»Dorothea Lange«, sagte ich und schüttelte seine Hand. »Aber wer …«

»Die Fotografien sind von Imogen – Imogen Cunningham.« Dann fügte er noch hinzu: »Meiner Frau.«

Halbgare Dilettantinnen. So nannte Alfred Stieglitz sämtliche Fotografinnen mit Ausnahme von ein, zwei Frauen, denen er selbst den Ritterschlag erteilt hatte. Ich hatte in New York noch eine ähnliche Auffassung vertreten, aber diese Fotografien stammten von einer Frau, und sie gehörten zum Besten, was ich je gesehen hatte.

In dieser Nacht lag ich im Bett, starrte an die Decke und dachte über Imogen Cunninghams Bilder nach. Was für ein Glück, dass gerade ich diese Abzüge bald nach meiner Ankunft in San Francisco machen durfte, auch wenn es nicht der erste glückliche Zufall war, der mir in dieser Stadt widerfuhr, und auch nicht der letzte.

Nur, wie war sie so weit gekommen? Es dauerte Jahre, bis man eine Arbeit von dieser Qualität zustande brachte. Was eine Frau erreichen konnte, war mir halbwegs klar, vollends klar war mir dagegen, was sie nicht erreichen konnte. Das hatte ich zur Genüge in meiner trostlosen Jugend in Hoboken erfahren:

Jeden Abend, nachdem wir zu Hause zu Abend gegessen und das Geschirr gespült und aufgeräumt hatten, setzte ich mich auf das alte durchgesessene Sofa im Wohnzimmer und betrachtete meine Mutter und meine Großmutter – meine Mutter saß über eine Näharbeit gebeugt da und versuchte mit zusammengekniffenen Augen einen Faden einzufädeln, neben ihr ein großer Korb Wäsche, die geflickt werden musste. Die Augen meiner Großmutter waren rot vor Müdigkeit, zwei tiefe Falten durchfurchten ihre Stirn und auf dem Tisch neben ihr stand eine Teetasse mit Whiskey. Die Nacht schloss sich um uns und machte das Zimmer kleiner und die Geräusche lauter. Das Pfeifen des Wasserkessels, das Ticken der Uhr, die Stimmen von der Straße. Sonst gab es nichts, die Zeit schien stillzustehen. Hier war ich, hier würde ich nächste Woche und die danach sein und alle folgenden Wochen.

Ich musste schleunigst weg.

»Ich überlege, ob ich einen Fotografiekurs belegen soll«, platzte ich eines Abends heraus. Damals trug ich noch schwarze Baumwollstrümpfe und meine Haare reichten mir bis zur Taille.

Kaum hatte ich die Idee ausgesprochen, versuchten die beiden schon, mich davon abzubringen. Großmama stichelnd und Mama bittend. Zu welchem Ziel und Zweck wollte ich das tun? Niemand bräuchte eine Fotografin. Eine Lehrerin oder Stenotypistin vielleicht (aber auch nur vielleicht), aber doch sicher keine Fotografin. *Reine Hirngespinste*, sagten sie. *Du solltest Geld verdienen und deinen Beitrag zum Haushalt leisten. Oder glaubst du etwa, du bist nur für dich selbst verantwortlich? Bist du etwa eins von diesen Mädchen, die erst ihre Haare abschneiden und dann ihrer Familie den Rücken kehren? Du solltest wenigstens einen Beruf erlernen, auf den du in der Not zurückgreifen kannst.*

Das wäre ein fürchterlicher Fehler, so viel wusste ich. Wenn man einmal anfing, Kompromisse zu schließen, hörte man nicht mehr damit auf. Also arbeitete ich, sparte jeden Penny und besuchte nebenher sämtliche Fotografiekurse, die angeboten wurden. Schließlich bekam ich eine Stelle als Assistentin in einem Fotoatelier. Ich war gut, so gut wie in nichts sonst. Das Problem war nur, dass ich nicht weiterkam als bis zur Assistentin.

Aber in San Francisco könnte sich mehr ergeben – vielleicht.

Unter den vielen Fotografen, die ich in New York kennengelernt hatte, waren nur wenige Frauen. Hier nun machte ich Bekanntschaft mit einer ganzen Reihe von Fotografinnen: Zuerst Consuelo mit ihrem glühenden Eintreten für Kunst und Gerechtigkeit. Sie war zwar oft unzufrieden mit ihrem Berufsstand, liebte aber ihre Arbeit, war unnachgiebig in dem, was sie für wichtig erachtete, und völlig unbeeindruckt von dem, was andere von ihr hielten. Kein Wunder, dass Caroline sie so sehr mochte. Dann kamen Imogen Cunningham mit ihren extremen Nahaufnahmen von Blumen, Körpern und Objekten und Alma Lavenson mit ihren herrlichen Landschaften. Schließlich waren da Tina Modotti, Louise Dahl, Margrethe Mather und Hansel Mieth. Nicht zu vergessen die wunderbar wagemutige Anne Brigman, die in die Sierras hinauswanderte, um sich dort nackt zu fotografieren, und damit eine Stadt schockierte, von der man hätte meinen können, dass sie sich schon lange durch nichts mehr schockieren ließe.

Sie alle hatten in San Francisco nicht nur überdauert, sie waren erfolgreich geworden.

Dafür gab es Gründe. Fotografinnen prosperierten hier nicht zufällig. Natürlich, da war der Krieg, der es ihnen überhaupt erst ermöglichte, den Beruf zu ergreifen, aber das war es nicht allein. Vor dem Ersten Weltkrieg hatte es in San Francisco keinen etablierten Kreis von Fotografen gegeben – keinen Stieglitz, der wie ein König Gesetze erließ –, und die wenigen, die hier überhaupt Fuß gefasst hatten, hatten die Stadt nach dem Erdbeben verlassen und waren nicht zurückgekehrt. Zu ihnen hatte auch mein Mentor Arnold Genthe gehört. Diese fehlende Autorität erlaubte es den Frauen, ihre eigenen Techniken und Stile zu entwickeln.

In Kalifornien könnte ich etwas erreichen, sehr viel leichter als an der Ostküste. Mein eigentliches Glück bestand jedoch darin, wurde mir klar, in welch wundervolle Gesellschaft ich geraten war. Caroline, Consuelo, Imogen, Alma, Anne – jede von ihnen zeigte mir etwas Neues. Eine Zukunft, den Weg nach vorne, ein klareres Bild meiner selbst.

Für diesen letzten wichtigen Schritt brauchte ich neben Inspiration jedoch noch etwas anderes. Ich brauchte Geld. Also fing ich an, über Geld nachzudenken – wie viel ich brauchte, woher ich es bekäme und was genau ich damit anfangen wollte.

Caroline plagten schon seit Jahren Geldsorgen, was man nicht für möglich gehalten hätte, wenn man sie sah. Werktags arbeitete sie von früh bis spät im Keller des White House. Jeden Morgen, wenn sie in dem Kaufhaus eintraf, zog sie ihren hübschen Mantel und das Kleid aus und streifte den langweiligen schwarzen Kittel über, der sie zum Verschwinden bringen sollte. Unter dem wachsamen, ungnädigen Blick ihrer Vorgesetzten änderte, flickte und bügelte sie Kleidungsstücke oder bereitete sie für die

Schaufenster vor. Die prachtvollen Verkaufsräume durfte sie nicht betreten, aber dorthin zog es sie ohnehin nicht. Am liebsten entwarf sie eigene Kleider. Um sich hin und wieder ein Stück Stoff und Kurzwaren leisten zu können, oft genug aber auch nur, um ihren Lebensunterhalt zu sichern, übernahm sie nebenher Näharbeiten, die erbärmlich wenig einbrachten. Drei oder vier Tage im Monat stand sie darüber hinaus für einen der Künstler im Monkey Block Modell, was noch schlechter bezahlt wurde.

Weil sie von Arbeit zu Arbeit hetzen musste, blieb von Carolines Tagen fast nichts übrig, aber die wenige Zeit, die wir hatten, verbrachten wir gemeinsam. Von Anfang an war unsere Freundschaft ebenso sehr von unserer Armut wie von unseren Interessen und Zielen geprägt. Selbstredend durften unsere Vergnügungen nicht viel kosten. Caroline wäre durchaus bereit gewesen, mich in meinem Zimmer im Elizabeth Inn zu besuchen, aber das wollte ich nicht, weil ich keine Lust hatte, mich außer zum Schlafen dort aufzuhalten. Stattdessen verbrachten wir Stunden inmitten der entzückenden Unordnung ihrer Wohnung. Dann saßen wir im Wohnraum, die Schirmlampe tauchte den Tisch, das Sofa und den Rest des Zimmers in angenehm schummriges Licht. Wir hörten auf ihrem Grammophon aus dem Trödelladen eine Schallplatte, während wir eine Runde Gin Rummy spielten, oder wir saßen nur da und redeten, tranken Tee und aßen Toast mit Marmelade.

Wie sehr ich die Gespräche mit ihr genoss! Ihren sprühenden Geist, ihre wundervollen, weitschweifigen Geschichten, ihre ansteckende Fröhlichkeit. Manchmal fragte ich mich, ob ihre Familie wohl in San Francisco lebte, aber sie schien abgesehen von den Banden, die sie im Monkey Block geknüpft hatte, völlig ungebunden zu sein. Gleich zu Beginn meiner Zeit in San Francisco führte sie mich eines Abends in dem Gebäude herum und stellte mich »allen« vor. Da war George Sterling, ihr Nachbar im zweiten Stock, der uns in seiner hellblau gestrichenen Wohnung, in der nicht weniger als dreiundzwanzig Porträts von ihm hingen, seine Gedichte vortrug. Dann war da Xavier Martinez aus Guadalajara, der melancholische Nachtszenen malte. Es gab Betty Haywood, ein prachtvolles und enorm witziges Mädchen aus Kansas, das im Hippodrome tanzte, dem riesigen Tanzpalast in der Pacific Street.

Im Monkey Block gab es genug zu erleben, aber wir waren jung und neugierig auf das, was »da draußen« wartete – zumindest all das, was in unserer Reichweite lag. Viele der Orte, die wir gerne aufgesucht hätten, waren uns verschlossen. Das lag nicht nur daran, dass uns das Geld fehlte. Freitags und samstags trieben wir uns in der Stadt herum und spähten in Tanzsäle, kamen jedoch nicht weiter als bis zur Tür. Selbst wenn wir uns die Einlasskarten hätten leisten können, hätte man uns bei der Hälfte dieser Lokale keinen Zutritt gewährt. Ein ungeschriebenes Gesetz verbot es Chinesen, solche Etablissements zu besuchen oder gar zu betreiben, und an vielen Lokalen hing ein Schild, auf dem ganz unverblümt stand: ZUTRITT FÜR CHINESEN VERBOTEN. Je näher man Chinatown kam, desto schlimmer war es. In North Beach sah ich mehrere Läden mit solchen handgeschriebenen Schildern an der Tür oder im Schaufenster. Davon ließ sich sogar Caroline abschrecken, aber dort, wo kein ausgesprochenes Verbot bestand, hielt sie nichts davon ab, hineinzuspazieren, wenn sie Lust dazu verspürte.

Sie kannte beides, das Gefühl, unsichtbar zu sein, und das Gefühl, allzu sichtbar zu sein. Sie kannte die Orte, zu denen ihr der Zugang verwehrt wurde, und die, wo sie sich ganz selbstverständlich aufhalten konnte. Sie wusste, wo man San Franciscos Hügel unterhöhlt hatte, wo gigantische Schiffe in der Bucht untergegangen und wo einstmals hunderttausend Bäume gepflanzt worden waren, um die Küste vor Feinden zu schützen. Sie zeigte mir alles, was sie liebte, und manches, wovor sie Angst hatte. Egal wohin wir gingen, das Kunststück bestand stets darin, sich trotz der Hässlichkeit, die uns umgab nicht die Freude und Ungezwungenheit nehmen zu lassen.

Wenn wir etwas Geld übrig hatten, besuchten wir ein Lichtspielhaus oder ein Varietétheater, teilten uns ein Eis in einem Café in einer der Gassen von North Beach oder wir suchten nach verbilligten Waren im Untergeschoss des Emporium (DAS GROSSE E – IM EMPORIUM FINDET MAN ALLES!). Im California nahmen wir die billigen Balkonplätze, um uns Filme mit Charlie Chaplin, Douglas Fairbanks oder Theda Bara anzusehen. Wir gingen ins Parentes und tranken Pisco Punch, den man außer im Coppa nirgends für weniger Geld bekam, nämlich zwei für einen Vierteldollar. Wir unternahmen lange Spaziergänge in den blumenübersäten grünen Hügeln, wofür man gar nichts zahlen musste. Einer unserer Lieblingsspaziergänge führte uns über die geschwungenen Wiesen des Golden Gate Park zum japanischen Teegarten mit der Drum Bridge, wo wir Stunden zwischen Pinien, Zedern und Zypressen herumliefen, vorbei an Pagoden, Steinlaternen und Koi-Teichen. Abgesehen von meinem üblichen Hinken konnte ich glücklicherweise wieder munter ausschreiten, und Caroline hatte sich mittlerweile auch daran gewöhnt, ihren Schritt meinem anzupassen.

Wir konnten über alles reden, nur wenn es um ihr Liebesleben ging, war Caroline zugeknöpft. Natürlich hatte sie eines – und ich ahnte, dass sie deshalb an manchen Abenden verschwand –, aber sie war äußerst diskret. Das musste sie auch sein. Chinesen hielten sich von ihr fern, weil sie, wie sie erklärte, ein »Mischling« sei. Deshalb bevorzugte sie Lateinamerikaner oder Europäer – so hatte sie vor dem Krieg ein Techtelmechtel mit einem enorm attraktiven walisischen Dichter gehabt –, aber auch das führte zu Problemen. Eine orientalische Frau und ein weißer Mann durften sich nicht zusammen auf der Straße blicken lassen, dafür konnte man selbst in San Francisco verhaftet werden. Wenn ein solches Paar zusammenfand – und diese vermeintlichen

Mesalliancen gab es, dafür war Caroline der lebende Beweis –, dann im Geheimen. Es versteckte sich, nur so konnte es sein Glück genießen, ohne dass die Welt es ihm verdarb.

Die meiste Zeit waren wir beide allein, und das war mir recht. Einen herrlichen Sonntag vertrödelten wir in den Sutro Baths, was wir uns leisten konnten, weil wir an diesem Tag auf das Essen verzichteten. Es war ein strahlender Junitag, und Caroline trug eine runde Sonnenbrille, die ihre Augen verbarg. Es herrschte Hochbetrieb, vielleicht wurden wir deswegen nicht weggeschickt, wobei vermutlich ihre Beharrlichkeit den größeren Anteil daran hatte. Die Badekostüme reichten damals noch übers Knie, und Caroline nutzte den gesamten Spielraum aus. Sie schwebte in ihrem lavendelblauen Badekostüm und der dazu passenden Badekappe in das Bad, entdeckte einen Platz auf der Tribüne für uns und ließ sich mit einem auf die Knie gestützten Buch darauf nieder. Wenn sie nicht gerade nähte, konnte sie kaum stillhalten, bloß Bücher versetzten sie in einen Zustand träumerischer Starre. An diesem Tag war es ein Schundroman.

Während Caroline in ihrem Buch versank, stieg ich zum Schwimmen in das beheizte Becken. Es war wunderbar, in das Wasser zu gleiten und die seidene Wärme auf der bloßen Haut zu spüren. Nur im Wasser war ich befreit vom Gewicht meines Beins und dem Gefühl, angestarrt zu werden, und konnte mein Hinken vergessen. Dennoch war ich schon seit Jahren nicht mehr schwimmen gewesen. Es gehörte zu den Dingen, die ich vergessen oder aufgegeben hatte.

»Du darfst dich nicht von äußeren Einschränkungen aufhalten lassen«, sagte Caroline immer. »Du musst deine eigenen Regeln aufstellen.«

»Aber wenn sie mich einholen?«

»Dann gehst du woandershin. Man kann immer woandershin.«

Caroline lehrte mich eine Freiheit, die auf dem Wissen gründete, wie man sich selbst zum Verschwinden bringt.

Für eine Frau ist es nicht ganz einfach zu verschwinden, aber ich war darin nun schon seit Jahren geübt. Mit der Polio-Erkrankung hatte es angefangen und es war mir geblieben. Das Verschwinden, so hatte ich festgestellt, hatte nicht nur mit dem Aussehen, sondern auch mit der Haltung von Kopf und Körper zu tun, und jetzt entdeckte ich, welchen Nutzen ich aus meiner Unsichtbarkeit ziehen konnte.

Ich fing an, nach der Arbeit durch die Stadt zu streifen, auch weil ich so wenig Zeit wie möglich im Elizabeth Inn verbringen wollte. Außerdem liebte ich die Stunden am frühen Abend, wenn die Stadt den Tag abstreifte und zur Ruhe kam. Vom Marsh in der Market Street lief ich los, ließ mich zur Van Ness Avenue treiben, bevor ich in weiten Kreisen zurück zum Wohnheim ging. Nie wurde ich auf diesen Spaziergängen müde, nie spürte ich mehr als ein schwaches Ziehen in meinem Bein.

Die engen, von Menschen wimmelnden Straßen und Gassen von North Beach, die Jazzkeller und Tanzpaläste in der Fillmore Street, die Geschäftigkeit und das Geschrei unten im Hafen in der Dämmerung – die Stadt war fremd und schön, und ich wollte sie erkunden, alle Hügel, Ufer, Straßen und Gassen. Egal in welche Richtung man ging, nach nur zehn Minuten befand man sich in einer anderen Welt. Bremsen konnte mich allein, dass ich bloß die Abendstunden hatte, und selbst in einer Stadt, die wenig auf Schicklichkeit gab, wagte es eine Frau nach Einbruch der Dunkelheit nicht, allein herumzuspazieren.

Das änderte sich eines Tages schlagartig. Nach Feierabend ging ich in meinem alten Mackintosh am City of Paris vorbei und warf zufällig einen Blick auf mein Spiegelbild im Schaufenster. Und da sah ich es, glasklar: Der Mantel machte mich unsichtbar. Jahrelang hatte ich ihn auf meinen Gängen durch New York getragen, als ich die Lust am Alleinsein entdeckte und die Angst, mich allein durch die Stadt zu bewegen, verlor. Noch vor wenigen Wochen hätte ich ihn vor dem Fährhaus beinahe weggeworfen, aber als ich mich jetzt sah, erkannte ich, dass sich seine Macht nicht verringert hatte, sie war im Gegenteil noch größer geworden.

Erstaunt stellte ich fest, dass ich mit dem Bubikopf und dem hochgeschlagenen Mantelkragen fast wie ein Junge aussah. Etwas fehlte allerdings, und ich wusste sofort, was es war. Unverzüglich marschierte ich in die Herrenabteilung des City of Paris und kaufte mir einen Hut. Genauer gesagt einen Fedora. Die Ausgabe beunruhigte mich kurz – noch immer sparte ich, um meine Kamera auszulösen –, aber dann beschloss ich, dass dieses Geld sehr sinnvoll eingesetzt war.

Und das war es tatsächlich. Vom ersten Moment an erweiterte der Hut die Grenzen meiner Welt. Die Straßen lagen dunkel und nahezu verwaist da, aber in meinem Mantel und mit dem neuen Hut fühlte ich mich sicher, sogar stark. Ich trug ihn tief in die Stirn gezogen, sodass er meine Augen und die halbe Nase beschirmte. Jetzt konnte ich durch die Straßen spazieren, ohne dass mich jemand beachtete, stellte ich erstaunt fest. Mit gestrafften Schultern und gehobenem Blick ließ ich mich treiben. Eine Weile schmökerte ich in dem Angebot von Paul Elder & Company, dann ging ich die Market Street bis ans Ende zum Dolores Park, einem Stadtviertel, in dem ich noch nie gewesen war. Dort setzte ich mich auf eine Bank, betrachtete die Palmen und malte mir das Leben der Leute aus, die an mir vorübergingen. Als ich genug davon hatte, kaufte ich mir in einer mexikanischen Bodega ein Pan Dulce, das ich auf dem Rückweg zum Wohnheim aß.

An diesem Abend war ich viel länger als sonst unterwegs, ohne jedoch die Uhr aus dem Blick zu verlieren, sodass ich fünf Minuten vor der Schließzeit zurück im Elizabeth Inn war. Wartend stand Mrs Conners im Foyer, die Arme vor der Brust verschränkt, den schweren Schlüssel am Hals baumelnd, die Augen auf die große Standuhr gerichtet. Ich schwebte an ihr vorbei, mit einem von dem gesponnenen Zucker des Pan Dulce überstrahlten Lächeln.

»Brillant«, sagte Caroline, als ich ihr meinen Hut zeigte und erzählte, was er mir ermöglichte, und sie hatte recht. Das war San Francisco: Es gab dir ein Kostüm und befreite dich damit von deinen Fesseln.

Auf einem meiner Spaziergänge begegnete ich Maynard Dixon wieder. Es war Samstagnachmittag, und ich lief gerade durch North Beach, am Arm einen Korb mit meinen Einkäufen – ein paar Eier, einige Äpfel, etwas Käse und ein kleiner Laib Brot. Ich war stehen geblieben, um den Korb zurechtzurücken, als ich in der Menge der Passanten einen Blick auf den bekannten schwarzen Hut erhaschte. Vor Schreck stolperte ich und hätte beinahe den Korb fallen lassen. Zwei Äpfel kullerten in den Rinnstein. Unbeholfen bückte ich mich, legte die angeschlagenen Äpfel zurück in den Korb und sah mich nach ihm um.

Schon öfter hatte ich überlegt, wo er wohl wohnen mochte, und als ich hörte, dass er ein Atelier in der Montgomery Street hatte, nur ein paar Schritte vom Monkey Block entfernt, dachte ich natürlich sofort, es wäre nur eine Frage der Zeit, bis wir uns begegneten. Immer wenn ich ins Coppa ging oder Caroline besuchte, blickte ich mich nach dem schwarzen Hut und dem Umhang um, aber wenn er da gewesen sein sollte, dann hatte ich ihn nicht gesehen. Er schien wie vom Erdboden verschluckt.

Was ich von ihm wollte, wusste ich nicht, aber die Hoffnung, ihn wiederzusehen, war immer da, knapp unterhalb der Oberfläche.

Zu Hause, vor dem Krieg, hatte ich ein-, zweimal einen »kleinen Galan« gehabt, wie meine Mutter sich ausdrückte. Es waren Schwärmereien gewesen, wie jeder Backfisch sie kannte, unbeholfene Küsse und verstohlene Berührungen, aber wegen meines Beins herrschte allgemein die Meinung vor, dass mich niemals ein Mann würde heiraten wollen. Zumindest konnte man nicht darauf zählen. Nie verließ mich der Gedanke, dass ich die Gelegenheit verpasst hatte, weil ich all die Jahre gearbeitet und deswegen versäumt hatte, Ordnung in mein Leben zu bringen, wie meine Mutter und meine Großmutter sagten, womit sie eine Heirat meinten. Allerdings war ich sicher, dass die Möglichkeiten, die mir das Leben bot, genau darauf beruhten, nicht geheiratet zu haben. Selbst die Arbeitsstellen, so öde und schlecht bezahlt sie auch gewesen sein mochten, hätte ich nie bekommen, wenn ich verheiratet gewesen wäre.

Im Allgemeinen erschien mir die Liebe nicht nur sinnlos, sondern auch gefährlich. Meiner Mutter hatte sie den Boden unter den Füßen weggezogen, und ich war fest entschlossen, dass mir nicht dasselbe passieren würde. Insgeheim ahnte ich, dass ich Angst davor hatte, abgelehnt und ausgelacht zu werden.

Und trotzdem. Immer wieder stahl sich der Gedanke an Maynard Dixon in meinen Kopf. Beiläufig zog ich die eine oder andere Erkundigung über ihn ein. Seit dem Fest in Pacific Heights war er offenbar nicht mehr gesehen worden. Der eine sagte, er sei nach Arizona gegangen. Carmel, sagte ein anderer. Nahezu jeder hatte eine Meinung über ihn, so viel jedenfalls stand fest, und ich hörte die verschiedensten Geschichten: dass er aus einer sehr reichen Südstaaten-Familie stammte, dass ihm die Hälfte der Mitglieder des exklusiven, unweit des Union Square gelegenen Bohemian Club aus der Hand fraßen, dass er über zahlreiche Beziehungen verfügte – bis hoch zum Bürgermeister.

Wenigstens auf eines konnten sich alle einigen, und das war seine enorme Begabung. Er sei der beste Maler in San Francisco, und das schon seit Jahren. Keiner könne ihm das Wasser reichen. Begonnen hatte er als Illustrator für Zeitungen, Zeitschriften und Buchverlage. Er sei hervorragend gewesen, aber heute würde er sich in erster Linie Leinwand- und Wandgemälden widmen. Seine Landschaften, so hieß es, seien unvergleichlich schön.

Mein Bohren förderte auch eine Menge Gerüchte über seine Ex-Frau zutage. Lillian Dixon war ebenfalls Malerin, und alle stimmten darin überein, dass sie immer schon »nervös« gewesen sei. Dieses Wort wurde stets besonders betont. Offensichtlich hatte sie Maynard regelmäßig blamiert. Sie hatte ihm nachgestellt, und er hatte es nicht geschafft, sich von ihr zu befreien, nicht durch ein halbes Dutzend Trennungen und selbst durch die Scheidung nicht. Das Fest, auf dem ich ihn kennengelernt hatte, war, wie ich jetzt wusste, nur der bislang letzte Akt einer wirren, sich schon ewig hinziehenden Tragödie.

All das war in dem Moment wie weggewischt aus meinem Kopf. Maynard Dixon ging gerade allein die Columbus Avenue hinauf, sein Hut schwebte über den Köpfen der Passanten und sein Umhang blähte sich hinter ihm. Unter dem Arm trug er eine große Mappe, um die ein Band geschlungen war, damit die Blätter nicht herausrutschten.

Ich ging ihm hinterher, zuerst langsam und in genügend großem Abstand, damit er mich nicht bemerkte, wie ich hoffte. Die Frauen (und mehr als ein paar Männer) waren von seinem Anblick gefesselt und einige drehten den Kopf nach ihm um.

Ich sagte mir, dass ich ihm nur noch bis zur nächsten Querstraße folgen und dann kehrtmachen würde, aber ich ging ihm weiter hinterher, Straße um Straße. Auf dem Hügelkamm angelangt, verschwand er in einem Café. Zuerst lief ich daran vorbei, dann machte ich kehrt und spähte hinein. Er saß allein und mit konzentrierter Miene da, den Hut in den Nacken geschoben. Vor ihm lag ein Skizzenbuch, in das er etwas zeichnete. Ich betrachtete seine Hände. Sie waren groß und gelenkig, die Bewegungen sicher.

Es war dumm, hier draußen zu stehen. Ich sollte hineingehen und Hallo sagen. Was mich davon abhielt, war meine Angst, die

Angst, gesehen zu werden. Ich hatte Angst vor seiner Aufmerksamkeit und sehnte mich zugleich danach – jetzt war es heraus. Wenn ich mich noch ein wenig hier herumtrieb, würde er vielleicht aufblicken und mich auffordern, mich zu ihm zu setzen. Dann wurde mir klar, dass er so konzentriert auf das Blatt vor ihm starrte – er war regelrecht gebannt davon –, dass er mich nicht einmal bemerken würde, wenn ich direkt vor ihm stünde und nicht sieben Meter entfernt.

Ich ging nicht hinein. Ich sagte mir, ich dürfte mich nicht auf ihn einlassen. Also betrachtete ich ihn noch einen kurzen Moment durch die Scheibe, dann drehte ich mich um und ging weg.

Kapitel 5

Ich kam zwanzig Minuten zu spät am Monkey Block an und befürchtete, dass Consuelo Kanaga längst gegangen war. Aber da saß sie an der Bar im Coppa, nach dem letzten Schrei in Gehrock und hoch geschnittener Hose mit weitem Bein gekleidet. Ich wollte mich entschuldigen und erklären, dass ich von einer Besorgung am anderen Ende der Stadt kam und mich verlaufen hatte, weil ich mich immer noch nicht auskannte.

Consuelo unterbrach mich. Sie stürzte ihren Kaffee hinunter, glitt vom Barhocker und sagte: »Gehen wir.«

Und schon waren wir aus der Tür und liefen in Richtung Columbus Avenue. Zielstrebig bog Consuelo um die Ecken und bahnte sich mit raschen Schritten ihren Weg über die Straßenkreuzungen. Eine Kamera baumelte an ihrem Hals, das in knallroten Samt geschlagene Stativ klemmte unter ihrem Arm.

»Kann ich Ihnen beim Tragen helfen?«

»Danke«, sagte sie. »Es geht schon.«

Wieder beeindruckte mich ihr forsches Auftreten, ihre Entschlossenheit. Sie hatte mir noch immer nicht unser Ziel verraten, und ich fragte mich, wohin wir gingen, aber es war Consuelo, die die erste Frage stellte:

»Und was ist das für eine Stelle, die Sie gefunden haben?«

»Ich fertige bei Marsh & Company Abzüge an.«

»Das ist der Laden in der Market Street, oder?«

»Ja. Sie haben dort eine kleine Fotoabteilung.« Nach kurzem Schweigen fügte ich hinzu: »Dort bleibe ich nur, bis ich etwas Besseres gefunden habe.«

Sie warf mir einen kurzen Blick zu. »An ehrlicher Arbeit ist doch nichts auszusetzen.«

»Ehrlich gesagt stand ich noch nie vor der Wahl, ob ich arbeiten will oder nicht.«

»Was Sie in meinen Augen nur umso interessanter macht.«

Ich zuckte die Achseln. »Nach dem, was manche Leute sagen, sollte sich ein wahrer Fotograf nicht ums Geld kümmern.«

Wieder warf sie mir einen Blick zu. »Manche Leute?«

Ich wollte der Frage ausweichen, aber sie ließ es nicht zu.

»Alfred Stieglitz zum Beispiel.«

»Verstehe.« Sie blieb kurz stehen, um ihren Hut zurechtzurücken. »Ich bewundere Stieglitz über die Maßen. Sein Magazin *Camera Work* brachte mich überhaupt erst zum Fotografieren, aber nach allem, was ich weiß, ist Stieglitz in der überaus bequemen Position, von seiner Arbeit nicht leben zu müssen.«

»Ja, das stimmt wohl.«

»Es sei ihm gegönnt, aber wenn Sie mich fragen, wäre es anders besser.«

»Was meinen Sie damit?«

»Wenn man für sein Geld arbeiten muss, ist man kein schlechterer Künstler und nicht weiter von der ›Quelle künstlerischer Wahrheit‹ entfernt.« Der Sarkasmus, mit dem sie die letzten Worte hervorhob, war nicht zu überhören. »Wenn ein Mensch das Leben, das sich direkt vor seinen Augen abspielt, ignoriert und sich stattdessen auf eine erhabene Vorstellung von Kunst kapriziert, nun, dann ist er ein geringerer Künstler, wenn Sie mich fragen.«

Ich dachte darüber nach. Ich hatte nie aus idealistischen Gründen fotografiert. Es war schlicht und ergreifend eine Arbeit. Kunst schätzte ich, aber sie war für mich wie ein Wunder, an dem ich keinen Anteil hatte. Deshalb hätte ich mich auch nie Künstlerin genannt – das Künstlertum war ohnehin Männern vorbehalten, und außerdem musste ich für meinen Unterhalt aufkommen und meine Mutter und Großmutter unterstützen. Für mich war das Fotografieren ein Beruf, also war ich eine berufstätige Frau. Sollten dabei schöne Porträts herauskommen, umso besser. Wenn ich allerdings ganz ehrlich war, dann war es für mich nicht ausschließlich Arbeit. Immer schon erzeugte alles, was mir gefiel oder mich erstaunte oder wovor ich Angst hatte, ein inneres Bild in mir.

Consuelo blieb stehen und nahm das Stativ unter den anderen Arm »Wissen Sie, wo wir sind?«, fragte sie und deutete mit dem Kinn auf die vor uns liegende Straße.

Unser Weg hatte uns die Columbus Avenue entlang über den Hügel zu einem Platz geführt, auf dem es nach Abwasser, Algen und Benzin roch. Kreuz und quer drängten sich die Menschen vor uns auf dem Gehweg. Männer mit langen schwarzen Zöpfen, schwarzen Tuniken und weiten schwarzen Hosen gingen neben welchen in Anzügen und mit cowboyähnlichen Hüten. Aus einem Fenster drang süßlicher Rauch, Händler hatten Körbe mit sich windenden Aalen und Fässer mit lebenden Karpfen aufgebaut, in Schaufenstern hingen jede Menge Schweine.

»Das ist Chinatown.«

Sie nickte. »Ich dachte, dass es Sie vielleicht interessiert, nachdem Sie ja für Arnold Genthe gearbeitet haben.«

In diesen Straßen hatte er also seine berühmten Porträts gemacht – die einzigen Fotografien von San Franciscos Chinatown, die es aus der Zeit vor dem Erdbeben und den Feuersbrünsten 1906 gab.

»Ich wusste nicht, dass es so nah ist. Außerdem sieht es irgendwie anders als der Rest der Stadt aus.«

»Es sieht nicht nur so aus. Genthe zeigt auf seinen Bildern, was ihm fremd und schön erschien. Eine Fotografie ist schließlich immer auch ein Bild von einem selbst. Allerdings gibt es das alte Chinatown nicht mehr. Das Erdbeben zerstörte drei Viertel der Stadt und dieser Teil war wegen des billigen Holzes und der schlampigen Bauweise am schwersten betroffen. Wie Zunder brannten die Straßenzüge. Was Sie hier sehen, wurde alles nach 1906 errichtet. Sehen Sie dieses Gebäude dort?«

Sie deutete auf etwas, das mit seinen massiven, geschwungenen Dachvorsprüngen und leuchtend roten Verzierungen wie eine Pagode wirkte.

Ich nickte.

»Viele Leute waren erst mal froh, dass Chinatown verschwunden war, aber dann kam die Stadt zu der Erkenntnis, dass sich Geld damit machen ließe, wenn man es in ein touristisches Ziel verwandelte. Deshalb wurden all diese Kitschbauten im orientalischen Stil errichtet. Nach dem Erdbeben.«

Genthe hatte nie viel von dem Erdbeben erzählt, aber das eine oder andere hatte ich aufgeschnappt. Am Tag des Erdbebens hatte er seine Kamera nicht dabei. Er eilte in einen Laden, der Kameraausrüstungen verkaufte, und lieh sich rasch eine. Damit stieg er auf einen Hügel, weil er das ganze Ausmaß der Zerstörung zeigen wollte, und machte Rundumaufnahmen. Der Impuls, das Geschehen zu dokumentieren – die eingestürzten Gebäude, die Menschen, die auf die Straßen geflohen waren, die schwelende Landschaft –, musste stärker als seine Angst gewesen sein.

»Wenn es diese Fotos nicht gäbe«, sagte Consuelo jetzt, »dann wären von der Katastrophe nur Zahlen und Beschreibungen übrig geblieben. Eine Geschichte lässt sich aber nicht immer in Worte kleiden. Arnold Genthe – nun, er zeigte sie den Menschen im ganzen Land und weckte so ihr Mitgefühl.«

»Ja«, sagte ich langsam, »wobei ich glaube, dass er das ganze Ausmaß der Zerstörung erst sehr viel später begriff. Und dann hat es ihn so sehr geschmerzt, dass er San Francisco verlassen musste.«

Einen Moment lang schwieg Consuelo. »Ist es wahr, dass er inzwischen vor allem Porträts für die Hautevolee anfertigt?«

»Ja. Er hat bei dem Erdbeben alles verloren. Sein Atelier und all seine Bilder sind verbrannt, nichts davon blieb übrig. Danach konnte er es sich nicht mehr leisten, so zu arbeiten.«

»Vielleicht *konnte* er es auch nicht mehr. Vielleicht hatte er zu viel verloren, zu viel gesehen.«

So hatte ich das noch nie betrachtet. Möglicherweise stimmte es.

Wir gingen weiter: Fenster, vor denen Wäscheleinen wie Girlanden gespannt waren, in einem Schaufenster hingen Hühner, ein Laden bot ausschließlich Gewürze an, ein anderer nur Tee – Consuelo marschierte an alldem vorbei, als wäre es ein alltäglicher Anblick für sie, aber ihre Augen registrierten alles. Das, wurde mir später klar, machte ihre Genialität im Wesentlichen aus – ihre Neugier.

Nach einer Weile blieb sie stehen und deutete auf eine Hauswand. Dort hing an einem Nagel ein handgeschriebener Kalender, dessen Blätter sich in der Sonne an den Rändern wellten. Ich trat näher und betrachtete das Bild. Jemand hatte ein sich aufbäumendes schwarzes Pferd gemalt.

»Sie müssen wissen«, sagte sie, »dass im chinesischen Kalender 1918 das Jahr des Pferdes ist. Der Kalender durchläuft Zyklen von zwölf Jahren und jetzt sind wir wieder im Jahr des Pferdes – wie 1906.«

»Als das Erdbeben war.«

»Ja«, sagte sie. Sie machte ein finsteres Gesicht. »Die Leute hier in Chinatown wussten, dass etwas Schlimmes bevorstand, aber niemand glaubte ihnen. So wie niemand glaubte, dass wir in einen Krieg verwickelt werden oder uns die Spanische Grippe erreichen würde.«

Ich drehte mich zu ihr. »Tut sie das denn? Ich las, dass sie wieder abgeflaut ist. Dass sie sie an der Ostküste bezwungen haben.«

»Es ist noch lange nicht vorbei, Dorrie.« Auf einmal sah sie sehr müde aus. »Wenn ich eines durch meine Arbeit bei der Zeitung gelernt habe, dann dass man das, was darin steht, nicht mit dem verwechseln darf, was tatsächlich geschieht. In Wahrheit sollen wir nicht über die Spanische Grippe berichten. Das sei schlecht für die Moral in Kriegszeiten, heißt es.«

Nicht weit vor uns ragte ein Fabrikschlot in die Höhe. Zum Teil noch recht kleine Jungen hockten auf dem Kopfsteinpflaster der Gassen, lachten, rauchten Pfeife, spuckten aus. Mehr als alles andere fielen mir die Geräusche auf – die Rufe von Gasse zu Gasse, das laute Gelächter, die durch die offenen Fenster strömende Musik. Einige Schilder konnte ich lesen (FLEISCHER, CHOP SUEY, WÄSCHEREI), aber Englisch war hier keineswegs vorherrschend, die Schrift, der Rhythmus und der Tonfall anderer Sprachen hatten es an den Rand gedrängt.

»Warum kennen Sie sich hier so gut aus?«

»Ach, ich komme ein paarmal die Woche hierher. Schon seit Jahren.«

»Hat das mit Ihrer Arbeit zu tun?«

Sie lachte. »Dieses Viertel hat es das letzte Mal in die Zeitung geschafft, als man einen chinesischen Butler in Nob Hill beschuldigte, seine Herrschaft umgebracht zu haben. Die Leute konnten von der Geschichte gar nicht genug kriegen. Sie hat die Schlagzeilen sämtlicher Zeitungen in der Stadt beherrscht. Die Leser lieben reißerische Storys. Aber die Berichterstattung über die echten Verbrechen, die hier stattfinden, kann man vergessen, den Vandalismus, die Brände. Letzte Woche sind in ebendieser Straße drei Männer zusammengeschlagen worden. Gebrochene Rippen, zerschmetterte Beine. Darüber wird nicht berichtet. Jedes Mal wenn dieses Viertel von einem Unheil heimgesucht wird, heißt es nur: ›Bleibt weg.‹« Sie schüttelte den Kopf. »Aber in meiner freien Zeit kann ich machen, was ich will, und dann komme ich hierher.«

»Und was machen Sie dann, wenn Sie hier sind?«

»Ich sehe mich um, mache Fotos. Die Leute haben Geschichten – viele Geschichten.« Sie hielt inne. »Da wären wir.«

Wir hatten ein großes Ziegelgebäude mit einer breiten, steilen

Treppe erreicht. Ein unbeweglich dastehender Wachmann mit grimmiger Miene versperrte uns den Weg. Als er Consuelo erkannte, hellte sich sein Gesicht auf. »Guten Tag, Miss Kanaga«, sagte er, dann drehte er sich um und betätigte den großen Messingtürklopfer.

Einige Zeit warteten Consuelo und ich in einer geräumigen Diele am Fuß einer weiteren breiten Treppe. Es war warm und roch zart nach Vanille. Eine mit weißen Lilien gefüllte chinesische Vase stand auf einem Tisch mit Einlegearbeiten aus Perlmutt. Die grünen Seidenvorhänge waren mit einem orientalischen Muster verziert. Die Mischung aus östlichen und westlichen Stilen verriet mir nichts darüber, wo wir uns befanden.

»Wie schön, Sie zu sehen, Consuelo«, sagte die zierliche junge Frau, die uns begrüßte. Sie hatte ein rundes Gesicht, volle, schöne Lippen und war in eine Tunika mit passender Hose gekleidet.

»Ganz meinerseits. Wenn ich vorstellen darf, Tien Wu, das ist Dorothea Lange, sie ist auch Fotografin. Ich hoffe, Sie haben nichts dagegen, dass sie mich begleitet.«

»Selbstverständlich nicht!« Sie lächelte. »Ich freue mich, dass Sie uns besuchen, Dorothea. Bitte folgen Sie mir.«

Wir gingen durch einen Flur an lauter geschlossenen Türen vorbei. Als wir an einer offen stehenden Tür vorbeikamen, erspähte ich in dem großen Raum ein Dutzend kleiner Mädchen, die an aneinandergereihten Pulten saßen. Sie sahen von ihren Büchern auf und warfen uns neugierige Blicke zu.

»Ist das eine Schule?«, fragte ich Consuelo flüsternd.

»Ja, und noch viel mehr.«

Aus einem Zimmer am Ende des Flurs waren Schritte zu hören und im nächsten Moment tauchte eine Frau auf und lächelte uns zur Begrüßung zu. Ihre dunklen Haare waren locker hochgesteckt und zu einem Knoten geschlungen. Sie trug eine weiße Bluse mit hohem Kragen und einen weiten schwarzen Rock, der ihr bis zu den Knöcheln reichte, eine recht strenge, beinahe viktorianische Kombination. In ihrem Auftreten war sie jedoch warmherzig und offen.

»Consuelo!«, rief sie und ging uns rasch und mit wehendem Rock entgegen. Die dicke weiße Strähne in ihren Haaren ließ sie älter aussehen, als sie nach dem faltenlosen, fast mädchenhaften Gesicht zu urteilen wohl war.

»Dorothea, das ist Miss Donaldina Cameron.«

Die dunklen Augen hinter der runden Nickelbrille strahlten mich an. Wir gaben uns die Hand.

»Dorothea! Es freut mich sehr, Sie kennenzulernen. Caroline hat erzählt, dass Sie enge Freundinnen geworden sind.«

Sie kannte Caroline? Bevor ich sie fragen konnte, sagte Consuelo, dass sie anfangen müsse.

Miss Cameron führte mich einen weiteren Flur entlang und dann durch eine Tür zur Rückseite des Gebäudes. Hinter mir war Getrappel zu vernehmen, und ich beobachtete, wie Frauen die kichernden Mädchen in Reihen aufzustellen und zum Schweigen zu bringen versuchten.

»Sie haben keine Vorstellung, welche Hilfe sie für uns ist«, sagte Miss Cameron, während wir zusahen, wie Consuelo ihre Kamera auf das Stativ montierte. »Die meisten unserer Vorstandsmitglieder und Spender kommen nämlich nie hierher. Vermutlich ist es für sie zu viel Mühe, nach Chinatown zu fahren.« Sie sprach mit einem leichten Zungenschlag – schottisch, wie ich später erfuhr. »Deshalb fotografiert Consuelo die Mädchen für unseren Jahresbrief und dafür sind wir ihr sehr dankbar. Ohne ihre Fotografien würden wir nur halb so viele Spenden für das Heim erhalten.«

Eine Glocke ertönte und auf einmal strömten Dutzende von Mädchen in den Hof. Die jüngsten konnten nicht älter als zwei sein, die ältesten waren junge Frauen Anfang zwanzig. Alle trugen lange weiße Tuniken, weiße Hosen und schwarze Schnürstiefel.

»Wenn Sie mich kurz entschuldigen wollen, Dorothea«, sagte Miss Cameron. »Ich muss Tien dabei helfen, die Mädchen dazu zu bringen, sich aufzustellen.«

Ich sah zu, wie sie hin und her eilte und letzte Hand an die Kleider der Mädchen legte, hier einen Kragen glatt strich und dort eine Schleife zurechtrückte, während die Mädchen herumzappelten und miteinander plauderten. Dann reihten sie sich dem Alter nach auf, die Allerkleinsten auf den Armen der jungen Frauen. Es herrschte weiches Licht, ideal für ein Porträt. Consuelo arbeitete schnell und mit sicheren Handgriffen. Der Blitz leuchtete auf, dann noch einmal, und schon kam sie unter dem schwarzen Tuch wieder hervor. Ich hatte den Eindruck, dass sie das Licht besser einfangen würde, wenn sie die Kamera nur eine Handbreit weiter nach links stellen würde, aber ich hielt den Mund.

»Ach, das hätte ich beinahe vergessen«, sagte Miss Cameron, als sie uns eine halbe Stunde später zur Haustür begleitete. Sie verschwand den Flur hinunter. »Die Pflaumen«, sagte sie, als sie wenig später zurückkam, und reichte Consuelo einen mit einem rot-weiß karierten Tuch abgedeckten Korb. »Die liebt Caroline.« Sie drehte sich mir zu. »Ein paar müssen Sie sich nehmen, Dorothea«, sagte sie und zwinkerte mir zu, »sonst isst sie sie alle selbst.«

»Miss Cameron scheint schrecklich nett zu sein«, sagte ich, als wir wieder draußen waren.

»Nett? Natürlich ist sie nett. Außerdem ist sie die mutigste Frau in ganz San Francisco.«

Aus dem Mund von Consuelo war das ein großes Kompliment. »Warum?«, fragte ich.

»Fragen Sie Caroline. Darüber kann sie Ihnen einiges erzählen.«

»Kennt Caroline Miss Cameron gut?«

»Das will ich wohl meinen.« Sie zog das Tuch zurück und es kam eine schöne Menge an schwarzlila Pflaumen zum Vorschein.

Eine reichte sie mir, dann nahm sie sich selbst auch eine heraus und biss herzhaft hinein. Die Frucht lag warm und schwer in meiner Hand. Ich überlegte, ob ich sie aufbewahren oder essen sollte, da sagte Consuelo: »Donaldina Cameron ist schließlich Carolines Mutter.«

Caroline öffnete mir die Tür. Sie hatte ihre Haare zurückgesteckt und trug einen Morgenmantel, eine weite Haushose und flache Pantoffeln. Selbst ungeschminkt war sie enorm hübsch und es ließ sie um einiges jünger aussehen.

»Hast du zu tun?«, fragte ich etwas außer Atem, weil ich die Treppe hochgehastet war.

»Ich bin gerade dabei, letzte Hand an ein Kleid zu legen. Aber komm doch rein«, sagte sie mit einer einladenden Geste.

Ich betrat das vertraute, angenehm nach Orange und Bergamotte duftende Durcheinander. Caroline ging zurück zu ihrem Platz am Fenster, setzte sich in den Schneidersitz und fuhr mit ihrer Arbeit fort. Ihre Nachbarn im Monkey Block klopften häufig an ihre Tür und baten sie, ein Kleidungsstück enger zu machen oder zu kürzen. Hatten sie genug Geld übrig, dann gaben sie auch etwas Neues bei ihr in Auftrag. Heute beendete sie die Arbeit am Saum eines rohseidenen Kleides für eine junge Frau am anderen Ende des Flurs.

Wenn Consuelo mir nicht von Caroline und Miss Cameron erzählt hätte, wäre mir nie in den Sinn gekommen, dass zwischen den beiden eine Verbindung bestand, und erst recht nicht, dass sie Mutter und Tochter waren. Auf mein erstauntes Nachfragen hatte Consuelo mir keine weitere Erklärung geben wollen. »Das muss sie Ihnen selbst erzählen«, hatte sie nur gesagt.

Dazu war jetzt die Gelegenheit gekommen. Ich räusperte mich. »Ich war heute mit Consuelo in Chinatown.«

Ich hielt ihr den Korb mit den Pflaumen hin. Sie warf einen Blick darauf. »Sie hat dich also zum Heim mitgenommen.«

»Ja. Sie musste dort etwas erledigen und hat mich Donaldina Cameron vorgestellt.«

»Verstehe.« Sie musterte mich einen Moment. »Und jetzt willst du meine Geschichte hören.«

»Wenn du sie erzählen willst.«

Sie holte tief Luft, rollte die Näharbeit zusammen und legte sie beiseite. »Es ist eine lange Geschichte.«

»Ich höre dir zu«, sagte ich und beugte mich auf meinem Stuhl vor.

An diesem Tag erzählte Caroline mir, dass sie früher weder eine Mutter noch einen Namen gehabt hatte.

Der Frühling des Jahres 1906 war kühl und feucht. Monatelang hatten die Zeitungen in Chinatown ausführliche Vorhersagen über das kommende Chaos und Elend abgedruckt. Eine Zeit heftiger Rückschläge stehe bevor, wie sie die Welt nur alle sechzig Jahre erlebe. Die Bewohner von Tangrenbu, dem Chinesenviertel von San Francisco, zweifelten nicht an den Vorhersagen und auch nicht daran, dass die Vorkehrungen, die sie gegen das kommende Unheil trafen, nutzlos waren.

Eines Nachts in der zweiten Aprilwoche rettete Donaldina Cameron – von den Mädchen in der Sacramento Street 920 auch Lo Mo, »Alte Mutter«, genannt und »weißer Teufel« von denjenigen, die ihr Wirken aufbrachte oder denen sie damit in die Quere kam – fünf Mädchen aus einem Bordell in der Jackson Street.

In den sechs Jahren, die sie damals das Occidental Mission Home for Girls leitete, hatte sie Hunderten von Kleinkindern, Heranwachsenden und jungen Frauen Obdach geboten. Der Mädchenhandel war weit verbreitet und die Strafverfolgung nachlässig. Die meisten ihrer Schützlinge waren chinesischer Abstammung, aber im Laufe der Jahre waren auch viele aus anderen asiatischen Ländern und aus Lateinamerika gekommen. Keine öffentliche Einrichtung wollte sie aufnehmen, und so waren die städtischen Behörden im Grunde froh, sie los zu sein.

In dieser Stadt waren Mädchen vor keinem Schicksal gefeit, wie Donaldina wusste. Bedenkenlos wurden sie gekauft und ungestraft verkauft. In engen Gassen, in Kellergeschossen und hinter vergitterten Fenstern wurden neunjährige Mädchen unter Drogen gesetzt, herausgeputzt und in abgelegte Seidenkleider gesteckt. Die Ungehorsamen wurden mit flüssigem Wachs verbrannt, mit Metallzangen versengt und an Bettgestelle gekettet. Nur wenige überlebten länger als vier Jahre. Erkrankten sie an Syphilis oder Grippe oder waren einfach nur geschwächt, wurden sie in Kammern eingesperrt, wo sie entweder verhungerten oder sich selbst den Tod gaben – sie schnitten sich mit einem Küchenmesser die Kehle durch, schlitzten sich mit verrosteten Nägeln die Handgelenke auf, schluckten Opium oder Kohle oder Gift –, und dann rasch und spurlos zum Verschwinden gebracht wurden.

In dieser Aprilnacht brach Donaldina Cameron gemeinsam mit ihrer Helferin Leung Yuen Qui kurz nach Mitternacht auf. Begleitet von zwei Polizeibeamten der Chinatown-Wache stürmte sie in das Bordell am Waverly Place und marschierte an dem Grauen, das sie nur allzu gut kannte, vorbei. Hunderte Male hatte sie schon einen solchen Gang unternommen. In diesen stinkenden dunklen Kellern unter Chinatown herrschte der Teufel, aber sie hatte keine Angst vor ihm. Es war ihre Arbeit und sie machte sie gut. Bis sie über ein loses Dielenbrett stolperte. Und da fand sie die Mädchen, die unter dem Boden eingesperrt waren.

Sie stemmte das Dielenbrett auf und eine Falltür kam zum Vorschein. In einer aufgehängten Kiste klammerten sich vier kleine Mädchen aneinander. Sie saßen zusammengekauert da, die bleichen Gesichter zu ihr gedreht, nackt bis auf die Lumpen zwischen ihren Beinen. Sie waren so mager, dass man ihre Rippen zählen konnte. Eines von ihnen hielt einen Besen umklammert, auf seinen Rücken war ein Baby gebunden, nicht viel älter als vier Wochen.

Der Anblick brach Donaldina das Herz und sie brachte kein Wort hervor. Am liebsten hätte sie den Nächstbesten geschlagen.

»Holen Sie sie da raus!«, befahl sie den Polizisten, während Leung die Mädchen in ihrer Muttersprache beruhigte. »Holen Sie sie sofort da raus!«

Rasch brachte sie sie zu dem Heim in der Sacramento Street, wo sie gebadet wurden, etwas zu essen bekamen und ins Bett gebracht wurden. Nachdem am nächsten Morgen eine Ärztin die Mädchen untersucht und ihre Blutergüsse und Verbrennungen behandelt hatte, zog Donaldina ihre Nickelbrille aus der Rocktasche, setzte sie auf und musterte sie eingehend. Erst jetzt bemerkte sie, dass eines der Mädchen flaschengrüne Augen hatte. Leung hatte ihr wie den anderen eine spitzenbesetzte weiße Schürze angezogen und ihre langen Haare gebürstet und zu Zöpfen geflochten, um die sie weiße Satinbänder gebunden hatte. Nur ein kleines Jade-Amulett, das um ihren Hals hing, gab Aufschluss über ihre Herkunft. Donaldina schätzte, dass sie vielleicht fünf Jahre alt war, aber das war schwer zu sagen.

Sie trat näher an das Mädchen heran. Es war bleich, dünn und hatte überall fürchterliche blaue Flecken, Schnitte und Abschürfungen. Was die Medizin nicht heilen konnte, würde die Zeit zum Verblassen bringen oder sogar ganz auslöschen. Sorge bereitete ihr vor allem das Schweigen des Mädchens. Zuerst dachte Donaldina, es könnte taub oder geistig zurückgeblieben sein, denn als sie das Mädchen nach seinem Namen fragte, ließ es nur den Kopf hängen. Dann begriff sie: Die Kleine hatte keinen Namen. Entweder hatte das Grauen ihn aus ihrem Gedächtnis getilgt oder sie hatte nie einen bekommen.

In der Geschichte jeder gepeinigten Seele gibt es den Moment, in dem sich der Geist vom Körper abspaltet und wie ein ruderloses Boot vom Ufer aufs Meer hinaustreibt und sich der Strömung anheimgibt. Das war eindeutig bei diesem Mädchen der Fall, aber konnte es auch wieder rückgängig gemacht werden?

»Wir nennen dich Caroline«, sagte Donaldina freundlich. Sie hatte den ländlichen Zungenschlag ihrer schottischen Mutter geerbt, die gestorben war, als Donaldina fünf war. Caroline hatte ihre beste Freundin in Kindertagen geheißen.

Keine Antwort. Das Mädchen starrte sie nur an.

Donaldina ging in die Hocke, damit sie auf Augenhöhe mit ihm war, und lächelte. Wieder sagte sie den Namen, langsamer dieses Mal. »Ca-ro-line. Ein hübscher Name, findest du nicht, mein Kleines?«

Es half nichts. Das Mädchen blieb stumm. Es gab keinen Mucks von sich. In diesem Moment nicht und auch nicht später, als die Mädchen des Mission Home sie mit allen möglichen anderen Namen bedachten.

Sie warteten, bis Donaldina sich zu einem Nickerchen in ihr Zimmer zurückzog, und dann führten sie das neue Mädchen in den Keller, den engen dunklen Raum mit der niedrigen Decke, den sie für ihre grausamsten Spiele reserviert hatten. »Fischauge« nannten sie die Kleine wegen ihrer grünen Augen und »Schmutzgesicht« wegen der vielen Sommersprossen auf ihrer Nase. Zwei hielten sie fest und drückten sie gegen die Wand, und ein drittes Mädchen wischte ihr mit der Hand übers Gesicht, als wollte sie die Sommersprossen wegreiben. Immer fester rieb es, während die anderen lachten und mit dem Finger auf sie zeigten. Sie sagten, sie gehöre nicht zu ihnen. Sie sei keine von ihnen. Sie gehöre nirgendwohin.

Das ging eine halbe Ewigkeit so, und sie brachen ihr Spiel erst ab, als sie Donaldinas Stimme hörten.

Nicht einmal eine Woche später brach eine eine Million Jahre alte Naht in der Erde auf.

Der Abend zuvor war bezaubernd, bislang der schönste des

Jahres, warm und still – nicht ein Lüftchen wehte in der Stadt. Seit der Razzia in der Jackson Street war eine Woche vergangen und das grünäugige Mädchen wollte immer noch nicht sprechen.

In diesem Frühjahr hatte es ungewöhnlich viel geregnet. Die Straßen und Gassen in Chinatown waren immer noch überflutet und seit Wochen kämpften sich die Leute durch knöcheltiefen, quatschenden Matsch. Sie schleppten den Dreck aus den Straßen und Gassen in ihre zusammengezimmerten Baracken und gemieteten Zimmer.

Gleich nach Ostern hatte es aufgehört zu regnen. Bis zum Nachmittag des 17. Aprils waberte der Nebel durch die Straßen von San Francisco und Wolken verhüllten die Hügel, aber dann vertrieb ein starker Wind Nebel und Wolken und der Himmel klarte zu einem vollkommenen, zarten Blau auf. An diesem Abend war die ganze Stadt von Freude erfüllt. Die Wärme lockte die Menschen aus den Häusern und Läden auf die Straßen. Arm in Arm spazierten Mädchen in ihren schönsten Kleidern herum. Jungen und junge Männer versammelten sich an Straßenecken, ihre pomadisierten Haare schimmerten im Licht der Gaslaternen. Aus sämtlichen Kaffeestuben in North Beach bis zu den Ballsälen des Palace Hotel und dem Grand Opera House in der Mission Street war Lachen und Plaudern zu hören. Überall in der Stadt sagte man, dass der Sommer in diesem Jahr früh gekommen sei.

Im Morgengrauen fing San Francisco an, wie ein Boot auf aufgewühlter See zu schwanken.

Bei den ersten Erschütterungen sprang Donaldina Cameron aus dem Bett und eilte auf den Flur. Der Boden zitterte und bog und wand sich. Einen kurzen Moment hob sich das Dach der Nummer 920 ab und das ganze Haus neigte sich mit knarrenden Balken. Sie eilte die Treppe hinunter, die Hand an der Wand, unter ihren Füßen Scherben. Nach wenigen Stufen stürzte ein

Balken auf sie und sie fiel nach hinten. Vor Schmerz wimmernd lag sie da, die Beine unter Ziegeln begraben, dann verlor sie das Bewusstsein.

Als die Erde aufhörte zu beben, kauerten Leung und die Mädchen der Sacramento Street 920 noch eine Weile unter den großen Eichentischen im Speisesaal.

»Wo ist Lo Mo?«, rief eine.

Sie fanden sie gefangen unter dem Balken, wo sie still und reglos lag. Immer wieder riefen sie ihren Namen, aber sie rührte sich nicht. Wenn die Mädchen die schwer atmende Frau nicht von den Ziegeln befreit, sie immer wieder angestupst und ihren Namen gerufen hätten, dann wäre sie vielleicht in eine Bewusstlosigkeit gefallen, aus der sie nie mehr aufgewacht wäre.

Flatternd hoben sich Donaldinas Lider. Über sich sah sie statt der Decke ein gezacktes Stück Himmel. Sie zwang sich aufzustehen. Dann versammelte sie die Mädchen um sich und sagte ihnen, sie sollten sich rasch anziehen und nach unten kommen.

Fünf Minuten später führte sie sie hinaus auf die Straße, um sich umzusehen. Die Welle der Zerstörung hatte etwas Apokalyptisches. Die ganze Straße hinauf und hinunter kamen Leute aus den Häusern, die Frauen mit vors Gesicht geschlagenen Händen, die Männer in ihren Longjohns mit Dreck im Gesicht, die Augen vor Schreck oder Ungläubigkeit oder einer Mischung aus beidem weit aufgerissen. In der sicheren Gewissheit, dass das Ende der Welt gekommen war, waren manche auf die Knie gesunken und beteten.

Das Occidental Mission Home for Girls stand an der Grenze von Chinatown zu North Beach, dem Italienerviertel von San Francisco. Die Mädchen versammelten sich um Donaldina, und gemeinsam sahen sie das Ausmaß der Katastrophe. Das Haus stand zwar noch, aber vom Schornstein war nur mehr ein Schutthaufen übrig. Dem Rest von Chinatown war es viel schlimmer ergangen. Windige Holzhäuser, dicht an dicht gebaut, waren umgefallen und lagen ineinander verkeilt auf der Straße. Ein Stück die Straße hoch war die Fassade eines dreistöckigen Gebäudes abgefallen, und man konnte die Ruine im Inneren sehen, die durcheinandergeworfenen Möbel, die zerschmetterten Lampen, die geborstenen Balken.

Es war kalt. Der dichte Morgennebel fühlte sich wie Nieselregen an. Für einen kurzen Moment herrschte Stille und dann setzte ein herzergreifendes Wehklagen und Wimmern aus den eingestürzten Gebäuden ein.

Donaldina stand stocksteif da. Sie trug einen Morgenmantel und die Haare fielen ihr lose und wirr über die Schultern den Rücken hinab. Prüfend sah sie ihre Mädchen an, zählte sie einmal ein zweites Mal. Alle waren da, alle einundsechzig.

»Komm her«, sagte sie jetzt zu einem der jüngeren Mädchen. Als es vortrat, löste sie die Schärpe von seiner Taille. Dann löste sie auch die eines zweiten Mädchens und band die beiden an den Handgelenken aneinander. Das machte sie dreißigmal, die Schärpe des neuen Mädchens mit den grünen Augen band sie um ihr eigenes Handgelenk. Dann stand sie da und überlegte, was als Nächstes zu tun war.

Sich an den Händen haltend und mit ihren Schärpen zusammengebunden, schloss sich die Gruppe den Massen an, die durch die Straßen strömten, und folgte ihnen zum Broadway. Die jungen Frauen trugen die Kleinsten und die älteren Mädchen führten die jüngeren an der Hand. Donaldina sah im Vorbeigehen zusammengekrümmte Leichen im Schutt liegen und beschleunigte ihren Schritt in der vergeblichen Hoffnung, dass die Mädchen sie nicht bemerkten.

Als sie den höchsten Punkt von Nob Hill erreichten, sagte sie ihnen, sie sollten sich ausruhen, während sie selbst sich einen Überblick verschaffen wollte. Die Zerstörung war desaströs, das Elend unermesslich. Hotels, Büchereien, Mietshäuser, Läden,

Bordelle, Theater, Tanzpaläste, Kneipen, Villen – von alldem waren nur mehr Schutthaufen aus Ziegeln und Scherben zurückgeblieben. Vereinzelt erhoben sich Überreste eingestürzter Häuser aus dem Boden wie grobschlächtige Skulpturen. Irgendwo in Tenderloin war ein Feuer ausgebrochen und breitete sich aus. In der Ferne konnte sie Rauchfahnen über dem inzwischen porzellanblauen Himmel ausmachen.

Als sie den nächsten Hügel erreichte, heftete sich ihr Blick auf die Bucht und folgte dem Wasser bis dorthin, wo es an die Berge von Marin County heranreichte. Morgen würden sie nach Westen gehen, entschied sie. Bis zum Golden Gate Park, oder wenigstens so weit ihre Kraft reichte.

In dieser Nacht schliefen die einundsechzig Mädchen eins hinter dem anderen auf den Bänken einer zerstörten Kirche. Längst waren ihre Gesichter und die weißen Schürzen staubbedeckt. Die Erde war wieder zur Ruhe gekommen, aber der Brand in Tenderloin hatte sich mittlerweile zu einem Flammenmeer ausgewachsen und fraß sich in einer Breite von zweieinhalb Kilometern langsam durch die gesamte Stadt. Die Mädchen schliefen mit ihren Schuhen an den Füßen, denn wer wusste schon, was als Nächstes kam.

Gerade als Donaldina dabei war wegzunicken, schoss es ihr durch den Kopf: die Papiere. Sie hatte ihre Töchter bis hierher gebracht, aber ohne ihre Einwanderungsbescheide könnten sie genauso gut verschwunden oder tot sein. Rasch schüttelte sie Leung wach und wies sie an, auf die Mädchen aufzupassen, dann lief sie allein zur Sacramento Street zurück.

Vor der Nummer 920 stand ein Soldat Wache. Er erklärte ihr, dass sie das Gebäude nicht betreten dürfe. Ohne auf ihn zu hören, stieg sie an ihm vorbei die Eingangstreppe des Hauses hinauf und ging in ihr Büro, wo sie die schwarze Metallkassette mit dem kleinen Griff nahm. Darin verwahrte sie die Einwanderungsdokumente der Mädchen und das Register mit den Namen und

Lebensdaten der 829 Schutzbefohlenen, die bislang im Mission Home gelebt hatten.

Als sie wieder an der Kirche auf der Van Ness Avenue war, rückte das Feuer aus drei Richtungen vor. Ihre Haare waren voller Staub der niedergezwungenen Stadt und ihr Morgenmantel war steif von Schutt und Dreck. Derweil brannte San Francisco immer weiter.

Morgens reihten sie sich ein in den riesigen Tross, der sich zum Stadtrand im Westen und Norden, zu den sanften Abhängen und offenen Wiesenflächen des Golden Gate Park und des Presidio in Gang gesetzt hatte. Mittlerweile war die ganze Stadt – die Bäume, die Vögel, die Parks, die Häuser, die Sonne – verschwunden und es gab nichts mehr als einen von schwarzem Rauch bedeckten Himmel.

Die Flüchtenden – eine Viertelmillion Menschen, die das Erdbeben von einem Moment zum nächsten ihrer Wohnungen beraubt hatte – befanden sich auf einem langsamen und wortlosen Rückzug. Das Feuer brüllte vernehmlich, aber sonst hatte sich eine eigentümliche tiefe Stille über San Francisco gesenkt. Die Leute transportierten so viel sie konnten auf dem Rücken, in Koffern, auf Sack- oder Schubkarren. Hastig zusammengeraffte Lebensmittel und Geschirrteile, Matratzen und Kupferwannen. Ein Mann mit blankem Oberkörper schob ein Klavier den Hügel hinauf, eine ältere Frau im Morgenrock hielt ihren gebrochenen Ellbogen, ein Geschäftsmann drückte einen dicken Packen wichtiger Dokumente an seine Brust, eine schmutzige, schweigende zehnköpfige Familie – es war ein riesiger, aber lautloser Exodus. Niemand schrie, niemand weinte.

Donaldina, Leung und die Mädchen setzten ihren Weg fort. Weit waren sie noch nicht gekommen, als ein Soldat sie aufhielt, einer von General Funstons Männern. Frühmorgens war die Kavallerie durch die zerstörten Straßen gesprengt und hatte das Kriegsrecht verkündet.

»Entschuldigung, Ma'am«, sagte der Soldat und hob die Hand. Er war ein junger Schlacks mit pickligem Gesicht und trug eine spitze Mütze und eine Uniform mit Messingknöpfen, die ihm mindestens zwei Nummern zu groß war. »Für die Orientalen wird dort unten ein eigenes Lager gebaut.« Er deutete in Richtung von Fort Mason.

Donaldina straffte die Schultern. »Diese Mädchen sind meine Töchter«, sagte sie.

»Alle?«

»Alle. Ich bestehe darauf, dass sie mich zum Presidio begleiten.«

Einen Moment lang starrte der Soldat die Mädchen an, dann räusperte er sich. »Sie können zum Presidio gehen, Ma'am, aber Sie müssen Ihre ...«

»Töchter.«

»Ja ... Ihre, äh ... Töchter. Die müssen Sie nach Fort Mason bringen. Dort werden die Orientalen gesammelt.«

Einen Moment lang standen sie da und starrten sich feindselig an, dann begriff Donaldina. Die Katastrophe hatte zwar die Unterschiede zwischen Reich und Arm nivelliert. Hausmädchen und Flittchen gingen neben eleganten Damen, Geschäftsmänner marschierten neben Dichtern und Maurern. Wenige Schritte von ihnen entfernt hatte eine mit Diamanten behängte Frau in Pelz und Seide an einer Straßenecke ihr Lager aufgeschlagen und teilte mit einer Frau und deren zwei barfüßigen Kindern in zerfetztem Kattun einen Laib Brot und eine Dose Corned Beef.

Bestimmte Barrieren waren jedoch bestehen geblieben. Das Chaos hatte sie sogar noch unüberwindbarer werden lassen.

Donaldina wappnete sich schon für einen Streit, als etwas sie innehalten ließ. Ihr Blick wanderte zu den Mädchen. Sie hatten nichts gegessen. Sie waren schwach und müde, einige waren verletzt. Sie würden Stunden brauchen, um den Golden Gate Park zu erreichen, wenn sie es überhaupt an diesem Tag schafften.

Wortlos drehte sie sich um und führte die Gruppe den Hügel hinunter zur Bucht. Ihren Weg säumten im Schutt zurückgelassene Koffer und Körbe, Gemälde, Silberzeug, Kristallvasen, Perserteppiche, Grammophone – Kostbarkeiten, die erst gerettet und dann aufgegeben worden waren. Auf halber Höhe kamen sie an einem schmiedeeisernen Vogelkäfig vorbei, und Donaldina spürte, wie fest an ihrem Ärmel gezupft wurde.

Es war das Mädchen mit den grünen Augen. Seit gestern war es ständig an Donaldinas Seite gewesen, ein kleiner, schweigsamer Schatten. »Caroline!«, sagte es jetzt und zog Donaldina mit einer Kraft, die man dem abgemagerten Ärmchen nicht zugetraut hätte, zu dem Käfig. Seine Stimme war hell und erstaunlich kräftig. Donaldina beugte sich vor und sah zu der Stelle, auf die das Mädchen zeigte. In dem Vogelkäfig saß schwach und staubbedeckt ein kleiner grüner Kanarienvogel.

Sie wollte Caroline weiterziehen, aber die Kleine machte sich auf einmal so schwer und steif, dass sie sich nicht einen Zentimeter fortbewegen ließ. Donaldina und Leung wechselten einen Blick. Die junge Frau nickte.

Als Donaldina Cameron den Weg nach Fort Mason fortsetzte, hatte sie ihre einundsechzig Töchter im Gefolge, unter den einen Arm hatte sie eine Metallkassette geklemmt, in der Hand des anderen schwang ein Vogelkäfig.

In dem provisorischen Lager für Orientalen gab es weder Zelte noch Decken und nur wenig zu trinken und zu essen. Sobald die Fähren wieder ihren Betrieb aufnahmen, brachte Donaldina die Mädchen über die Bucht nach Marin County zu einem Priesterseminar, das versteckt in den Ausläufern des Mount Tamalpais lag. Im Moment zählte einzig und allein, dass ihre Töchter in Sicherheit waren.

Kaum hatte Donaldina in dieser Nacht die Augen geschlossen, sank sie in tiefen Schlaf. Die ganze Nacht und auch die nächste sang der Kanarienvogel sein süßes, wildes Lied. Am Samstag warf das Wetter seinen frühlingshaften Schleier ab und kleidete sich erneut in Kälte und Nässe. Regen setzte ein. Die Feuer hatten von San Francisco nur Asche zurückgelassen und der Regen verwandelte sie in Schlamm. Dennoch gab es auch Gutes. Zwar war der Sommer dieses Jahr doch nicht früh gekommen, aber das namenlose Mädchen mit dem Besen und dem Baby auf dem Rücken war jetzt Caroline. Sie hatte einen Namen, einen kleinen Vogel und eine Mutter, die erste und einzige in ihrem Leben.

»So jedenfalls hat Lo Mo es mir erzählt. Ich habe kaum eine Erinnerung an diese Zeit. Mir ist vor allem das Gefühl von damals im Gedächtnis.«

Während Caroline erzählte, hatte sich ein gedankenverlorener Ton in ihre Stimme geschlichen, als würde sie sich in der Geschichte verlieren. Das Zimmer, in dem wir saßen, verschwand. Auch die hübsche, selbstbewusste junge Frau mir gegenüber war nicht mehr da. Stattdessen sah ich ein Kind vor mir, das gefangen hinter einer Falltür mit seinen kleinen Händen einen Besen umklammert hielt. Ein Mädchen mit grünen Augen und wirren schwarzen Haaren, die ihm über den nackten Rücken fielen. Ein namenloses, mutterloses Mädchen in einer bebenden, brennenden Stadt.

Ich rutschte auf meinem Stuhl hin und her und wischte mir mit dem Handgelenk eine Träne weg. Der Tee, den mir Caroline, während sie erzählte, eingeschenkt hatte, stand erkaltet und vergessen auf dem Tisch. Jetzt nahm ich einen Schluck aus der Tasse.

Ich wusste nicht, was ich sagen sollte, auch wenn ich einiges hätte sagen können. Vielleicht hätte sagen müssen. Aber alles, was mir in den Sinn kam, erschien mir abgedroschen und hohl, und ich war froh, als Caroline nach einigen quälenden Minuten wieder zu sprechen begann.

»Die anderen Mädchen fragten dauernd, wo ich herkam und warum ich keine schwarzen Augen wie sie hatte. Sie dachten sich die wildesten Geschichten über meine Eltern aus. Alles Unsinn, natürlich.«

»Hast du es jemals ...?«

»Herausgefunden?«

Ich nickte.

Sie schüttelte den Kopf. »Nein. Ich bin Waise, so ist es nun mal.« Ihre Hand wanderte zu dem Jade-Amulett, das in der Kuhle an ihrem Hals lag. »Das ist das Einzige, was mir von dieser anderen Zeit geblieben ist. Auf der Rückseite ist ein Nachname eingeritzt. Lee.« Sie hielt es so, dass ich die Schrift sehen konnte, dann ließ sie es wieder sinken. »Nicht einmal meinen Geburtstag kenne ich, ich nenne einfach immer das Datum, an dem Lo Mo mich gefunden hat, den 11. April.« Sie richtete sich in ihrem Stuhl auf und fuhr fort. »Ich bin niemals dorthin zurück, nach Chinatown.«

»Liegt das Mission Home nicht in Chinatown?«

»Nicht ganz – es liegt auf der Grenze. Es ist schwer zu erklären, aber für mich befindet es sich am äußersten Rand der Welt. Aus irgendeinem Grund hatte ich den Eindruck, wenn ich diese Grenze überschreite, stürze ich in einen Abgrund.«

Ich dachte darüber nach. Fast elf Jahre ihres Lebens hatte sie hinter den Mauern der Missionarsschule verbracht und sich nicht nur allein gefühlt, sondern wie eine Fremde. Kein Wunder, dass sie aus dieser Welt geflohen war.

»Ja«, hörte ich mich sagen, »ich glaube, das verstehe ich.«

Es dauerte eine Weile, bevor Caroline weitersprach. »Lo Mo stellte sich immer auf meine Seite, wenn eins der Mädchen mich hänselte, und das kam oft vor. Für die anderen war es nämlich so, dass ich zweierlei war, dass ich zwei Rassen angehörte und nicht nur einer, und deshalb bedeutete ich weniger als sie. Ich war ein Nichts. Aber nach einer Weile begriffen sie, dass sie mich besser in Ruhe lassen sollten, was sie dann die meiste Zeit auch taten.« Sie holte tief Luft. »Gerettet hat mich, dass ich nähen lernte – nähen und lesen. Das befreite mich aus meiner Einsamkeit.«

»Aber weg wolltest du dennoch.«

»Ich glaube, ich habe immer aus einem Fenster geblickt, selbst als kleines Kind. Von früh auf schien ich zu wissen, dass die Welt so viel größer als mein eingeschränktes Blickfeld war. An meinem sechzehnten Geburtstag ging ich.«

»Hatte Lo Mo, ich meine, Miss Cameron nichts dagegen?«

Sie schüttelte den Kopf. »Sie wollte, dass ich auf eigenen Füßen stehe. Das sollten wir alle. Das Problem war, dass man nirgends hingehen konnte, wenn man nicht heiratete, sich in einem Haushalt anstellen ließ oder nach China zog. Niemand gab uns anständige Arbeit, niemand vermietete uns ein Zimmer ...«

Ihre Stimme verlor sich, und einen Moment lang konnte ich etwas von der Frau in ihr erblicken, die sie womöglich war, wenn sie allein war und sich weder gegen die Welt wappnete noch um ihrer Gesellschaft willen strahlte. Die Verwandlung des Missionsmädchens in die Monkey-Block-Bewohnerin, die Haltung, mit der sie der Welt begegnete und ihr Leben meisterte – langsam wurde mir klar, wie viel es kostete, so zu tun, als wäre es einem egal, wie die Leute einen ansahen oder was sie sagten.

»Das muss sehr schwer gewesen sein, so völlig auf sich gestellt zu sein.«

Caroline setzte zu einer Antwort an, hielt jedoch inne. Ließ ihren Blick durch das Zimmer und zum Fenster hinausschweifen, um dann ihre grünen Augen wieder auf mich zu richten. Sie räusperte sich, und jetzt war er wieder da, dieser gewiefte Blick, der Blick einer Frau, die alles beiseiteschob, was ihr nicht passte.

Die Überzeugung, dass man sich selbst erschaffen kann – das war das Amerikanischste an uns beiden. Liefen Caroline und ich vor der Vergangenheit weg oder auf die Zukunft zu? Und was bedeutete es anzukommen?

»Weißt du«, sagte sie, »es war nicht alles schlecht, jedenfalls nicht, nachdem eine gewisse Zeit vergangen war und ich mich an die Situation gewöhnt hatte. Wenn man ganz für sich ist, hat man zwar niemanden, an den man sich wenden kann, aber da ist auch niemand, vor dem man wegläuft. Man geht, wohin man will, und so weit, wie man kann. Das ist Freiheit oder eine Art Freiheit wenigstens. Glaubst du nicht auch, Dorrie?«

Kapitel 6

Ich trank im Coppa zwei Espresso, bevor ich mich auf den Weg zu meiner ersten Zusammenkunft des Camera Club machte. Bis halb drei war ich aufgeblieben, um die Abzüge meiner Fotos fertig zu machen, die Ränder zu beschneiden und eine Auswahl zu treffen. Mein Rücken tat weh und meine Augen fühlten sich trocken an, aber das war egal. Wenn mich der Camera Club aufnahm, dann hätte ich die Gelegenheit, meine Bilder regelmäßig auszustellen, was ich in New York nie gekonnt hatte und diese Chance musste ich nutzen.

Überpünktlich traf ich im Palace Hotel ein. Consuelo und ich hatten uns um halb elf am Monkey Block verabredet, um gemeinsam zu dem Treffen zu gehen, aber sie war in letzter Minute dazu abkommandiert worden, von dem Streik auf den Schiffswerften zu berichten. Früher wäre ich davor zurückgezuckt, mich allein in einen Raum voller Fremder zu begeben, aber inzwischen schien nichts mehr unmöglich zu sein, nicht hier.

Mächtige Marmorsäulen, glitzernde Kristalllüster, eine gewaltige Glaskuppel – das Palace Hotel war in seiner Größe und Pracht beeindruckend. Ich ging in den ersten Stock und in die behelfsmäßig eingerichtete Galerie, wo ich einen Moment lang stehen blieb und mich umsah. Dutzende gerahmter Fotografien standen auf Staffeleien und waren auf Konsolentischen gegen die Wände gelehnt. Die Leute schoben sich durch den Raum und drängten sich vor der einen oder anderen Arbeit. Ich ging an einer jungen Frau mit Samthut vorbei, die mit einem schlaksigen Mann mit Hornbrille und osteuropäischem Akzent plauderte. Womöglich ein Russe, aber ich war mir nicht sicher. Waren sie

Sammler? Consuelo hatte erwähnt, dass bei dem Treffen viele Sammler auftauchen würden. Sie hatte auch gesagt, dass vielleicht Imogen Cunningham kommen würde, was eine noch aufregendere Aussicht war.

Auf einem Tisch war noch etwas Platz und ich zog meine Porträts aus ihrer Hülle und lehnte sie nebeneinander an die Wand. Dann trat ich ein paar Schritte zurück und betrachtete sie.

Nicht schlecht, dachte ich.

Bislang hatte ich zehn Dollar für meine Kamera zurücklegen können, was bei Weitem nicht genug war. Bis ich sie wieder auslösen konnte, nutzte ich eine alte Leica und die Dunkelkammer von Marsh & Company. Die beiden Porträts zeigten nicht mein ganzes Können, aber sie waren auch nicht schlecht. Es war ein Anfang.

Als ich zufrieden mit der Positionierung der Bilder war, streifte ich durch die Galerie. Der Raum war voller Menschen, und ich schlängelte mich an ihnen vorbei, um gelegentlich einen Blick über jemandes Schulter zu werfen oder stehen zu bleiben, wo sich mehrere Leute vor einer Fotografie versammelt hatten. Viele der aufgenommenen Orte in San Francisco kannte ich: das riesige weiß gestrichene Conservatory of Flowers im Golden Gate Park; den Palace of Fine Arts mit seiner vergoldeten Kuppel, das letzte Überbleibsel der Panama-Pacific Exposition von 1915; das Fährhaus mit seinem italienisierten Uhrenturm. Gestochen scharfe Bilder, das Glänzen von Metall und Maschinen – so etwas verschaffte einem zu dieser Zeit Aufmerksamkeit. Die Fotos waren sehr gut, fand ich. Einige sogar hervorragend. Nur brachten die meisten außer dem, was sie zeigten, nichts zum Ausdruck, weder etwas von der Persönlichkeit des Fotografen noch von derjenigen der abgebildeten Person, wenn es sich um ein Porträt handelte.

Dann sah ich zum zweiten Mal eine Arbeit von Imogen Cunningham.

Es war eine Gruppe von fünf Porträts, die wahrscheinlich zu der Serie gehörten, von der ihr Mann bei Marsh & Company einige abgeholt hatte. Ich schritt von einem zum anderen, bewunderte die Falte im pummeligen Handgelenk eines Kindes, die Grübchen um die Fingerknöchel. Jede Fotografie zeigte den zärtlichen, ruhigen Blick der Fotografin.

»Imogen, Liebes«, rief eine Stimme.

Dann war sie also tatsächlich hier. Rasch drehte ich mich um. Die Stimme gehörte zu einer Frau in einem knöchellangen elfenbeinfarbenen Kleid mit passendem Gehrock. Sie war eine der Frauen, die selbst auf der elegantesten Straße des vornehmsten Viertels der Stadt einen Aufruhr verursachen würden. Ich beobachtete, wie sie die Arme ausbreitete, um eine andere Frau zu begrüßen – Imogen Cunningham.

Als ich später Gelegenheit hatte, über den Tag nachzudenken, stellte ich überrascht fest, wie wenig sie meiner Vorstellung von einer Künstlerin entsprach. Sie musste ein paar Jahre älter als ich sein – dreißig oder fünfunddreißig –, hatte einen blassen Teint mit Sommersprossen und trug ihr in der Mitte gescheiteltes Haar zu einem Knoten geschlungen. Ihr schlichtes Kleid war leicht zerknittert. Noch verwirrender wurde der Eindruck durch den sehr jungen Mann mit Wuschelkopf, mit dem sie zusammenstand. Die beiden ergaben ein seltsames Paar, und es war mir nicht klar, in welchem Verhältnis sie zueinander standen.

Derweil hatte die Frau in dem schicken elfenbeinfarbenen Ensemble weitergeredet. »Jeder bewundert die Porträts, die Sie letztes Jahr von meinen Töchtern gemacht haben, Imogen. Ich wäre überglücklich, wenn Sie auch mich fotografieren könnten. Hätten Sie nicht vielleicht doch Zeit für eine Porträtsitzung?«

Als sie schließlich weiterging, trat ich vor und stellte mich als Freundin von Consuelo Kanaga vor.

»Die liebe Connie«, sagte Imogen lächelnd. »Ist sie hier?«

Als ich erklärte, dass man sie zur Berichterstattung über einen

Streik beordert hatte, sagte Imogen: »Was sonst! Aber ich freue mich sehr, Sie kennenzulernen, Dorothea. Darf ich vorstellen? Das ist mein Freund Ansel. Ansel Adams.«

Er war jung, vielleicht sechzehn oder siebzehn Jahre alt. Ein wilder Schopf brauner Haare krönte sein Haupt. Seine Nase war krumm (später erfuhr ich, dass er bei dem großen Erdbeben mit dem Gesicht voran gegen eine Mauer geschleudert worden war, dabei brach sein Nasenbein und verschob sich nach links), was seinem Gesicht etwas Schelmisches gab.

»Ansel hält sich für einen Pianisten, aber ich versuche ihm die Augen zu öffnen, damit er seine wahre Berufung erkennt.«

»Fotografie?«

»Ja, genau. Aber das hier« – sie machte eine ausholende Geste – »trägt nicht unbedingt dazu bei, sie ernst zu nehmen.« Sie senkte ein klein wenig die Stimme. »Er findet das alles ... Wie hast du es genannt, Ansel?«

»Sterbenslangweilig.«

»Ja, genau, das war es.« Sie wandte sich wieder mir zu. »Was meinen Sie, Dorothea?«

»Es sind einige gelungene Aufnahmen darunter.«

»Besonders beeindruckt klingt das nicht.«

»Na ja, ich glaube, dass man eine Kamera nicht nur dazu verwenden sollte, ihr technisches Können vorzuführen.«

Das weckte die Aufmerksamkeit des jungen Mannes. »Sondern?«

»Nun ja, was ein Fotograf tun kann – was Sie, Mrs Cunningham, tun –«

»Nennen Sie mich doch bitte Imogen.«

»Was Sie tun, Imogen, nämlich uns das wahre Gesicht eines Menschen zeigen.«

»Nur das eines Menschen?«, fragte Ansel.

Ich drehte den Kopf zu ihm. »Was meinen Sie damit?«

»Er meint«, sagte Imogen, »dass man eine Kamera auch dazu

benutzen könnte, das ›wahre Gesicht‹ von Grillen, Teichen und Bergen zu zeigen. Das ist Ansels Blick auf die Welt.«

»Ich fotografiere auch Porträts, aber mir erscheint es von ebenso großer Bedeutung, den Leuten die Welt um sie herum zu zeigen. Alles ist es wert, betrachtet zu werden, man muss nur einen klaren Blick darauf werfen können.«

Wieder lächelte Imogen. »Wir würden beide sehr gerne Ihre Fotografien sehen. Sie haben welche mitgebracht, oder?«

Wir gingen zu meinen Porträts und Imogen und Ansel sahen sie einige Minuten lang schweigend an. Ansel war ein unruhiger Geist, von einer kaum gebändigten Energie, und die richtete sich jetzt auf meine Bilder. Während Imogen die Augen zusammenkniff und den Kopf erst zur einen, dann zur anderen Seite neigte, trat er näher und dann wieder zurück, um die Porträts aus größerer Distanz zu betrachten.

Das erste zeigte meinem Chef Mr Marsh. Die Aufnahme hatte ich gegen Ende des Tages gemacht, kurz vor Ladenschluss. Die leichte Unschärfe gefiel mir. Es dauerte immer eine Weile, bis die Leute offenbarten, wie sie wirklich waren. Manche taten es nie, aber ich hatte gelernt, geduldig zu sein, zu warten, Konversation zu machen, sodass die Zeit langsam die Maske auflöste, mit der sie der Welt gegenübertraten. Mr Marsh war eine gewisse Härte zu eigen, und erst als ich ihn dazu gebracht hatte, mir von seinem Sohn zu erzählen, der im Krieg gewesen war, öffnete er sich. Es war etwas ganz Besonderes, Tag für Tag ein Gesicht zu sehen und dann auf einmal etwas Fremdes, Überraschendes darin zu erkennen. So war es bei Mr Marsh gewesen. Seine Miene verriet nichts, außer dass sich ein Geheimnis dahinter verbarg.

»Und das da«, sagte Imogen und deutete mit dem Kinn auf das zweite Porträt. »Ist das auch von Ihnen?«

»Ja.«

Es zeigte Caroline an ihrem Fenster im Monkey Block. Sie saß kaum jemals still, und ich hätte den Versuch, einen guten

Moment zu erwischen, beinahe aufgegeben, als ich den Einfall hatte, sie zu fotografieren, während sie an einem Kleid arbeitete. Sie blickte nach unten, und ich hatte das Foto so beschnitten, dass man nicht wusste, worauf. Durch das Fenster fiel helles Licht. Normalerweise lässt ein solches Licht das Motiv ausbluten, aber hier nicht. Carolines Gesicht wurde noch viel klarer, die feinen Züge noch feiner, die dunklen Wimpern noch dunkler und ihre Haare schwärzer und glänzender.

Es war nicht perfekt – ich war mit dem Abzug nicht ganz zufrieden –, aber wenigstens bewirkte die Fotografie, dass man sich Fragen über die Frau darauf stellte. Wer war sie wirklich? Welche Gedanken gingen ihr durch den Kopf?

»Sie sind wunderschön!«, rief Ansel, schlug die Hände zusammen und lächelte strahlend.

Ich zuckte zusammen. »Wunderschön?«

Er sah mich verwundert an. »Beleidigt Sie das etwa, Miss Lange?«

»Wenn man dem Werk einer Frau die Ernsthaftigkeit absprechen will, muss man es nur schön nennen.«

Das schien seine Verwirrung noch zu vergrößern. »Was soll denn an Schönheit falsch sein? Warum begreift man ein Bild nur dann als gut oder bedeutsam, wenn es hässlich ist?« Er schüttelte den Kopf. »Sie stimmen mir doch sicher zu, wenn ich sage, dass es für einen Künstler ebenso wichtig ist, den Menschen die Schönheit des Lebens zu zeigen, wie dessen Hässlichkeit und Not zu dokumentieren?«

»Na ja, zum einen halte ich mich nicht für eine Künstlerin.«

»Das sollten Sie aber. Müssen Sie.«

»Das stimmt, Ansel«, sagte Imogen und sah mich an. »Ihre Bilder sind die einzigen, die sein Interesse wecken konnten. Das überrascht mich kein bisschen – sie sind hervorragend, Dorothea. Ich vermute, dass Sie als Porträtistin sehr gefragt sind.«

»Offen gestanden ist der Anfang für mich nicht leicht.«

Sie hob die Augenbrauen. »Tatsächlich? Ich kann gerne Ihren Namen ins Spiel bringen, wenn jemand ein Porträt von sich machen lassen will.«

»Das wäre sehr großzügig, nur …«

Jetzt hob sie eine Augenbraue. »Ja?«

»Ich möchte nicht einfach nur Porträts aufnehmen, ich möchte mein eigenes Atelier eröffnen.«

»Verstehe. Dann brauchen Sie vor allem einen Geschäftspartner. Jemand, der Sie finanziell unterstützt, bis Sie etabliert sind.«

»Glauben Sie, so jemand ließe sich finden?«

Sie bedachte mich mit einem langen, interessierten Blick. »Mit einem Atelier lässt sich Geld verdienen. Warum sollte sich kein Finanzier finden? Die Gelegenheit«, sagte sie und sah über meine Schulter, »ist näher, als Sie denken.«

Sie deutete leicht mit dem Kinn zu einem Mann, der rechts von mir stand. Ich drehte mich um. Er studierte eines meiner Porträts, dann wandte er sich dem anderen zu. Ich war so in das Gespräch mit Imogen und Anselm vertieft gewesen, dass ich ihn nicht bemerkt hatte.

»Entschuldigung, Miss«, sagte er nach einer Weile. »Wissen Sie vielleicht, wie der Fotograf dieser beiden Porträts heißt?«

»Dorothea Lange«, sagte ich und trat einen Schritt vor, um dem Mann die Hand zu schütteln.

Aus dem Augenwinkel erhaschte ich einen Blick auf Imogens lächelndes Gesicht. Der Mann hatte sich wieder dem Porträt von Caroline zugewandt, rieb sich das Kinn und kniff die Augen zusammen. Dann stellte er mir die Frage, vor der ich am meisten Angst hatte, auf die ich aber auch am sehnsüchtigsten hoffte: »Können Sie mir noch mehr zeigen, Miss Lange?«

Er hieß Sidney Franklin. Er war gut gekleidet, knapp über dreißig, trug einen frisch gestutzten Schnurrbart, hatte breite Schultern und einen Bauchansatz. Bei unserem Kennenlernen hielt ich ihn für genau das, was er vorstellte: ein vermögender junger Gentleman, der ein Interesse an der in Mode gekommenen Fotografie hatte. Später erfuhr ich, dass seinem irischen Großvater eine der ältesten Kneipen in San Francisco gehört hatte – wenn man in dieser Stadt von alt sprechen konnte. Man hatte von ihm erwartet, dass er nach Abschluss der Highschool in der Kneipe mithelfen würde, aber ein Jahr vorher starb plötzlich sein Vater im Alter von einundvierzig Jahren. Einen Monat später kam das Erdbeben.

Damals begann sein Leben – sein selbst gewähltes Leben. Das Franklin war eine der wenigen Kneipen in San Francisco, die nach dem Erdbeben noch standen, und plötzlich wurde es von Gästen geradezu überrannt. Aus einer Eingebung heraus baute der siebzehnjährige Sidney Franklin Dutzende von Ständen im Presidio auf und verkaufte inmitten der riesigen Flüchtlingslager Schnaps und Bier. Als San Francisco sich zwei Jahre später wieder aufgerappelt hatte, hatte er ein Vermögen gemacht.

Fortan hatte er sein Geld mit Immobilien enorm erfolgreich vermehrt. Das machte ihm Lust auf etwas anderes als Geld, vielleicht auch zusätzlich zu Geld. Warum sonst sollte er sich an den Wochenenden im Camera Club umsehen? Alkohol hatte Sidney Franklin reich gemacht, aber die Fotografie bereitete ihm Vergnügen. Dann entdeckte er eine Möglichkeit, sein Geld und seine Leidenschaft miteinander zu verquicken, und fing an, Fotografien und Fotografen zu kaufen. Was er allerdings nicht besaß, war ein Fotoatelier, und hier sah ich meine Chance gekommen.

Wenn ich jemandem etwas beweisen wollte, arbeitete ich stets am besten. In den nächsten Wochen war ich damit beschäftigt, eine Mappe zusammenzustellen. Wenn ich nicht hinter der Theke vom Marsh stand, nahm ich Fotos auf oder entwickelte sie. Ich fotografierte einen Kellner im Coppa, ein Mädchen, das vor der Kirche in der Mission Street Blumen verkaufte, und einen Bildhauer, der ein Freund von Caroline war. Das erste Mal, seit ich nach San Francisco gekommen war, widmete ich mich ganz meiner Porträtarbeit, und es kam mir vor, als würde ich zurück in einen Traum sinken. Wie sehr hatte ich die Arbeit in der Dunkelkammer vermisst, bei der ich völlig konzentriert war und mich gleichzeitig verlor.

Ein Plan nahm Gestalt an, der ebenso viel mit Imogen Cunningham zu tun hatte wie mit Sidney Franklin. Schon lange verdiente Imogen sich ihren Lebensunterhalt mit Porträts, zunächst in Seattle, wo sie aufgewachsen war und sich einen Namen als Fotografin gemacht hatte, und seit zehn Jahren in Nordkalifornien. Mit ihren beiden kleinen Kindern war sie in ihrer Arbeit zeitlich eingeschränkt, und einen großen Teil der Aufträge, die an sie herangetragen wurden, musste sie ablehnen. Dennoch verdiente sie hervorragend, wenn sie ihre reiche Klientel in ihren Häusern aufsuchte und Porträtaufnahmen von ihnen machte.

Imogen war eine begnadete Lehrerin – großzügig, geduldig und von bedingungsloser Ehrlichkeit. Ansel Adams, dieser wunderbar seltsame Junge, war nicht der Einzige, den sie unter ihre Fittiche nahm. Hin und wieder fuhr ich am Wochenende mit der Fähre über die Bucht, um sie in ihrem Haus in Oakland zu besuchen, und in diesen Stunden brachte sie mir alles Nötige bei, was ich zu jener Zeit wissen musste: Selbst wenn dich deine Lebensumstände einschränken, kannst du etwas daraus machen, und sei es auch nur, dass es deine Widerstandskraft weckt. Imogen schien der beste Beweis dafür zu sein. Damals lebte sie in einer Art Exil, hatte ich den Eindruck. Sie und Roi hatten ein kleines Häuschen in den Hügeln von Oakland gemietet, wo sie ihr Wasser aus einer Quelle holen mussten und als Lichtquelle nur Kerosinlampen zur Verfügung hatten. Aber von ihrer kleinen zur Bucht hinausgehenden Veranda richtete sie ihr Objektiv auf das Leben und schuf unvergessliche Bilder.

Ich bewunderte sie dafür, es machte mich bescheiden und spornte mich an. Sechs Tage die Woche stand ich um sechs Uhr morgens auf, wusch mich, kleidete mich an und verschwand auf der Straße. Die Abende verbrachte ich in der Dunkelkammer bei Marsh, mischte Chemikalien und machte Abzüge. Ich hielt mich vom Monkey Block fern, außer wenn ich Caroline besuchte. Endlose Stunden arbeitete ich und hielt mich mit einer Mischung aus kaltem Kaffee, Ehrgeiz und Unruhe wach.

Kapitel 7

Eine Woche später erhielt ich einen mit Monogramm versehenen Brief. Lange stand ich da und starrte auf die Zeilen auf dem glatten cremeweißen Papier. Auf Imogens Empfehlung hin hatte Mrs Edythe Katten mich zu sich nach Hause eingeladen, um mit mir über eine Porträtaufnahme von ihr zu sprechen. Ich glaube, ich jauchzte vor Freude.

Im Camera Club hatten mich mehrere Leute angesprochen, ob ich sie porträtieren würde, aber wenn Mrs Katten mich das fragte, dann zählte das so viel wie sie alle zusammen, wenn nicht noch mehr. Die Kattens wohnten im herrschaftlichsten Teil von Pacific Heights und waren für ihre Exzentrik und ihre enorme Großzügigkeit weithin bekannt. Edythe Katten hatte an der Universität von Berkeley Wirtschaftswissenschaften studiert und eine Wohltätigkeitsorganisation gegründet, die den Kindern aus den Armenvierteln der Stadt den Schulbesuch ermöglichte. Sie und ihr Ehemann finanzierten darüber hinaus Theater, Galerien, Gebets- und Krankenhäuser sowie Zeitungen.

Bei unserer ersten Begegnung stellte ich fest, dass Edythe Katten genauso war, wie Imogen sie beschrieben hatte: warmherzig, freundlich, lebhaft. Sie war klein, nicht viel größer als ein Meter fünfzig, aber sie hatte eine enorme Ausstrahlung. Später erzählte sie mir, dass sie als Kind wegen ihrer Größe gehänselt wurde. Bis wir uns so gut kannten, verging zwar eine geraume Zeit, aber unsere Freundschaft begann an diesem ersten Tag.

»Wie ich gehört habe, stammen Sie aus New York, Miss Lange«, sagte sie, nachdem wir in ihrem Salon Platz genommen hatten.

Ich zögerte. Seit ich nach San Francisco gekommen war, erzählte ich, ich sei aus New York und nicht aus Hoboken. In gewissen Kreisen war das nützlich. Bei aller Begeisterung für das Moderne hatten in Kalifornien Beziehungen und Empfehlungen nach wie vor eine ungeheure Bedeutung, wie ich festgestellt hatte, als ich Consuelo kennenlernte. Sie war für Angebereien wenig empfänglich, und doch hatte sie aufgemerkt, als sie erfuhr, dass ich für Arnold Genthe gearbeitet hatte.

Ich weiß nicht genau, warum, aber ich erzählte Edythe Katten von Hoboken und den Jahren, in denen ich in der Lower East Side in die Schule gegangen war.

Als ich die Lower East Side erwähnte, strahlte sie plötzlich über das ganze Gesicht.

»Auf welche Schule?«

»P.S. 62.«

»Die P.S. 62? Ach du lieber Himmel, ich bin in der Hester Street aufgewachsen!«

Hester Street. Verdutzt versuchte ich mir diese hochelegante, kultivierte Frau in einer Welt aus Hinterhofwerkstätten, Absteigen und Karren vorzustellen, mit Frauen in Kopftuch und Kittel, einer Welt, in der stets der Geruch nach Blumenkohl, Essiggurken und Corned Beef in der Luft hing.

Diesen Teil New Yorks kannte ich bestens und liebte ihn. Nachdem mein Vater uns verlassen hatte, nahm meine Mutter eine Stelle in der Lower East Side an. Weil es bequemer für sie war, wenn ich dort in die Schule ging, nahmen wir jeden Tag die Fähre von New Jersey nach New York. Ich schwänzte damals häufig den Unterricht und spazierte lange durch die Straßen von der East Side zum Hudson River. Die Bücher hielt ich an die Brust gedrückt, sodass niemand auf die Idee kommen konnte, dass ich schwänzte. Derweil ging ich meiner Lieblingsbeschäftigung nach: beobachten. Damals kam mir das erste Mal die Idee, Fotografin zu werden und diese wimmelnde, chaotische, wunderschöne Welt zu durchstreifen.

Jetzt betrachtete ich Edythe Katten, die mit einem kleinen Silberlöffelchen in ihrem Tee rührte, und lauschte ihren Erinnerungen an die Lower East Side. »Ich vermisse das alles so sehr. Meine Familie, das Viertel, die Lebendigkeit, die Enge …« Ihr Blick schweifte zum Fenster und blieb dort hängen. »Vielleicht hört sich das seltsam an, aber manchmal denke ich, wenn ich meinen Garten nicht hätte, würde ich wieder zurück in mein altes Viertel ziehen.«

»Das hört sich kein bisschen seltsam an. Wollen Sie ihn mir vielleicht zeigen, Ihren Garten?«

Die Bitte schien sie zu überraschen, aber sie nickte und stand auf.

Es war einer der seltenen strahlenden Sonnentage. Der Garten fiel neben dem Haus in Terrassen bis zum Fuß des Hügels ab. Wir standen da und sahen hinunter, bewunderten den Pfad, die Kamelien und die Buchsbaumsträucher, die in voller Blüte stehenden Rosen, die Reihen sattgrün belaubter Zitrusbäume, die voll reifender Früchte hingen. Eingerahmt war der Garten von dem freien Blick auf die Bucht.

»Wie würden Sie mich fotografieren?«, fragte sie, als wir das hübsche Gewächshaus erreichten.

Bei unserem Gang durch die Villa hatte ich eine silbergerahmte Atelieraufnahme an der Wand bemerkt. Sie war viktorianisch steif. Man sah darauf eine große Familie. Der Fotograf hatte die Frauen auf Stühle gesetzt. Ihre gestärkten weißen Kleider reichten bis auf den Boden und sie trugen aufwendige Hochsteckfrisuren mit Zöpfen und Knoten. Die klein gewachsene Edythe Katten war leicht auszumachen. Hinter ihr stand ein Mann, der Mr Katten sein musste.

Viele Kunden kamen mit einer festen Vorstellung, wie sie auf ihrem Porträt aussehen wollten, und darüber durfte man sich keinesfalls hinwegsetzen. Bei anderen dagegen spürte man Offenheit, und die nahm ich auch bei Edythe Katten wahr. Seit meinem

Eintreffen hatte ich ihr die ganze Zeit Fragen gestellt und mir ihre Antworten gemerkt.

»Ich würde Sie genau hier fotografieren«, sagte ich.

Sie hob die Augenbrauen. »Meinen Sie?«

Egal wie sehr die Menschen sich hinter einer Fassade zu verstecken versuchten, sie wollten doch immer auch erkannt und verstanden werden. Der Wunsch, gesehen zu werden, war um vieles stärker als der, bewundert zu werden, wenn er auch selten erfüllt wurde.

»Ja. Es wäre ein wunderbares Porträt.«

Rasch überlegte ich und ging die Details im Kopf durch. Sie müsste von Nahem aufgenommen werden, um ihr schönes Profil einzufangen. Außerhalb eines Ateliers hatte ich noch nicht oft fotografiert. Es wäre nicht leicht, vielleicht sogar unmöglich. Der Platz hier war idyllisch, aber das machte es nicht einfacher. In einem Atelier konnte ein bestimmtes Licht geschaffen und verändert werden. Bei dem wechselhaften Wetter von San Francisco durfte man nicht darauf zählen, zufällig die richtige Stunde zu erwischen. Aber die Idee hatte sich in mir festgesetzt und ich wollte sie nicht aufgeben.

»Mrs Katten ?«

»Edythe, bitte.«

»Edythe. Das Licht ist optimal. Wir können gleich anfangen.«

»Jetzt gleich?« Ihre Züge wurden weicher und ihr Lächeln breiter. Die Nachmittagssonne hob das tiefe Haselnussbraun ihrer Augen hervor. »Warum nicht«, sagte sie kurzerhand und wir fingen an.

»Ich hab's!«, rief ich, als ich an diesem Abend Caroline im Coppa traf. Ich setzte mich zu ihr an den Tisch, warf meine Handtasche neben mich und wäre ihr vor Begeisterung beinahe um den Hals gefallen.

»Was denn?«

Ich zog Edythe Kattens überaus großzügigen Scheck aus der Tasche und reichte ihn ihr. Wie ich mir gedacht hatte, kannte Caroline den Namen Katten. Sie sah auf den Scheck, dann zu mir und schrie vor Überraschung leise auf.

»Woher kennst du denn Edythe Katten?«

»Imogen hat mich ihr empfohlen und heute habe ich sie besucht. Ich habe ein paar Aufnahmen von ihr im Garten gemacht, und jetzt will sie, dass ich auch ihre Töchter porträtiere.«

»Das hast du gut gemacht!«, sagte sie, legte einen Arm um meine Schulter und drückte mich an sich. »Wenn du Kunden wie Edythe Katten hast, wirst du im Handumdrehen dein eigenes Atelier eröffnen können. Soweit ich weiß, hat sie hervorragende Beziehungen. Bald werden sich alle eleganten Frauen aus Pacific Heights, Nob Hill und Russian Hill von dir porträtieren lassen wollen.«

Zusätzlich zu dem üblichen Teller Nudeln feierten wir mit Cannoli und Champagner – auf meine Rechnung. Normalerweise hätte ich mir das nicht leisten können, aber mit dem Scheck in der Tasche fühlte ich mich wie ein Krösus.

Caroline wollte alles über die Aufnahmen wissen. Interessiert hörte sie zu, als ich erzählte, dass Edythe Katten in der Lower East Side aufgewachsen war. So plauderte ich vor mich hin, bis mir irgendwann aufging, dass ich mich noch gar nicht nach ihrem Tag erkundigt hatte.

Augenblicklich veränderte sich ihre Miene. Sie senkte den Blick. »Sie haben mich weggeschickt.«

»Was?«

»Sie haben mich entlassen.«

»Aber warum denn?«

Sie verschränkte die Arme. Löste sie wieder. »Du weißt doch von der alten Tonne.«

Ich nickte.

In diese Tonne wanderte alles, was im White House ausgemustert wurde. Stoffreste, alte Knöpfe, Papierblumen von Hüten, die man nicht mehr verwenden konnte. Das meiste war unbrauchbar, aber hin und wieder fand Caroline etwas, mit dem sie etwas anfangen konnte.

»Was ist damit?«

»Na ja, eine meiner Kolleginnen hat sich eine Geschichte aus den Fingern gesogen, dass Stoff gestohlen worden wäre. Gerade als ich gehen wollte, kam sie mit dem Chef an, und er hat mich gezwungen, ihm meine Tasche zu zeigen. Darin lag ein Fetzen Shantungseide, den ich ganz unten in der Tonne gefunden hatte, aber sie behaupteten, ich hätte ihn gestohlen.« Sie rieb sich die Schläfen. »Nachdem ich so lange für das White House gearbeitet habe, stehe ich jetzt da und habe nichts vorzuweisen, nicht einmal ein Zeugnis. Wahrscheinlich werden sie mir nicht mal mehr den ausstehenden Lohn zahlen. Wenn man fristlos gekündigt wird, hat man keinen Anspruch darauf.«

»Das tut mir leid …«, setzte ich an, dann fiel mir der Scheck in meiner Tasche ein. »Ich kann dir Geld borgen, bis du etwas Neues hast.«

»Ach, ich komme schon zurecht«, sagte sie und schlug mein Angebot aus. »Ich freue mich so sehr für dich, Dorrie. Ehrlich. Wenn du Edythe Katten auf deiner Seite hast, wirst du genug Aufträge bekommen. Sie kennt jeden von Rang und Namen. Bald werden sich alle von dir porträtieren lassen wollen. Sie werden sich um dich reißen. Wart's nur ab!«

In der ersten Juliwoche ging ich mit einem Stapel Fotografien unterm Arm zu Sidney Franklins Büro in Downtown. Ich hatte mich mit einem gegürteten Kostüm und einer weißen Bluse mit hohem Kragen in Schale geworfen. Als ich vor der Tür stand, war ich einen kurzen Moment lang versucht, auf dem Absatz kehrtzumachen und die Eingangsstufen wieder hinunterzuhasten, aber ohne Geldgeber blieb mein Traum, ein eigenes Atelier zu eröffnen, genau das, ein Traum. Wenn es jemanden gab, der mir helfen konnte, dann war das Sidney Franklin.

Nachdem ich in einem engen klapprigen Aufzug hinaufgefahren war, ging ich einen Korridor entlang, bis ich auf eine Tür stieß, an der ein Schild mit seinem Namen hing: S. Franklin Incorp. Ich holte tief Luft und trat ein.

Hinter dem Schreibtisch im vollen Empfangszimmer saß ein bleichgesichtiger Sekretär. Auf den Stühlen saßen ein halbes Dutzend Männer. Der Sekretär sah auf und runzelte die Stirn. »Sie müssen warten«, sagte er. »Er ist in einer Besprechung.« Zweimal musste ich ihm meinen Namen nennen und dann fast eine Stunde warten, aber schließlich führte er mich in Sidney Franklins Büro.

Franklin erkannte mich, stand auf, gab mir die Hand und lud mich mit einer Geste ein, Platz zu nehmen.

»Haben Sie weitere Fotografien mitgebracht, Miss Lange?«

Ich zog die Abzüge aus der Mappe und breitete sie einen nach dem anderen fein säuberlich auf dem Tisch aus. Er ließ seinen Blick darüber schweifen. Dann nahm er den einen oder anderen hoch, betrachtete ihn eingehend und wandte sich wieder den anderen zu.

»Das sind hervorragende Bilder. Wie viel verlangen Sie dafür?«

Mein Blick wanderte zum Fenster. Von dort aus sah man auf die Münzanstalt mit ihren hohen Säulen und breiten Stufen. Das war meine Gelegenheit. Ich räusperte mich. »Eigentlich stehen sie nicht zum Verkauf.«

»Ach nein? Ich fürchte, das verstehe ich nicht, Miss Lange. Haben Sie nicht die Absicht, Geld mit Ihren Fotografien zu verdienen?«

Ich holte tief Luft. »Meine Absicht ist, ein Porträtatelier zu eröffnen, und ich würde Ihnen gerne einen Vorschlag unterbreiten, Mr Franklin.«

Er hob die Augenbrauen und schüttelte den Kopf. »Miss Lange.

Ich weiß nicht genau, wie ich es sagen soll, daher will ich es ganz offen formulieren: Frauen führen keine Fotoateliers.«

»Sie selbst haben im Camera Club gesagt, dass einige der besten Fotografen in dieser Stadt Frauen sind.«

»Das sind sie auch, selbstverständlich, aber das ändert nichts an dem Umstand, dass keine einzige von ihnen ein Atelier betreibt.«

»Nun, eine muss die Erste sein.«

»Und Sie glauben, dass Sie diejenige sind?«

»Ich konnte in New York über fünf Jahre Erfahrung bei Clarence White und Arnold Genthe sammeln...«

»Ich will Ihnen nicht zu nahe treten, Miss Lange«, unterbrach er mich. »Aber für jemanden zu arbeiten, so berühmt und erfolgreich er auch sein mag, ist etwas anderes, als ein eigenes Geschäft zu führen. Wie dem auch sei, das ist ohnehin nicht meine Branche. Ich verfüge weder über Wissen noch Erfahrung im kommerziellen Bereich der Fotografie. Ich bin nur Sammler.«

Ich sah auf seine Hände. Am Ringfinger der linken Hand steckte ein breiter Goldring. Das Gold glänzte – er war frisch verheiratet.

»Darf ich Sie etwas fragen, Mr Franklin?«

»Nur zu.«

»Was hielten Sie davon, wenn ein Mann Ihre Frau bei Ihnen zu Hause aufsuchen würde?«

»Ein Mann? Was für ein Mann?«

»Ein Fremder oder fast Fremder. Ein Mann kommt in Ihr Haus und verbringt mehrere Stunden allein mit Mrs Franklin. Würde Ihnen ein solches Arrangement behagen?«

»Nein, das würde es nicht, aber bitte, worauf wollen Sie hinaus, Miss Lange?«

»Um es mit einem Wort zu sagen: Zugang. Frauen haben Zugang zu Orten, an denen Männer nicht willkommen sind.«

Ich hatte darauf gehofft, seine Neugier zu wecken, und das hatte ich erreicht, also fuhr ich fort: »Welcher Mann sieht es gern, wenn ein anderer Mann sein Haus aufsucht? Natürlich gibt es Ausnahmen, aber ich frage Sie, wie viele Männer kennen Sie, die einem anderen Mann vorbehaltlos die Tür zu ihrem Heim öffnen würden?«

»Nicht viele, das ist wahr.«

»Gedanken dieser Art müssen Sie sich bei einer Fotografin nicht machen. Eine Frau verfügt über das Vertrauen der Ehemänner und das ihrer Frauen. Sie kann überallhin.«

»Ein interessanter Gedanke.«

»Das ist mehr als nur ein Gedanke, Mr Franklin. Meine Auftraggeber, die Kattens, wissen dieses Arrangement sehr zu schätzen.«

Wie erwartet sah er mich mit noch größerem Interesse an. »Simon Katten?«

»Und seine Frau Edythe«, fügte ich hinzu. »Kennen Sie sie?«

»Ich hatte leider noch nicht das Vergnügen. Sie sagten, Sie wollten mir einen Vorschlag unterbreiten?«

»Ja.« Ich hielt kurz inne. »Ich suche einen Geldgeber.«

Er sah mich mit festem Blick an, das aufblitzende Interesse war einem ruhigen Leuchten gewichen. »Und wie wollen Sie den Kredit absichern?«

Ich sah auf die zehn Porträts, die ich vor ihm ausgebreitet hatte.

Er nahm seine Brille ab. »Das sind wundervolle Bilder«, sagte er nach eingehender Betrachtung. »Aber bei allem Respekt, als Absicherung taugen sie nicht viel. Wie viel brauchen Sie für den Anfang? Zweitausend?«

»Eher dreitausend.« Ich sagte das in gelassenem Ton, obwohl ich so viel Geld in meinem ganzen Leben noch nicht gesehen hatte. »Ich zahle es zurück. Bis auf den letzten Penny.«

Seine Augenbrauen zogen sich zusammen, als würde er schnell ein paar Zahlen überschlagen und wäre mit dem Ergebnis nicht zufrieden. »Das ist eine große Summe«, sagte er schließlich. »Eine sehr große.«

»Mag sein. Aber im Verhältnis zu dem, wie viel Sie verdienen können, Mr Franklin, ist sie wiederum nicht so groß.«

Er beugte sich vor und verschränkte die Hände auf dem Tisch. »Nehmen wir einmal an, ich würde mich auf Ihr Ansinnen einlassen. Ich investiere eine große Summe Geldes. Was passiert, wenn Ihr Plan nicht aufgeht?«

Das war eine völlig berechtigte Frage und ich hatte damit gerechnet. »Ich werde Ihnen das Geld in monatlichen Raten zurückzahlen. Sie werden es in kürzester Zeit mit fünfzehn Prozent Zinsen zurückerhalten.«

»Fünfzehn Prozent?« Offenbar wusste er nicht, ob er interessiert oder amüsiert sein sollte. »Um das zu erwirtschaften, müssten Sie das Doppelte von dem verlangen, was andere Fotografen verlangen. Mindestens. Wer soll Ihnen denn solche Preise zahlen?«

Ich schwieg. »Wie hoch ist üblicherweise der höchste Satz?«, hatte Genthe mich immer wieder gefragt. Ich hatte ihm die Summe genannt. »Und die verdoppeln Sie«, sagte er dann. Diese charmante Großspurigkeit hatte er sich in seiner Zeit als Gesellschaftsfotograf angeeignet. Er wusste, wie die Reichen dachten und dass die Preise für sie weit höher sein mussten als die, die Normalsterbliche zahlen konnten, damit sie zufrieden waren. Auf dieser Theorie hatte er mit großem Erfolg sein Geschäft aufgebaut.

Jetzt sah ich Sidney Franklin in die Augen und wiederholte einen von Genthes Leitsätzen. »Nichts schreckt Vermögende so sehr ab wie ein günstiger Preis.« Nach kurzem Schweigen fügte ich hinzu: »Die Auftraggeber, für die ich arbeiten will, werden auf Höchstpreisen bestehen.«

»Sie sind sehr clever, Miss Lange.« Er lächelte, und es war ihm anzusehen, dass er ins Überlegen kam. »Einigen wir uns auf zwanzig Prozent Zinsen und einen Anteil von dreißig Prozent an dem Geschäft.«

Ich zögerte. Dreißig Prozent kamen mir fürchterlich viel vor, aber ohne seine Beteiligung würde ich genau hundert Prozent von nichts besitzen.

»Gut«, sagte ich, »aber ich behalte mir das Recht vor, Ihnen Ihre Anteile jederzeit abkaufen zu können.«

Erneut glitt sein Blick bewundernd über meine Fotografien, dann schob er seinen Stuhl zurück und stand auf. »Einverstanden«, erklärte er und streckte die Hand aus. Er schob die Fotografien zu einem Stapel zusammen. »Bis dahin«, sagte er schließlich, »befreie ich Sie von dem hier.«

Als ich Caroline erzählte, dass ich mich mit Sidney Franklin geeinigt hatte und ein Ladenlokal für mein Atelier suchte, sprang sie von ihrem Stuhl auf, schlang die Arme um mich und drückte mich an sich. Dann sagte sie, ohne eine Sekunde zu zögern: »Union Square. Es muss am Union Square liegen!«

Als ich zu Sidney Franklin gegangen war und ihn dazu gebracht hatte, mich zu unterstützen, war ein Anfang gemacht, aber es würde noch sehr viel mehr brauchen, um das Atelier zum Erfolg zu führen. Wenn ich die gewünschte Kundschaft an Land ziehen wollte, musste ich mich entsprechend verkaufen. Selbst wenn die sehr reichen Auftraggeber erwarteten, dass ich zu ihnen nach Hause käme, bräuchte ich eine elegante Fassade, um sie überhaupt anzulocken, erklärte mir Imogen. Dafür war die Lokalität entscheidend. In den meisten Straßen der Stadt ließen Frauen sich nicht sehen. Je wohlhabender eine Frau war, desto seltener verließ sie die eigenen vier Wände, auch wenn sich das langsam änderte: Der modernen vermögenden Frau war es erlaubt, das Geld nach Gutdünken selbst auszugeben.

Für ein elegantes Fotoatelier wäre der Union Square der geeignete Ort. Ich wusste sofort, dass Caroline recht hatte. Nirgends sonst in der Stadt gab es schickere Läden. In den Straßen um den Platz mit ihren Kaufhäusern und Hotels, unzähligen Passanten,

Straßenbahnen und Automobilen herrschte stets geschäftiges Treiben. Nur leider waren hier auch die Mieten höher als in so gut wie jedem anderen Viertel.

»Da fällt mir etwas ein«, sagte sie, als ich diesen Einwand vorbrachte. Sie biss sich auf die Unterlippe und kniff nachdenklich die Augen zusammen. »In der Sutter Street gibt es einen verwaisten Laden. Auf dem Weg nach Downtown bin ich mehrmals daran vorbeigegangen. Er steht seit Monaten leer. Zwar liegt er nicht direkt am Platz, aber für deine Zwecke wahrscheinlich nahe genug. Sollen wir uns den einmal ansehen?«

Sutter Street 540 war ein schönes altes Gebäude, eines der sehr wenigen, die das Erdbeben und die Feuer überdauert hatten. Ihm haftete genau wie dem Monkey Block etwas von den alten Goldfieberzeiten an. Was es jedoch besonders auszeichnete, war, dass es sich in einer geschäftigen Straße einen Block vom Union Square entfernt befand. Man betrat es durch die mondänen Hill-Tollerton-Galleries für Druckgrafik. Etwas weiter die Straße hinunter lag das exquisite Einrichtungshaus Gump und gleich nebenan der Salon von Elizabeth Arden mit seiner rot glänzenden Tür. Das alles war sehr vielversprechend – bis wir den Hausverwalter trafen.

»Ich vermiete nicht an Frauen«, sagte er, als ich mich nach den leer stehenden Räumen erkundigte. Er hielt es nicht für nötig, das verblümt oder gar entschuldigend vorzubringen, sondern sagte es ganz unumwunden. Was er dagegen nicht ausdrücklich sagte, aber seine Miene verriet, war, dass seiner Ansicht nach zwei Frauen nur eine Art von Geschäft gründen konnten, und das war weder ehrlich noch anständig.

Caroline stupste mich mit dem Ellbogen an.

»Eigentlich möchte mein Geschäftspartner, Mr Sidney Franklin, das Ladenlokal mieten.«

»Sidney Franklin?« Seine Augenbrauen schossen in die Höhe. »Der mit den vielen Immobilien?«

»Genau der. Mr Sidney Franklin.«

Er blieb zwar reserviert, aber der Name von Sidney Franklin stimmte ihn deutlich freundlicher. »Was für ein Geschäft betreiben Sie, sagten Sie?«

»Porträtfotografie.« Dann fügte ich nach kurzem Schweigen hinzu: »Für eine exklusive Kundschaft.«

»Verstehe.« Sein Blick glitt zu Caroline und wieder zurück zu mir. »Und sie?«, sagte er und deutete mit dem Kinn Richtung Caroline. »Was hat sie damit zu tun?«

Darauf waren wir vorbereitet – vielmehr hatte Caroline mich darauf vorbereitet. Jetzt sah ich sie rasch aus dem Augenwinkel an. Sie blickte zu Boden.

Erneut stupste sie mich an. Ich räusperte mich und gab die Antwort, die wir uns zurechtgelegt hatten. »Miss Lee ist meine Assistentin.« Er legte die Stirn in Falten.

»Bei uns hier sind sonst keine Orientalen beschäftigt«, sagte er und rieb sich das Kinn. »Nur in den Restaurants und Hotels, und das nicht zu wenig.« Ich sah, wie es in seinem Kopf arbeitete. Die Räume standen schon seit Langem leer, und das könnte noch einige Zeit so bleiben. »Ich hab gehört, dass sie fleißig sind. Wenn Sie mich fragen, kann man ihnen wohl kaum einen Strick draus drehen, dass sie arbeiten wollen. Da sind manche vielleicht anderer Meinung, aber ich sage, dass man ihnen daraus keinen Strick drehen kann, nein.«

Er nickte, als hätten wir uns darauf einigen können, dann führte er uns den Flur hinunter und öffnete die Tür. Einen winzigen Moment lang sahen Caroline und ich uns in die Augen und lächelten, aber dann ging die Tür knarrend auf und meine Hochstimmung verflog.

Die Räume, die er uns zeigte, waren klein, schäbig und verwahrlost. Die Wände mussten gestrichen werden. Die großen bodentiefen Fenster blickten auf einen Hof mit einem entzückenden kleinen Wasserbecken samt Springbrunnen, aber die Scheiben waren milchig und altersfleckig. Das war allerdings längst nicht das Schlimmste. Als wir dem Mann über eine Treppe in den Keller folgten, empfing uns der durchdringende, Übelkeit erregende Geruch nach Schimmel. Später erfuhren wir, dass vor Monaten die Wasserrohre geplatzt waren und der Keller überflutet worden war. Die Bodendielen hatten sich vollgesogen und aufgeworfen. Über den Streit, wer verantwortlich für das Missgeschick war, wurden die Räume nicht weitervermietet. Als Caroline und ich sie besichtigten, war der Schimmel die Wände hochgewuchert und der Moder am Boden war fast zehn Zentimeter dick.

»*So* schlimm ist es nicht, Dorrie«, sagte Caroline, als wir uns in der Konditorei an einen Tisch setzten.

Von dem Tisch aus hatte man einen freien Blick auf die Sutter Street. Ich sah auf die prachtvollen Gebäude, die Kunstgalerien, den Strom eleganter Frauen. Diese Straße hätte genauso gut in Paris liegen können – nicht, dass ich jemals in Paris gewesen wäre, aber so stellte ich es mir vor.

Und dann blieb mein Blick an der Sutter Street 540 hängen und ich sah nichts als Hässlichkeit.

»Das kannst du nicht ernst meinen«, sagte ich. »Es ist fürchterlich. Nein, schlimmer. Es ist katastrophal. Kein Wunder, dass die Miete so niedrig ist.«

»Na gut, es ist schrecklich, aber man kann etwas daraus machen. Und du musst zugeben, dass es perfekt liegt. Für ein Ladenlokal am Union Square müsstest du das Doppelte zahlen.«

»Hast du die Böden gesehen? Und diese grauenvolle Tapete? Das alles in Ordnung zu bringen ist wahrlich keine leichte Aufgabe.«

»Es muss ja auch nicht leicht sein, Dorrie. Es muss nur möglich sein. Die Räume haben ihren Reiz, und das zählt. Die Fenstertüren sind einfach spektakulär und der Kamin ist einzigartig. Du kannst etwas Wunderschönes daraus machen. Bestimmt.«

Auf einmal kam mir eine Idee. Ich stellte meine Teetasse ab. »Ich nicht, Caroline, aber du. Ehrlich, ich kann mir niemanden vorstellen, der eher imstande wäre, die Räume komplett zu verwandeln. Willst du nicht mit mir zusammenarbeiten?«

Sie hob eine Augenbraue. »Als deine Assistentin?«

»Assistentin, Partnerin – ganz wie du magst. Ich wäre froh, wenn ich dich an meiner Seite wüsste.«

Finanziell stand es schlecht um sie – vermutlich schlechter, als sie mir sagte. Überall hatte sie nach Arbeit gefragt, aber seit Kriegseintritt tauchten in immer mehr Fenstern Schilder auf, die verkündeten: KEINE CHINESEN und ORIENTALEN NICHT ERWÜNSCHT.

Sie zögerte. »Aber ich habe doch keine Ahnung von Fotografie.«

»Ich könnte dir alles, was du willst, beibringen. Außerdem gibt es genug anderes zu tun. Die Buchhaltung, Termine vereinbaren, die Kunden empfangen. Es wird mehr sein, als ich allein schaffen kann.«

Schnell überlegte ich, wie es gehen und wir es organisieren könnten, was es bedeuten würde.

»Überleg doch, Caroline, du müsstest nicht mehr im Keller eines Kaufhauses sitzen. Du brauchst Arbeit, also lass es uns gemeinsam machen. Ich bezahle dir mehr als das White House. Du könntest etwas ganz Neues anfangen. Du müsstest auch nicht mehr so viel arbeiten. Während der Zeiten, in denen wenig los ist – was vormittags bestimmt der Fall sein wird –, könntest du dich deinen Schneiderarbeiten widmen.«

Caroline neigte leicht den Kopf und ihr Lächeln wurde breiter. »Ich stelle mir dunkelgrüne Samtvorhänge vor, einen oder zwei Kronleuchter ...«

»Sag bitte Ja«, ich legte meine Hände auf ihre. »Sag, dass du mitmachst.«

Ich musterte ihr Gesicht. Sie hatte zehn Stunden am Tag, fünf Tage die Woche, an einem Ort gearbeitet, wo die beste Aussicht darin bestand, nicht bemerkt zu werden. Diese Zeit im Keller eines Kaufhauses hatten ihr deutlich gemacht, was für sie möglich war und was nicht.

»Vielleicht sollten wir es versuchen«, sagte sie schließlich, und so geschah es auch und wir beiden wurden »Die Fotografin und die Orientalin«, die bald, wenn auch nur kurz, San Franciscos Herz eroberten.

Kapitel 8

An dem Tag, an dem wir in der Sutter Street 540 einzogen, kam Caroline wie eine Fliederwolke duftend angerauscht, die Nägel frisch lackiert und die Haare zu einem Bubikopf geschnitten, der kürzer war denn je. Die neue Frisur war entzückend, nicht zuletzt, weil man so ihre munter schwingenden Ohrhänger gut sehen konnte. Vor Kurzem hatte sie sich Ohrlöcher stechen lassen, was mehr als nur ein wenig schockierend war, zumindest für eine Frau, die Wert auf ihren Ruf legte. Ich fand, dass ihr Ohrringe hervorragend standen.

»Sieh dir das an!«, rief sie, als sie die Tür mit dem Fuß aufstieß. Entschlossenheit und Freude strahlten aus ihren Augen.

Sie hatte zwei Ledertruhen mitgebracht und schleppte sie in den vorderen Raum. Ich sprang auf und half ihr, sie hineinzutragen. Da wir noch keine Möbel hatten, konnten wir uns nirgends hinsetzen. Ich sah zu, wie sie sich im Schneidersitz auf dem Boden niederließ, die Messingschnallen an einer der Truhen löste und sie auspackte.

Zum Vorschein kamen Kleider in allen Farben, Mäntel aus falschem Pelz und vielleicht auch aus echtem, dazu etliche Unterkleider und Hemdchen, Schals und Schuhe mit hohen Absätzen.

»Da ist es!«, sagte sie, nachdem sie eine Weile in der Truhe gekramt hatte. Sie stand auf und hielt ein Stück in die Höhe. Es war ein lose geschnittenes, besticktes Kleid im orientalischen Stil. Sein Grün war so blass, dass es beinahe gelb wirkte. Die Ärmel waren luxuriös weit, die Manschetten mit feinen Goldfäden bestickt und der Stoff wurde zum Saum hin dicker.

»Spektakulär, ehrlich. Der Stoff ist umwerfend.«

»Pongé-Seide«, sagte sie fröhlich, zog sich bis auf das Unterkleid aus und streifte es über. »Das habe ich für ganz kleines Geld auf dem Trödelmarkt in Alameda bekommen«, fügte sie hinzu und zog den Gürtel um die Taille eng.

Noch nie hatte ich sie in einem annähernd ähnlichen Kleid gesehen. Es stand ihr hervorragend, aber eigentlich stand Caroline alles.

Sie fing an, in den auf dem Boden liegenden Kleidern zu wühlen. Halb erwartete ich, dass sie den blauen Zwilling zu dem Kleid, das sie trug, herauszog, aber dann wurde es eine Art Tunika mit langem Volantrock.

»Ich habe eine Idee, aber erst mal musst du das anprobieren.«

Im ersten Moment dachte ich, dass sie an einem neuen Entwurf arbeitete. Oft bat sie mich, die Stücke, die sie gerade fertigstellte, probehalber anzuziehen. Sie sehe sie dann besser, sagte sie immer. Zuerst schlüpfte ich also in die Tunika, dann in den Rock. Als ich beides angezogen hatte, trat sie einen Schritt zurück, verengte die Augen zu Schlitzen und musterte mich prüfend.

»Da fehlt noch der letzte Schliff«, sagte sie. Sie kramte in der Truhe und zog einen langen Seidenschal mit Paisley-Muster heraus.

»Ach, ist der hübsch.«

»Ja, nicht wahr? Um die Haare gebunden sieht er bestimmt bezaubernd aus.«

»Dann probiere ich ihn mal.«

»So ist es brav«, sagte sie, faltete den Schal, legte ihn mir um den Kopf und band ihn in meinem Nacken zu einer großen Schleife.

Als Nächstes trug sie Kajal um meine Augen auf, allerdings mit nicht ganz so dramatischem Effekt wie bei ihr. Auch die zwei Rougeflecken auf meinen Wangen ließ ich mir gefallen, aber bei dem roten Lippenstift weigerte ich mich. Sie selbst ging nie ohne aus dem Haus (kirschrot für den Tag, schwarzrot für den Abend), und an ihr gefiel es mir, aber ich fand nicht, dass ich so etwas tragen konnte.

»Sieh es dir an«, sagte sie, zog einen Taschenspiegel aus ihrer Handtasche und reichte ihn mir.

Ich konnte zwar nur kleine Ausschnitte von mir sehen, ahnte jedoch, dass ich selbst niemals etwas derart Gewagtes für mich ausgesucht hätte. Aber es gefiel mir, sehr sogar.

»Also«, sagte ich und gab ihr den Spiegel zurück. »Was ist das für eine neue Idee?«

Sie klappte den Spiegel zu. »In San Francisco gibt es bereits mehrere Fotoateliers, oder?«

»Zwölf, und da zähle ich nur die guten.«

»Das ist nicht wenig Konkurrenz. Eigentlich gibt es also mehr als genug Ateliers.«

»Was willst du damit sagen?«

»Damit will ich sagen, dass du etwas bieten musst, was dich von den anderen unterscheidet. Das hast du selbst gesagt. Natürlich hat Erfolg mit Talent zu tun, und das besitzt du, weshalb du ja schließlich auch Erfolg haben wirst, aber um dorthin zu gelangen, musst du dich von der Konkurrenz absetzen.«

»Wie soll ich das anstellen?«

»Erinnerst du dich noch, dass du mir einmal erklärt hast, was die Kunden wirklich wollen, wenn sie zu dir kommen? Dass ein Porträt ihnen die Gelegenheit bietet, wie hast du es noch mal genannt: ›sich selbst in einer schönen Geschichte zu sehen‹?«

Das war eines der Credos von Arnold Genthe. Ich hatte es mehrmals erwähnt, aber ich war überrascht, dass sie es sich gemerkt hatte.

»Das heißt, wenn man Dorothea Lange mit einem Porträt beauftragt, dann darf es nicht darum gehen, ein Bild von sich machen zu lassen, zumindest nicht nur. Es muss eine umfassende Erfahrung sein. Und wie kann man das leichter erreichen als durch eine bestimmte Atmosphäre?«

»Atmosphäre?«

»Na ja, Aura, Stimmung.«

»Wie Sadakichi und sein House of Grand Passion?«

»Du begreifst schnell! Du hast selbst gesehen, wie verrückt all die reichen Frauen nach ihm waren. Die Leute hier lieben so etwas. Sie kaufen dir alles ab, wenn du ihnen nur sagst, dass es neu und exotisch ist. Bist du kürzlich einmal bei Gump vorbeigekommen?«

Ich schüttelte den Kopf.

»Diese Woche haben sie die Schaufenster mit antiken Kimonos dekoriert. Letzte Woche war es chinesisches Porzellan aus dem dritten Jahrhundert. Und dann die Musterräume im Laden. Bis an die Decke stapelt sich dort orientalischer Schnickschnack … Es ist überwältigend, genau wie bei Sadakichi.«

»Aber das bei ihm war eine Art Theatervorstellung, und bevor du mir erzählst, dass die Welt ein einziges großes Theater ist, will ich dich fragen …« Mein Blick blieb an ihrem Seidenkleid hängen. »Ob du tatsächlich eine solche Rolle übernehmen willst?«

»Hör mir zu, Dorrie, wir wissen beide, dass du dir die Mühe sparen kannst zu verschleiern, dass eine Chinesin bei dir arbeitet. Warum solltest du es also nicht zu deinem Vorteil nutzen? Zu unserem Vorteil?« In ihren Augen blitzte es auf. Übermütig und belustigt.

»Na schön. Ich verstehe, was du meinst. Und wodurch sollen wir diese ›Atmosphäre‹ noch herstellen?«

»Gut, dass du fragst«, sagte sie und öffnete die zweite Truhe.

Carolines Idee bestand darin, das Atelier in eine Mischung aus einem eleganten englischen Salon und einem Boudoir wie aus Tausendundeiner Nacht zu verwandeln. Die Anregung dazu stand in Samt gewickelt hinter ihrer Nähmaschine: ein alter Samowar, den sie auf einem Trödelmarkt entdeckt und auf Hochglanz poliert hatte. Ich ließ meine Finger über die Gravur gleiten, fasziniert von dem fein ziselierten Muster. Das gewichtige Ding war wunderschön und nicht sehr nützlich, was natürlich Sinn und Zweck war.

Mit unseren begrenzten Mitteln war es nicht ganz einfach, das Atelier einzurichten, aber wir lebten ja in San Francisco. Wie Caroline erklärte, konnte man hier alles für wenig Geld finden. Man musste nur wissen, wo man zu suchen hatte, und das tat sie. Zusammen durchstreiften wir Trödelläden und Flohmärkte. Sie erkannte auf den ersten Blick, was etwas taugte und was nicht. So sammelten wir jede Menge Möbel, Dekorationsstücke, Krimskrams. Bald waren wir stolze Besitzerinnen eines mit schwarzem Samt bezogenen Chesterfield-Sofas, das sie auf dem Alameda-Flohmarkt praktisch geschenkt bekommen hatte, dazu ein paar hübsche, wenn auch leicht abgetretene Perserteppiche. Das alles mit der Fähre über die Bucht zu schaffen, war eine Herkulesaufgabe, aber sie heuerte zwei ungehobelt aussehende junge Männer an und gab ihnen fünf Cent dafür, dass sie uns halfen.

Während Caroline sich mit Begeisterung darauf stürzte, »Atmosphäre« zu schaffen, war ich nach wie vor verunsichert und nervös und keineswegs überzeugt, dass wir am Ersten des nächsten Monats tatsächlich eröffnen konnten. Die Tage vergingen wie im Flug und die Renovierung der Räume kam nur langsam voran. »Es wird klappen«, sagte Caroline immer wieder, aber da war ich mir keineswegs sicher. Abgesehen von den Renovierungsarbeiten mussten ein Gewerbeschein besorgt und Verträge geschlossen werden. Selbst nach einem Treffen mit Franklin, der eine Kaution hinterlegte, gab uns der Hausverwalter mehr als einmal zu verstehen, dass »unsere Art Geschäft« sich womöglich nicht für diese Gegend schickte. Zum Glück schaltete Sidney Franklin sich ein und leistete Überzeugungsarbeit, in deren Verlauf womöglich ein paar Scheine den Besitzer wechselten.

Ich stellte einige Arbeiter an, die den kaputten Dielenboden entfernten und neuen verlegten. Klempner ersetzten die geborstenen Rohre. Als das vollbracht war, putzten Caroline und ich die Räume von oben bis unten und von hinten bis vorne. Wir rissen die Fenster auf, fegten die Böden, die Ecken und die Wände, polierten die Lampen, wischten die Dielen und ließen den Kaminsims mit Orangenöl ein. Zuerst wurden die Räume nach und nach heller, dann fingen sie an zu strahlen.

Langsam und auf wundersamen Wegen fanden andere Dinge zu uns. Ich löste meine Kamera aus, was an sich schon ein echter Coup war. Noch mehrmals fuhren Caroline und ich über die Bucht zu dem Flohmarkt, und während sie die Stände nach Möbeln und Dekor absuchte, machte ich mich auf die Jagd nach einer Fotoausrüstung. Es war wirklich erstaunlich, was hier alles zu finden war, und mir wurde bewusst, dass in San Francisco ein Vermögen ebenso schnell verloren ging, wie es gemacht wurde. Ein Erdbeben konnte einem in mehrfacher Hinsicht den Boden unter den Füßen wegreißen, ein Feuer den gesamten Besitz rauben, eine Flut konnte einen in die Bucht spülen, aber hier war man sich bewusst, dass sich die Lebensumstände stets von einem Tag auf den anderen radikal ändern konnten. Eine Folge davon war, dass so gut wie alles, was das Herz begehrte, aus zweiter Hand zu erwerben war – wenn man nur wusste, wo man suchen musste und wie man es instand setzen konnte.

Ich hatte Caroline gesagt, dass ich ihr alles übers Fotografieren beibringen würde, was sie wissen wollte, und dazu war jetzt Gelegenheit. Wir fingen mit dem richtigen Hintergrund an. Dann zeigte ich ihr, wie man den Stoff gefällig drapierte. In der Dunkelkammer brachte ich ihr bei, wie man die Entwicklungs- und Fixierbäder mischte, wie man die Bilder in die Schalen legte, wie man erkannte, dass ein Abzug fertig war und aus dem Bad geholt werden konnte, und wie man ihn an der Leine befestigte. Sie war durchaus interessiert, aber am zufriedensten war sie oben, wenn sie an dem kleinen Lacktischchen arbeitete, das sie im vorderen Raum aufgestellt hatte, oder sich mit der weiteren Dekoration des Ateliers beschäftigte.

Heute ist mir klar, welches Risiko wir eingingen, aber wir ließen uns voller Lust darauf ein, weil keine von uns beiden jemals etwas Eigenes besessen hatte und es uns verheißungsvoll und richtig erschien, uns selbstständig zu machen.

Ende Juli packten die Arbeiter ihre Sachen zusammen und gingen. Am nächsten Tag, dem ersten August, wollten wir wie geplant eröffnen. Zur Feier des Tages tranken wir Champagner. »Ein Geschenk von Mr Sidney Franklin, Esquire«, verkündete Caroline und reichte mir eine in rotes Seidenpapier gewickelte Flasche. Feierlich löste sie den Korken und schenkte zwei Gläser ein.

»Auf uns«, sagte sie und stieß mit mir an.

»Auf die Atmosphäre«, fügte ich hinzu und sie lachte.

»Auf die Atmosphäre«, rief sie.

Der Toast war völlig angemessen. Der Raum verströmte Atmosphäre. Der riesige Messingsamowar stand in der Mitte auf einem großen runden Tablett und glänzte und funkelte. Den ganzen Monat über hatte Caroline Dinge angeschleppt und hergerichtet. Ein Phonograph mit geschwungenem großem Trichter, kleine Lacktischchen, Seidenteppiche, dicke Kissen für das schwarze Samtsofa, auf allen Tischen Schalen mit Orangen, auf dem Kaminsims Orchideenzweige, an den Fenstern Samtvorhänge – in jeder Ecke fiel das Auge auf etwas Schönes, Interessantes, Schillerndes. Der Raum verführte zum Verweilen, dazu, sich darin zu verlieren – er war perfekt.

Ich war begeistert. Ich war begeistert darüber, dass es so schön war, dass es uns gehörte, dass wir es mit unseren Freunden teilen konnten. In New York war ich nicht auf viele Partys eingeladen worden – weder war ich reich noch war ich exzentrisch. Sobald das Atelier lief, würde ich Partys geben, dazu war ich fest entschlossen, und zwar große, wunderbare Partys, zu denen die sogenannte Prominenz nicht eingeladen werden würde. Es sei denn natürlich, die Betreffenden waren sehr nett und sehr, sehr lustig.

An diesem Abend saßen wir auf unserem Samtsofa, tranken Champagner, hörten Schallplatten und redeten bis Mitternacht. Unsere Freude war das erste Aufflackern eines Lichts, das unser Leben in einen beständigen ruhigen Glanz tauchen würde. Am nächsten Morgen stellte ich ein handgeschriebenes Willkommensschild ins Schaufenster, öffnete die Eingangstür und wir erklärten das Geschäft für eröffnet.

Aus der *San Francisco Call & Post*:

> Nur wenige Monate nach ihrer Ankunft in San Francisco kann Miss Dorothea Lange, Absolventin der Columbia University, Protegé des großen Arnold Genthe und Fotografin der Crème de la Crème der New Yorker Gesellschaft, sich über ihren großen Erfolg an der Westküste freuen. Ihr neues Fotoatelier in der Sutter Street 540 hat sich schnell zu einem Magneten für die Elite der Stadt entwickelt. Beobachtet man Miss Lange hinter ihrer Kamera, so sieht man die Neue Frau in all ihrer Schaffenskraft am Werke. Wir alle könnten etwas von dem Glamour gebrauchen, den diese vielgepriesene Fotografin und ihre reizende orientalische Assistentin ihrer exklusiven Kundschaft verleiht.

Das meiste davon war gelogen, alles andere halb gelogen. Zwar hatte ich einige Kurse an der Columbia besucht, aber einen Abschluss hatte ich weder dort noch an einer anderen Universität gemacht. Auf vieles war ich mehr oder weniger zufällig gestoßen oder hatte es mir selbst beigebracht. Was meine Beziehungen in der New Yorker Gesellschaft betraf, so waren sie auf meine Zeit bei Arnold Genthe beschränkt, bei dem ich allerdings niemals selbst auf den Auslöser gedrückt, sondern ihm bestenfalls assistiert hatte.

Nun war ich zwar nicht die Quelle dieser fehlerhaften Informationen, aber ich beeilte mich auch nicht, sie zu berichtigen. Mehr als einmal hatte Sidney Franklin mir geraten, auf meine New Yorker Beziehungen zu verweisen, und das hatte ich getan. Munter verbreiteten sich die Gerüchte weiter und inzwischen wurden die wildesten Geschichten über Caroline und mich kolportiert.

Der Erfolg stellte sich schnell ein, wenn auch nicht über Nacht. Am Tag der Eröffnung besuchten ein Dutzend Leute unser Atelier, allerdings waren es ausschließlich Ladenbesitzer, Angestellte und Verkäuferinnen aus der unmittelbaren Umgebung. Keiner von ihnen wollte ein Porträt in Auftrag geben, was uns allerdings klar war. Sie waren nur neugierig auf das Atelier und die beiden Frauen, die es eröffnet hatten. Dennoch empfingen wir sie freundlich, schließlich wusste man nie, aus welcher Ecke die Kunden einmal kommen würden, und gerade am Anfang hing viel von Empfehlungen ab.

So ging das einige Wochen, was nicht sehr lange erscheint, aber die erste Zeit in einem neuen Geschäft ist stets nervenaufreibend. Ich hatte das oft genug bei anderen erlebt. Der Reiz des Neuen verflog allzu schnell.

Auf Consuelos Rat hin schaltete ich Anzeigen in den Zeitungen. »Werbung«, hatte sie gesagt. »Du musst bekannt werden. Die Leute können nur kommen, wenn sie wissen, dass es dich gibt.«

Schon bald hatte sich ein regelmäßiger Tagesablauf eingespielt. Jeden Morgen um acht Uhr trafen Caroline und ich im Atelier ein. Sie kochte Kaffee – dunkel wie Mahagoni und dick wie Sirup –, und nachdem wir beide zwei Tassen getrunken hatten, verschwand ich im Keller, in dem ich die Dunkelkammer eingerichtet hatte. Da wir noch keine Kundschaft hatten, hatte Caroline Zeit zu nähen. Das freute mich für sie. Ich freute mich, dass sie sich endlich mit etwas beschäftigen konnte, was sie wirklich mochte, und nicht gezwungen war, mir zu helfen, auch wenn sie sich nie darüber beklagte. Mittags spazierten wir bei schönem Wetter zum Union Square, um dort etwas zu essen, und nachmittags probierten wir die hübschen Sachen an, die sie für uns genäht hatte, und warteten voller Zuversicht auf Kunden, auch wenn selten welche kamen.

Zu Beginn des zweiten Monats hatten wir sechs Aufträge und ich erhöhte Carolines Lohn. Dennoch brauchten wir mehr Kunden, und wir bekamen sie: dank Empfehlungen. Wochenlang hatte mich nicht nur Edythe Katten angepriesen, sondern dafür auch ihren Ehemann, ihre Töchter, Cousinen und Freundinnen eingespannt. In den Villen in Pacific Heights und Russian Hill wurde bei siebzehngängigen Menüs, die an langen weißen Tafeln serviert wurden, ein Loblied auf uns angestimmt. Ich konnte es mir vorstellen: *Kennen Sie Dorothea Lange schon? Sie ist eine wundervolle Fotografin. Sie hat ganz reizende Porträts von meiner Familie gemacht. Ich stelle sie Ihnen gerne vor. Aber Sie müssen wissen, dass sie sehr gefragt ist. Sie hat mit den Besten ihres Fachs zusammengearbeitet.*

Was für ein Glück! Die Frau, die bei allen, die in San Francisco Rang und Namen hatten, Gehör fand, trat für mich ein. So kam es, dass wir nicht nur bekannt wurden, sondern begehrt.

In dem großen, ledergebundenen Buch, in dem Caroline unsere ersten Auftraggeber eintrug, fanden sich die Namen von Bankdirektoren, Anwälten und Politikern, die ein Porträt von sich anfertigen lassen wollten, das ihren Reichtum und ihre Stellung bezeugte. Es fanden sich die Namen der Ehefrauen, die schmallippig und skeptisch oder traurig und müde kamen und heiter und angeregt plaudernd wieder gingen. Es kamen so viele, dass wir die Ersten wieder wegschicken mussten. Auch dafür hatte Caroline glücklicherweise ein Händchen.

Ich war mit den Verästelungen von San Franciscos Oberschicht nicht vertraut, aber Caroline las die Gesellschaftsspalten und wusste über alles und jeden Bescheid. Sich hier auf dem neuesten Stand zu halten, begriff sie als Teil ihrer Arbeit. Mittlerweile saß sie die meiste Zeit hinter ihrem Schreibtisch, vereinbarte

Termine, führte Buch, stellte Rechnungen aus und kontrollierte die Geldeingänge, daneben nahm sie die Kunden in Empfang und bot ihnen einen Stuhl an. Sie bereitete in dem Samowar Tee zu, schenkte ihn in kleinen marokkanischen Gläsern mit Goldrand aus und drapierte Törtchen von Eppler mit hübschem pastellfarbenem Zuckerguss auf Porzellantellern. Dann führte sie die Kunden ins eigentliche Atelier und plauderte charmant mit ihnen, während ich alles für die Aufnahme vorbereitete.

Leicht war die Arbeit nicht. Nach meinem Verständnis sollten Porträts so einzigartig wie Kunstwerke sein, nicht weniger als Gemälde. Dazu musste man zuerst den zu Porträtierenden richtig sehen und daraus eine Vorstellung entwickeln, wie man ihn aufnehmen wollte. Es erforderte außerordentliche Geduld. Außerdem arbeitete ich für eine vermögende Klientel, und das hieß, dass die Porträts sowohl wahrhaftig als auch schmeichelnd sein mussten. Unsere Kundschaft konnte zum Verzweifeln anspruchsvoll sein, aber niemand war so hart in seinem Urteil wie ich selbst.

Caroline sprach fließend Mandarin, in dem sie jahrelang im Mission Home unterrichtet worden war, interessierte sich für chinesische Geschichte und verehrte die chinesische Kunst. Dennoch hatte sie keinerlei Skrupel, mit orientalischen Versatzstücken zu spielen, wenigstens nicht darin, wie sie sich kleidete und gerierte. Sie schlüpfte in einen Kimono und perlenbesetzte Pantoffeln, legte das Jade-Amulett um, umrandete ihre Augen mit Kajal und malte ihre Lippen schwarzrot an. Sie erfand sogar einen neuen Namen für sich: Ah-yee. Unter diesem Namen erschien sie in den Zeitungsberichten – das heißt, wenn Reporter es der Mühe wert fanden, Caroline namentlich zu erwähnen.

Das war alles andere als authentisch, wie sie sehr wohl wusste, und jeder, der den Fernen Osten ein wenig mehr als oberflächlich kannte, sah das auf den ersten Blick, aber unsere Kunden schien es entweder nicht zu stören oder sie bemerkten es nicht.

Vielmehr bewunderten sie ihre prachtvolle Aufmachung, lobten ihre Anmut, schwärmten für ihren unvergleichlich köstlichen, mit Bergamotte parfümierten Tee.

Und Caroline spielte die Orientalin mit Bravour. Anmutig schlüpfte sie in die Rolle oder streifte sie wieder ab. Vor aller Augen verwandelte sie sich in das Klischee der chinesischen Dienerin, indem sie das Kinn senkte, die Hände vor sich verschränkte und eine ausdruckslose Miene aufsetzte. Gelegentlich – aber nur selten und nur bei Menschen, die sie mochte – ließ sie die Maske fallen. Gerade eben noch sprach sie leise und sittsam, und dann sagte sie unvermittelt etwas in ihrem breiten Amerikanisch. Sie genoss es überaus, die Leute zu überraschen, und übertrieb den Kontrast zwischen dem, was die anderen sahen, und dem, was sie war: eine sorglose und unverfrorene junge Amerikanerin. Sie muss eine gewisse Macht empfunden haben, wenn sie die Menschen ihrer Vorurteile überführte und genau mit dem spielte, was sie verletzt hatte und immer noch verletzte. Auf der Straße war sie nach wie vor eine Fremde, aber hier konnte sie die Leute dazu bringen, sie als das zu sehen, was sie wirklich war: sowohl das eine als auch das andere.

Viele der Kunden, die ins Atelier kamen, warfen ihr einen schiefen Blick zu und bestanden darauf, mit mir zu sprechen, aber endlich – das erste Mal in ihrem Leben – musste sie nicht so tun, als existierten sie nicht. Jetzt konnte sie sie tatsächlich zum Verschwinden bringen, nachdem sie mir mit verdrehten Augen zu verstehen gegeben hatte, welche Art Kunde da gerade gekommen war. Nach einer Weile erkannte ich es selbst, und dann nahm ich das große, ledergebundene Terminbuch, tat so, als würde ich die Seiten überfliegen, und erklärte ihnen, dass wir leider, leider ausgebucht seien und wir uns ihnen nicht mit der Aufmerksamkeit widmen könnten, die sie bei einer Porträtaufnahme verdienten. Bedauerlicherweise sei das im Moment einfach nicht möglich.

Wir hatten es geschafft. Wir hatten uns eine Zukunft erobert. Es war anstrengend und aufregend und es machte ungeheuer viel Spaß. Wir liebten unsere Arbeit so sehr, weil es unsere war. Wenn wir die Räume mit ihrem wundervollen Licht betraten, hatten wir das Gefühl heimzukommen und wollten nichts anderes, als unsere Tage im Atelier verbringen. Wir arbeiteten so viel, dass man hätte meinen können, die Pleitegeier kreisten über uns, was sie natürlich auch taten.

Kapitel 9

Eines Tages hörte ich das Knallen von Stiefeln mit Stahlspitzen über mir.

Um diese Tageszeit ging es normalerweise ruhig zu, und ich nutzte sie gerne, um meine Arbeit in der Dunkelkammer zu beenden. Ich hatte mir angewöhnt, die Ateliertür offen stehen zu lassen. Wenn Caroline vormittags nicht da war und ich die Türglocke vielleicht überhörte, konnten die Kunden einfach eintreten. Zu dieser Stunde kamen ohnehin nicht viele. Irgendein ungeschriebenes Gesetz besagte nämlich, dass eine Lady nicht vor zwölf Uhr mittags das Haus verlassen sollte, wenn überhaupt, und so herrschte morgens meistens Ruhe.

Jetzt ging über mir jemand herum. Ich erstarrte. Sofort wusste ich, wer es war. Wie viele Leute liefen schon in stahlbewehrten Stiefeln durch San Francisco?

Als ich den Treppenkopf erreichte, stand Maynard Dixon mit seinem Hut in den Händen im Empfangsraum und sah sich neugierig um.

»Sie können zaubern, was?«

»Wie meinen Sie das?«

»Wie lange sind Sie hier? Ein paar Monate? Ich habe gehört, dass Sie der Dernier Cri in San Franciscos besserer Gesellschaft sind.« Lächelnd hielt er inne. Und da war es wieder, wenn auch nur schwach, dieser Charme, diese unruhige Energie, die ich schon bei unserem ersten Zusammentreffen gespürt hatte. »Das nenne ich ein wahres Zauberkunststück.«

»Vielen Dank, auch wenn es eher mit Arbeit als mit Zauberei zu tun hat.«

Immer noch lächelnd nickte er. »Nun, wie dem auch sei, jedenfalls ist es wundervoll.« Er trat einen Schritt vor. »Außerdem finde ich, dass San Francisco Ihnen gut zu Gesicht steht.«

Unter seinem durchdringenden Blick errötete ich. Ich steckte in meiner Arbeitskleidung: Pulli, Latzhose, Stiefel. Der Pulli war neu, ein gebrochenes Weiß, ebenso der Schal mit Paisley-Muster, mit dem ich mir die Haare zurückgebunden hatte. Einige Locken hatten sich gelöst und ich strich sie mir aus dem Gesicht.

»Bitte nehmen Sie doch Platz«, sagte ich und deutete auf das Samtsofa. Ich selbst setzte mich auf einen Sessel, der ein, zwei Schritte entfernt stand, aber nah genug, um den in seiner Kleidung hängenden Geruch nach Farbe und Terpentin wahrzunehmen.

Kaum hatte er sich gesetzt, zog er einen Tabakbeutel aus seiner Jackentasche. Ich sah ihm zu, wie er eine Zigarette mit indianischem Kinnikinnick drehte, einer Mischung aus Tabak, Beifuß und Bärentraube, wie ich später erfuhr.

»Ich wollte mich dafür entschuldigen, was neulich geschehen ist«, sagte er, nachdem er einen tiefen Zug von der Zigarette genommen hatte. »Meine ehemalige Frau. Sie ... nun, es geht ihr nicht gut. Schon seit geraumer Zeit. Ich habe sie nach Arizona begleitet und dafür gesorgt, dass sie gut untergebracht ist. Jedenfalls war es unhöflich, an dem Abend damals so abrupt aufzubrechen. Es tut mir leid, wenn ich Sie gekränkt haben sollte.«

»Das haben Sie nicht. Aber ich freue mich, dass Sie gekommen sind.«

»Ich glaube, ich habe mich noch nicht einmal richtig vorgestellt. Maynard Dixon«, sagte er mit einem strahlenden Lächeln.

»Dorrie –«, hob ich an, aber dann hörte ich Stimmen vor dem Fenster. Ich sah auf die Uhr. Zehn Minuten nach zwölf. Meine erste Kundin, Mrs Eustace Bennett, würde bald kommen, und auch wenn mein Aufzug Maynard nicht abgeschreckt hatte, würde ich Mrs Bennett in Latzhose und Stiefeln wohl kaum für mich einnehmen.

»Ich würde Sie ja bitten zu bleiben, aber …«

»Nicht im Traum fiele mir ein, Sie bei Ihrer Zauberei zu stören«, sagte er und erhob sich vom Sofa. »Ich freue mich sehr, dass Sie hier so gut Fuß gefasst haben. Das war mir zwar schon zu Ohren gekommen, aber ich wollte mich mit eigenen Augen davon überzeugen.«

Wie leicht es ihm fiel, mich dazu zu bringen, eine Geschichte zu erfinden, ohne mich auch nur darum gebeten zu haben.

Stets erzählte ich, dass wir uns an dem Tag kennengelernt hatten, an dem er in die 540 kam, und dass ich von seinem Auftauchen völlig überrascht gewesen war. Da wir bei unserem ersten Zusammentreffen einander nicht vorgestellt worden waren – seinen Namen erfuhr ich erst durch Caroline –, könnte man vielleicht tatsächlich sagen, dass unsere Bekanntschaft bei dieser zweiten Begegnung ihren Anfang nahm. Aber eigentlich wollte *er*, dass unsere Geschichte mit diesem Tag begann und dass ich sie damit beginnen ließ.

Zurück im Wohnheim öffnete ich die Tür zu meinem Zimmer und mein Blick fiel auf einen auf dem Boden liegenden Umschlag. Ich wusste sofort, dass er von ihm war, oder wünschte ich mir das nur so sehr, dass ich glaubte, es zu wissen? Allerdings konnte ich mir nicht vorstellen, wie er an dem Zerberus vorbeigekommen war, und noch viel weniger, wie er es die Treppe zu meinem Zimmer hoch geschafft haben sollte. Schließlich waren im Elizabeth Inn Männer jenseits des Empfangszimmers strikt verboten.

Dann dämmerte es mir. Er hatte den Brief einer meiner Mitbewohnerinnen übergeben. Ja, so musste es gewesen sein. Ich konnte ihn mir lebhaft vorstellen: Das Lächeln, mit dem er sich ihr vor dem Gebäude genähert hatte. Das kurze Lüften des Hutes, als er sich vorstellte. Wie er ihr das Gefühl gab, ihr einen Gefallen zu tun und nicht umgekehrt. Wenn er seinen Charme spielen ließ, konnte er jeden, vor allem jede, zu allem bewegen.

Ich schloss die Tür, knipste das Licht an und ließ mich auf das Bett sinken. Dann riss ich den Umschlag auf, faltete das Blatt auseinander, und dort standen in seiner geschwungenen Handschrift ein paar wenige Worte, die beinahe die ganze Seite einnahmen:

Dorrie – Werde morgen den ganzen Tag malen. Montgomery 728. Zweiter Stock hinten. Kommen Sie vorbei.

»Kommen Sie vorbei«, sagte ich laut in das leere Zimmer hinein. Kein Fragezeichen – natürlich nicht. Auch kein Name. Stattdessen hatte er an den unteren Rand der Seite als eine Art Unterschrift einen Vogel gezeichnet, einen Adler oder Falken. Die schwarztintigen Flügel breiteten sich auf dem Papier aus.

Obwohl ich mit einer Gewissheit, die ich kaum jemals in meinem Leben empfunden hatte, wusste, dass ich genau das wollte – dass ich genau ihn wollte –, ging ich am nächsten Tag nicht zu Maynards Atelier und am übernächsten auch nicht.

Zum einen war mir klar, was Caroline sagen würde: Vergiss ihn. Das hatte sie schon einmal gesagt und würde es jetzt wiederholen. Sie kannte ihn seit Langem und war Zeugin einiger hässlicher Vorfälle zwischen ihm und Lillian geworden. Mit diesem Mann konnte man sich ihrer Meinung nach nur Probleme einhandeln, und außerdem hielt sie ihn für zu alt für mich – er war dreiundvierzig, ich dreiundzwanzig.

Obwohl ich also wusste, dass sie missbilligend reagieren würde, konnte ich seinen Besuch im Fotoatelier nicht vor ihr geheim halten.

»Ich weiß, dass er sehr charmant sein kann«, sagte sie, als ich es ihr erzählte. Sie sprach mit ungewohnt gepresster Stimme. »Aber welchen Sinn soll das haben?«

Ich hätte seinen Brief wieder zusammenfalten und in den

Papierkorb werfen sollen. Würden wir uns zufällig begegnen, dann wäre das zuerst vielleicht ein wenig unangenehm, aber das würde vorübergehen. Ich sollte es dabei belassen. Ja, so würde ich es machen – ich würde den Brief wegwerfen und ihn vergessen. Für Verwicklungen dieser Art hätte ich schon keine Zeit gehabt, als ich neu in der Stadt war, und jetzt noch viel weniger.

An diesem Abend und auch am nächsten schlief ich jedoch mit dem Gedanken an ihn ein und wachte mit dem Gedanken an ihn auf. Wenn ich überhaupt die Hoffnung gehegt haben sollte, ihn zu vergessen, dann war es jetzt zu spät. Trotz all meiner Unsicherheit und meiner Bedenken hätte mich vermutlich niemand, nicht einmal Caroline, davon überzeugen können, es wäre besser, mich von Maynard fernzuhalten. Natürlich hatte sie recht – in mehr als einer Beziehung –, aber selbst wenn ich alle Gründe, warum ich ihn vergessen sollte, einzeln vor mir ausgebreitet hätte, wären sie mir doch alle egal gewesen.

Drei Tage später beschloss ich, ihn am nächsten Tag nach der Arbeit in seinem Atelier zu besuchen. Nicht etwa, damit er keine Briefe mehr im Elizabeth Inn für mich hinterließ, sondern weil ich mir alle Gründe vor Augen geführt hatte, warum ich nicht gehen sollte, und nun nur noch einer übrig war, warum ich es tun sollte: weil ich wollte.

»Schrein« – dieses Wort kam mir in den Sinn, als er mir die Tür öffnete. Als ich in Maynard Dixons Atelier in der Montgomery Street trat, war es, als beträte ich einen Schrein.

Mittlerweile hatte ich genug Künstlerateliers im Monkey Block gesehen und sie exzentrisch zu nennen wäre eine Untertreibung gewesen. Man wusste nie, wen man dort antraf und was man dort zu Gesicht bekam. Es gab Tänzer, die hinter sperrangelweit offenen Türen nackt herumstolzierten. Ein flamboyanter Steinbildhauer arbeitete an lebensgroßen Jade-Fasanen. Es gab Räume, die bis auf eine Staffelei vollkommen leer waren. Im dritten Stock hatte jemand eine Art mystische Praxis eingerichtet, in der bis spätnachts gesungen, geklatscht und Glocken geschlagen wurden.

Dennoch war Maynards Atelier eine Offenbarung – seltsam, leuchtend, nicht von dieser Welt. Mein Blick tanzte über all die Skulpturen und Ornamente, die sämtliche Flächen einnahmen. Eine Wand war von der Decke bis zum Boden über und über mit Federn, Beilen, Gewehren, Amuletten, Türkisen behängt. Neben Gemälden und Drucken war zeremonieller Kopfschmuck befestigt. Direkt unter die Decke hatte er einen Bisonschädel platziert. Großzügiges Licht drang durch das geneigte Glasdach und fiel auf jedes einzelne Objekt. Die hohen Bogenfenster waren aufgerissen, sodass der Geruch von der Bucht sich mit dem von Farbe, Terpentin und Leinöl mischte.

Und dann war da sein Werk, das, soweit ich sehen konnte, den Himmel behandelte. Er hatte ihn mit tief stehender Wintersonne gemalt, im puren Sommerblau, mit glühenden Wolken. Die Bilder hingen an Wänden, standen auf Staffeleien, lehnten in Stapeln an der Wand. Ich musterte die zerdrückten Farbtuben, die riesigen grundierten Leinwände, die Einmachgläser, in denen Pinsel steckten. In einer der Ecken stand auf einer Staffelei eine Leinwand, auf der die Farbe noch feucht glänzte.

»Was denken Sie?«, fragte er und deutete mit dem Kinn zu der Staffelei. Er war mit einer Zigarette im Mundwinkel und hochgerollten Hemdärmeln an die Tür gekommen.

»Erstaunlich. Ich finde sie alle erstaunlich.«

Langsam ging ich von Bild zu Bild, ließ mir beim Betrachten Zeit. Er erklärte mir, dass er sich vom Impressionismus und Postimpressionismus verabschiede – »all dieser europäisierende Nonsens« – und sich stattdessen einer modernen Ästhetik mit starken Formen, geraden Linien und schlichten Kompositionen zuwende. Am auffallendsten fand ich ein Porträt, eines der wenigen Gemälde im Raum, auf dem eine menschliche Figur zu sehen war. Es zeigte ein auf einem ungesattelten Pferd reitendes junges Mädchen, dessen blonde Haare wie ein Banner wehten.

Ich trat näher und spürte, wie er mich beobachtete, während ich sein Bild studierte.

»Das ist meine Tochter«, sagte er. »Sie heißt Constance, aber wir nennen sie Consie.« Er räusperte sich. »Ich nenne sie Consie.«

Ich warf ihm einen Blick zu. Er zog eine Zigarette aus seiner Brusttasche, strich mit eleganter Geste ein Zündholz an und nahm dann nachdenklich einen Zug.

»Letztes Jahr war ich mit ihr in Montana. Eine Eisenbahngesellschaft hatte mich beauftragt, Gemälde vom Glacier National Park und den Schwarzfußindianern anzufertigen. In der Zeit ist das Bild entstanden. Wir blieben zwei Monate dort, nur wir beide. Sie kam zwar in New York auf die Welt, aber sie scheint für diese Art Leben geboren. In Windeseile hatte sie sich eingelebt. Als würde sie dort hingehören und als es wäre ihr eigentliches Zuhause.« Einen Moment lang betrachtete er das Bild schweigend und dann sagte er: »Sie vermisst es ganz fürchterlich.«

»Vermisst sie die Gegend oder Sie?«

Er wandte sich von dem Bild ab und lächelte. »Beides vermutlich.«

Ich nickte und sah mich weiter in dem Atelier um. Nach einer Weile bemerkte ich eine Reihe von Zeichnungen auf dem Tisch. Sie unterschieden sich deutlich von den Gemälden – präzise und in gedämpften Farben, während die Gemälde mit kräftigen Pinselstrichen gemalt und satt an Farben und Licht waren.

»Was sind das für Zeichnungen?«, fragte ich.

»Das hier«, sagte er und nahm eine in die Hand, »ist das Geld für die Miete. Und die«, er nahm zwei weitere, »sind die monatlichen Schulgebühren für Consie.«

»Entschuldigung, aber das verstehe ich nicht.«

»Das sind Buchumschläge für Harper's. Auftragsarbeiten.«

»Sie sind sehr gut.«

Er runzelte die Stirn. »Gemessen an ihrem Zweck stimmt das vielleicht. Aber Kunst ist es nicht. Nicht so, wie meine Bilder es sind oder mal waren. Aber genug davon«, sagte er und schob die Zeichnungen unter einen Papierstoß. »Was halten Sie von San Francisco, Dorrie? Sind Sie hier glücklich?«

»Ja. Sehr glücklich sogar.«

Er sah mich prüfend an. »Und warum?«

»Nun, hier erscheint alles ...« Hunderterlei ging mir durch den Kopf. Einen Moment musste ich überlegen, wie ich es am besten sagen konnte. »Möglich.«

Als im *Chronicle* ein Artikel über das Fotoatelier erschien, schnitt Caroline ihn aus, bügelte ihn glatt und legte ihn in ein dickes, hübsch eingebundenes Album. Sie prophezeite, dass noch mehr folgen würden.

In unseren ersten Monaten in der Sutter Street 540 nahmen wir Dutzende Porträts auf, viele bei den Kunden zu Hause, von denen einige vor den Toren der Stadt lebten. Wollte man in San Francisco dazugehören, musste man sich von den anderen abheben. Die Leute hier hatten sich sattgesehen an verstaubten, formellen Porträts, auf denen die gesamte Familie aufgereiht war, das treusorgende Familienoberhaupt auf einem Stuhl, neben ihm die Töchter in Reifröcken und Spitzenbesatz, mit ernstem Gesicht und überkreuzten Knöcheln. Jetzt wollten sie etwas, das freier, künstlerischer, ungewöhnlicher war. Den ganzen Sommer über bis in den Herbst arbeiteten wir unablässig und ständig kamen neue Kunden und neue Aufträge herein. Mittlerweile verdienten wir gut – zwar noch nicht genug, um Franklin auszuzahlen, aber genug, um dieses Ziel in erreichbare Nähe zu rücken.

Ich war die Fotografin, zu der man ging, wenn man es sich leisten konnte. Nicht einen meiner Kunden schreckten meine Honorarforderungen ab. Das Fehlen althergebrachter Hierarchien machte Exklusivität in San Francisco wichtiger statt unwichtiger, und bald verlangten wir für eine Aufnahme das Dreifache des ohnehin stolzen Preises, den wir zu Beginn verlangt hatten.

Später wurde ich oft gefragt, warum ich so lange zögerte, das Atelier aufzugeben, was nur zeigte, dass die Leute keine Ahnung hatten, was es einer Frau abverlangte, ein eigenes Geschäft aufzubauen. Es war ehrliche Arbeit, und ehrliche Arbeit ist niemals verschwendet. Caroline und ich arbeiteten hart. Die »Atmosphäre« trug ihren Teil dazu bei, aber entscheidend war letztlich, was wir in unsere Arbeit steckten, wie viel von uns selbst wir investierten, was wir gaben. Am Ende jeden Tages war ich todmüde und dennoch war ich nie glücklicher. Es hätte auch anders kommen können, und ich hätte wieder in Hoboken leben müssen, jeden Tag durch die Stadt trotten, im Hinterzimmer irgendeines Fotoateliers stehen, für irgendeinen Chef arbeiten. Am Ende jeder grauenvollen Woche würde ich die Hälfte meines Lohns meiner Großmama für die Miete aushändigen. Jetzt war jeder Dollar ein Dollar, der mich und Caroline der Unabhängigkeit näher brachte, und ich arbeitete mehr denn je und merkte nicht einmal, dass es Arbeit war.

Kapitel 10

Eine der ergreifendsten Passagen unserer Geschichte wird sein, wie edelmütig sich die Stadt des heiligen Franziskus verhalten hat, als die aus dem Krieg geborene Seuche drohend ihre schwarzen Flügel über der Stadt ausbreitete.

San Francisco Chronicle, November 1918

Und dann kam alles – wirklich alles – unvermittelt zum Stillstand.

Katastrophen können sich schlagartig ereignen, aber genauso oft laufen sie so schleichend ab, dass man es gar nicht bemerkt. So war es, als sich im Herbst 1918 die Grippe in San Francisco verbreitete.

An der Ostküste hatte sie bereits gewütet. In Boston und New York. Philadelphia war besonders stark betroffen. Im Laufe eines Monats waren dort zwanzigtausend Menschen gestorben. Mama schickte angsterfüllte Briefe. Ich verfolgte aufmerksam die Nachrichten, und doch schien das alles so fern zu sein – sogar noch ferner als der Krieg. Alle, vor allem aber Bürgermeister Sunny Rolph, sagten, dass die Spanische Grippe nicht nach Kalifornien kommen würde, dass das Klima hier zu mild sei, dass sie von selbst abflauen würde, bevor sie die Westküste erreichte, dass uns nichts passieren könne.

Anfangs wurden auch nur einige wenige krank. Ein Kellner im Coppa. Ein Schalterbeamter im Postamt. Das war schlimm, hielt uns aber nicht davon ab, unser gewohntes Leben weiterzuleben. Zuerst gab es keine Regeln, dann plötzlich sehr viele, die sich noch dazu ständig änderten. An dem einen Tag hieß es, wir sollten

Masken tragen und möglichst das Haus nicht verlassen. Am nächsten Tag schlug man die Zeitung auf und da lächelte Bürgermeister Rolph mit der üblichen frischen Blüte am Revers und führte eine Liberty-Bonds-Parade an.

Im Oktober waren fünfzehntausend Einwohner von San Francisco erkrankt. Die Angst grassierte. Eine Berührung oder ein Atemzug und man konnte sterben. Wohin man blickte, sah man ein Meer aus weißem Stoff. Plötzlich war es strafbar, wenn man ohne Gazemaske nach draußen ging. Einmal sah ich einen unmaskierten Mann, der von einem Polizisten abgeführt wurde, aber erst nachdem der ihm mit seinem Knüppel einen heftigen Schlag versetzt hatte.

Schulen, Kirchen, Lichtspielhäuser, Kneipen, Theater, Parks – ein öffentlicher Ort nach dem anderen wurde geschlossen. Die Stille in dieser Zeit werde ich nie vergessen. So still war es in der Stadt, dass man die Vögel singen hörte – was schön, aber auch beunruhigend war. Aber nichts war so schlimm wie der Umstand, dass die Menschen unvermittelt eine Mauer zwischen sich hochzogen. Es erinnerte mich schmerzhaft an meine Polio-Erkrankung, die langen Monate der Isolation. Man ging durch die Straßen und grüßte einander mit einem Nicken, aber niemand blieb stehen, um sich nach dem Befinden zu erkundigen. Wegen der Masken konnte man nur die Augen sehen, und selbst an denen konnte man kaum etwas ablesen, weil jeder sich abwendete, bevor die Blicke sich treffen konnten.

Nachdem die ganze Stadt geschlossen war, konnte man nirgends hingehen. Schlimmer war allerdings, dass wir keine Arbeit hatten. Die halbe Belegschaft des Monkey Block musste schon vor der Ausbreitung der Grippe ums Überleben kämpfen. Jetzt traf es jeden. Caroline und mir erging es besser als einigen unserer Freunde, aber nicht viel und nicht auf Dauer. Ein Kunde nach dem anderen stornierte seinen Auftrag und ab Ende Oktober war unser Auftragsbuch gähnend leer.

»Alle sind weg«, sagte Caroline.

»Aber wohin?«

Sie zuckte mit den Achseln. »Sie sind in ihre Landhäuser geflüchtet. Napa Valley, Lake Tahoe, Santa Barbara. Die Claybornes sind nach Honolulu gesegelt, habe ich gehört.«

Wir würden alles verlieren, dessen war ich sicher. Sidney Franklin erklärte sich einverstanden, dass ich die Ratenzahlungen für den Kredit aussetzte, aber da waren ja noch die anderen Ausgaben. Nachdem Caroline die Bücher durchgesehen und eine ernüchternde Rechnung aufgestellt hatte, beschlossen wir, nur noch eine Mahlzeit am Tag zu uns zu nehmen, damit uns nicht der Gashahn abgedreht wurde.

Die Tage verschwammen ineinander. Das Beste war, sich mit irgendetwas zu beschäftigen. Obwohl es keine Aufträge mehr gab, gingen Caroline und ich jeden Tag ins Atelier. Sie schnitt Stoffreste zurecht und nähte daraus Masken für die Mädchen und Frauen im Mission Home. Alle Helferinnen und viele der Schützlinge waren erkrankt.

Im Laufe der Monate hatte es sich zwischen uns beiden eingebürgert, morgens als Erstes eine Tasse Kaffee zusammen zu trinken. Als wir eines Morgens länger als üblich zusammensaßen, klopfte es an der Tür. Es war eine Frau in einem schlichten grauen Mantel und mit Gazemaske. Ich wollte sie schon fortschicken, aber Caroline, die Edythe Katten erst ein Mal getroffen hatte, erkannte sie sofort.

»Mrs Katten! Kommen Sie doch bitte herein.«

Es stürmte und goss wie aus Kübeln, aber Edythe schüttelte den Kopf. »Ich kann leider nicht bleiben. Sind Sie wohlauf, Caroline? Dorrie?«

»Ja.«

»Gut.« Sie zog sich die Maske vom Gesicht. »Ich wollte Sie um einen Gefallen bitten, Dorrie. Wie Sie vermutlich wissen, wütet die Grippe in der Gegend südlich der Market Street besonders schlimm. Die Kranken dort sterben, ohne dass sich jemand darum kümmert. Eine Gruppe vom Temple Emanu-El hat Lebensmittel und Medikamente gesammelt, nur finden wir jetzt kaum Leute, die in das Viertel gehen und die Sachen verteilen. Da habe ich mich gefragt, ob Sie uns helfen würden, Dorrie.«

»Selbstverständlich.«

»Ich komme mit«, sagte Caroline rasch. »Wann brauchen Sie uns, Mrs Katten?«

»Ehrlich gesagt«, antwortete sie, »habe ich gehofft, dass Sie gleich mitkommen könnten.«

»Du warst nie in South of the Slot, oder, Dorrie?«

Caroline und ich standen aneinandergedrückt unter einem Regenschirm an der Ecke Market und Third Street. In diesem Block befanden sich mehrere Fleischer, und in der Luft hing ein so durchdringender Blutgeruch, dass ich versuchte, nicht durch die Nase zu atmen. Ich musterte das vor uns liegende Gebäude. Es war heruntergekommen – zwei Stockwerke schwarz verkrusteter Ziegel, einige Fenster fehlten. Das Kesselhaus im nächsten Block war vernagelt, ein weiteres Opfer der Spanischen Grippe, aber vor der Kneipe, die mit billigem Whiskey für sich warb, stand eine lange Schlange.

Ich schüttelte den Kopf. »Nein.«

»Lo Mo war einmal mit mir hier. Eines der Mädchen aus dem Heim war in dieser Gegend gelandet. Ich glaube, sie war auf die schiefe Bahn geraten … Wenn sie Arbeit haben, übernachten die Männer in den Absteigen, wenn nicht, dann schlafen sie auf der Straße.« Sie zog die Brauen zusammen, dann wurde ihr Gesicht wieder weicher. »Sollen wir uns aufteilen oder zusammenbleiben?«

»Zusammenbleiben«, sagte ich.

Ein Fahrer hatte uns in einem mit Kleidung, Masken, Lebensmitteln und Medikamenten beladenen Laster am Atelier aufgesammelt. Jetzt stand er mit laufendem Motor auf der Straße. Wir beluden einen Handkarren und steuerten auf das erste Haus zu. Drinnen herrschte eine Atmosphäre der Angst, des Chaos und Verfalls. Kinder drückten sich auf den Fluren herum. Ein Mann saß zusammengesunken auf der Treppe und murmelte auf Russisch vor sich hin, unterbrochen von Hustenanfällen. Als wir ihn fragten, ob er einen Arzt brauche, trat er nach unseren Schienbeinen. Als wir ihm ein Medikament geben wollten, scheuchte er uns weg und stieß dabei Worte aus, die nach wilden Flüchen klangen.

»Komm«, sagte Caroline und zog mich sanft weg.

Zunächst übernahm Caroline es, an die Türen zu klopfen und mit den Leuten zu reden. Wir trugen Masken und die Bewohner reagierten argwöhnisch. Viele wollten nicht an die Tür kommen und manche konnten es vielleicht auch nicht, aber wenn sie sahen, dass wir Lebensmittel und Medikamente dabeihatten, waren sie erstaunt, dankbar und freundlich.

Nach ein paar Stunden verlor ich meine Nervosität und wir wechselten uns an den Türen ab. Gerade hatten wir das dritte und bislang heruntergekommenste Gebäude betreten, ein riesiges Wohnheim, als eine Frau zur Tür kam und mit dem Finger auf Caroline zeigte.

»Die ist ja ein Schlitzauge«, rief sie. Nur wenige Leute hielten sich im Flur auf, aber sie brüllte, als müsste sie sich vor einer riesigen Menge vernehmbar machen. Dann trat sie vor und riss Caroline ohne Vorwarnung die Maske vom Gesicht.

»Da habt ihr's! Sie hat versucht, es zu verstecken, aber ich hab sie gleich an den Haaren erkannt!«

Einen Moment lang schien alles wie erstarrt. Aus dem Zimmer kam ein kleines rothaariges Mädchen und stellte sich in den Türrahmen. Der Blick, mit dem sie Caroline anstarrte, jagte mir einen Schauer über den Rücken. Wie still und ruhig sie war.

Ich hob den Kopf und sah der Frau direkt in die Augen. Mein

Herz zog sich zusammen und setzte einen Schlag aus. Dann ballte ich eine Faust und holte aus, aber bevor ich zuschlagen konnte, packte mich jemand von hinten um die Taille und zog mich weg. Es war der junge Mann mit zu langen Haaren und zerschlissenem Hemd, an dem wir auf dem Treppenabsatz vorbeigegangen waren. Er hatte alles mitbekommen.

»Achten Sie nicht auf sie«, sagte er zu mir. Er drehte sich zu Caroline. »Alles in Ordnung mit Ihnen, Miss?«

»Ob mit der alles in Ordnung ist?«, höhnte die Frau. »Die Schlitzaugen sind's doch, die diese Krankheit verbreiten, so wie die in ihren verdreckten Verschlägen hausen, wie die Tiere. Die sollen wieder dahin zurück, wo sie hergekommen sind, sag ich. Allesamt.«

Er achtete nicht auf sie. »Sind Sie verletzt, Miss?«, fragte er und legte eine Hand auf Carolines Arm.

Caroline straffte die Schultern und hob das Kinn.

Wenn man sie so sah, dachte man, dass sie mutig und stark war, und das war sie auch. Alles andere, was sie auch noch war, verbarg sie in diesem Moment.

»Es geht mir bestens«, sagte sie und schob die Hand des jungen Mannes von ihrem Arm.

»Mama«, rief das rothaarige Mädchen. Sie zupfte die Frau am Ärmel und wurde weggeschubst. »Ihre Maske, Mama! Du hast ihre schmutzige Maske in der Hand!«

Als würde Carolines Maske brennen, ließ die Frau sie fallen. Mit vor Grauen verzerrtem Gesicht wischte sie ihre Hand wie wild an ihrem Rock ab.

Caroline drehte sich um. Ich folgte ihr.

Als wir das Haus schon fast verlassen hatten, hörten wir die Frau hinter uns herrufen.

»So ist's recht!«, rief sie. »Hau bloß ab, du dreckiges Schlitzauge!«

Danach gingen wir eine Weile schweigend nebeneinanderher. Inzwischen nieselte es nur noch. Caroline hielt ihren Schirm geschlossen. An einer Bank blieb sie stehen und setzte sich, und ich setzte mich neben sie.

»Es tut mir sehr leid, dass das passiert ist.«

»Das weiß ich, Dorrie.«

»Ich wünschte, ich hätte etwas tun können.«

Sie sah mich an. »Wir können von Glück reden, dass der Mann dich davon abgehalten hat, die Frau zu schlagen. Das weißt du, oder?«

Ich sagte nichts. Sah auf meine Hände, dann wieder zu Caroline. Sie starrte auf die Straße. Ich folgte ihrem Blick, aber er schien auf nichts Bestimmtes gerichtet zu sein.

Mir war kalt und jämmerlich zumute und ich wollte nichts lieber als ins Atelier zurück. Caroline offenbar nicht. Nach einigen Minuten stand sie auf und sagte: »Lass uns weitermachen.« Sie war eine liebenswürdige, stolze Frau, aber manchmal dachte ich, dass ihre Stärke auf Angst gründete, auf der Angst, was passieren würde, wenn sie nicht ständig ihre Zugehörigkeit bewies. Jedenfalls verteilten wir an diesem Tag hundert Kisten mit Lebensmitteln und Medikamenten. Auch am nächsten Tag bestand Caroline darauf, dass wir weitermachten. Und auch am darauffolgenden Tag.

Als sich im November die Nachricht vom Waffenstillstand verbreitete, kamen aus jeder Tür in jeder Straße die Menschen, um die Parade auf der Market Street zu sehen. Die Menge – maskiert, aber freudestrahlend, drängelnd und jubelnd – war so groß, dass die Straßenbahnen den Betrieb einstellten. Der Krieg, der alle Kriege beendete. Wir hatten ihn gewonnen. Der Kaiser hatte abgedankt. Die Welt war bereit für die Demokratie. Unsere Jungs kamen heim. Selbst die in der Stadt grassierende Grippe und die Schneise des Todes, die sie schlug, hielten die Menschen nicht vom Feiern ab. Mehrere Männer entzündeten ein riesiges Freudenfeuer vor dem Emporium an der Ecke Market und Powell Street, und jeder, der daran vorbeiging, warf seine Maske in die Flammen.

In diesem Winter erfasste San Francisco der Übermut einer Stadt, die überzeugt war, wieder einmal das Schlimmste überstanden zu haben. Die Leute sagten, es sei wie in den ersten Tagen nach dem Erdbeben, als Fremde einen auf der Straße umarmten und sich alle verbrüderten.

Zur Feier des Tages öffneten Caroline und ich die Türen der Sutter Street 540. Wir putzten das Empfangszimmer heraus, stellten überall Kerzen auf und räumten sämtliche Möbel bis auf den Teppich heraus, damit man tanzen konnte. Caroline häufte Kohlestückchen unter den Samowar für den Tee. Alle brachten etwas mit. Wir hatten Champagner, selbst gebrannten Gin und einige Flaschen spanischen Süßwein. Es gab frisch von Fisherman's Wharf geholte Krebse, die auf einem Eisbett serviert wurden, köstliche kleine Muscheln, die jemand von Tomales Bay mitgebracht hatte, Banana Fritters und Schokoladenkuchen. Immer mehr Leute kamen. Hin und wieder warf mir Caroline quer durch den Raum einen Blick zu und wir schüttelten grinsend den Kopf. Durch all den Zigarettenrauch, das Lachen und Rufen drangen die Melodien von Musicalliedern, die Ansel auf dem alten Klavier klimperte, das Caroline irgendwo aufgetrieben hatte.

Nicht alle waren zum Feiern aufgelegt. »Siebzehn Millionen Tote«, erinnerte uns Consuelo, »so viele wie ein ganzes Land an Einwohnern zählt – und es dauert nicht einmal eine Stunde, nachdem die Nachricht durch den Äther gerauscht ist und die Zeitungen die Schlagzeilen gesetzt haben, dass jeder die Erinnerung an den Krieg verdrängt.«

In dem Moment bemerkte ich ein vielleicht neun oder zehn Jahre altes Mädchen, das allein auf dem schwarzen Samtsofa saß. Überrascht sah ich sie an. Zu unserem Freundeskreis gehörten die unterschiedlichsten Leute, aber kein Kind.

»Consie!«

Das kam von Maynard, der nicht weit entfernt von mir stand. Er musste das Mädchen ein zweites Mal rufen, bevor es langsam zu ihm trottete.

»Consie, das sind Miss Lange und ihre Freundin Miss Lee. Ladys, das ist meine Tochter Consie.«

Consie war ein drahtiges Mädchen mit sonnenverbrannter Haut und Sommersprossen. Sie trug ein weißes Kleid, als hätte sie sich zum Gottesdienst fein gemacht, aber es war verknittert und hatte Flecken. Besonders erinnere ich mich an ihre Augen. Sie hatten dasselbe leuchtende Blau wie die ihres Vaters, aber darunter lagen rötliche Schatten, als hätte sie nicht geschlafen.

»Hallo Consie«, sagte Caroline lächelnd und schüttelte dem Kind die Hand.

Immer würde ich mich an mein Unbehagen in diesem Moment erinnern und an ihre offenkundige Abneigung mir gegenüber. Es prägte unser Verhältnis auf eine Art, an der auch die Zeit nichts ändern konnte.

»Schön, dich kennenzulernen«, sagte ich und streckte ihr meine Hand entgegen.

Sie nahm sie nicht. Sah mich nicht einmal an. Sie stand nur da, starrte auf den Boden, die Arme vor der Brust verschränkt, so als hätte sie Wurzeln geschlagen. Böse wirkte sie eigentlich nicht, nur sehr wütend.

»Gib der Lady die Hand, Consie«, sagte Maynard.

»Aber sie ist so jung. Ich muss nur Erwachsenen die Hand geben«, erwiderte das Mädchen.

Bis kurz vor dem Eintreffen der ersten Gäste hatte ich in der Dunkelkammer gearbeitet und steckte noch in Latzhose und Stiefeln. Dem Anlass entsprechend war ich tatsächlich nicht gekleidet, aber mir deswegen von einem Kind sagen lassen, ich wäre nicht erwachsen? Mir blieb die Spucke weg.

»Benimm dich«, zischte Maynard und einen Moment lang

funkelte sie ihn an. Die Wut, aber auch der Schmerz, die in ihren Augen lagen, ließen mich zusammenzucken und ich musste wegsehen. Maynard schien es ebenfalls zu bemerken und unterließ es, sie weiter zu maßregeln.

Er wandte sich zu Caroline und mir. »Wegen der Grippe hat ihre Schule geschlossen und sie wohnt gerade bei ihrer Tante in Sausalito.« Er fuhr sich mit der Hand durch die dichten schwarzen Haare, die ihm sofort wieder in die Augen fielen. »Ich dachte, es würde ihr Spaß machen, einen Tag in der Stadt zu verbringen«, sagte er und betrachtete sie mit einer gewissen Verwunderung, während sie mit verschränkten Armen dastand und die Sohlen ihrer abgenutzten Schuhe über den Boden schabten. »Aber offenbar macht ihr nichts, was von mir kommt, Spaß.«

»Consie«, sagte Caroline, beugte sich vor und deutete auf das Klavier, an dem Ansel gerade eine Pause einlegte. »Siehst du den jungen Mann am Klavier?«

Sie nickte.

»Bestimmt spielt er ein Lied für dich, das dir gefällt. Sollen wir ihn fragen?«

Darauf wurde Consies Miene weicher und sie ließ die Arme sinken. An Carolines Hand ging sie halb hüpfend mit ihr weg. Caroline tippte Ansel auf die Schulter und Consie flüsterte ihm etwas ins Ohr. Im nächsten Moment flogen Ansels Finger über die Tasten.

Aus vielerlei Gründen erinnere ich mich an diesen Abend, aber der schlimmste war, dass wir alle Ansel für lange Zeit das letzte Mal sahen.

Wir dachten, dass wir in diesem Herbst die Spanische Grippe überwunden hätten. Aber das hatten wir nicht. Die tödlichste Welle kam im Winter. Die Rückkehr eines jeden größeren Konvois von Soldaten führte dazu, dass die Leute sich auf den Straßen und in den Tanzpalästen versammelten. Im Dezember wurde dann erklärt, dass wir unsere Masken abnehmen konnten, was mit großem Jubel begrüßt wurde. Büros und Läden leerten sich. Die Leute zogen in Scharen durch die Straßen. Drei Wochen nachdem verkündet worden war, dass das spanische Übel endgültig bezwungen sei, erkrankten erneut Tausende. Die Hälfte der Zeit verdrängte man den Gedanken, was das bedeutete, die andere Hälfte dachte man an nichts anderes: dass die Masken nutzlos waren, dass die Medikamente nichts brachten, dass noch so viele sterben würden.

Dann erfuhren wir, dass Ansel schwer krank war. Imogen traf es am härtesten. Der Fährbetrieb zwischen Oakland und San Francisco war eingestellt worden, aber sie fand eine Möglichkeit, um über die Bucht zu kommen. Ich traf sie in Downtown, und wir fuhren mit der Straßenbahn nach Seacliff, wo Ansel zusammen mit seiner Familie in der Twenty Fourth Avenue lebte.

Bei Ansels Anblick bekam ich einen solchen Schreck, dass ich die Hand vor den Mund schlug und mir die Tränen in die Augen traten. Ich hatte gehört, dass am Ende die Haut der Kranken so dunkel wurde, dass sich alle Rassen ähnelten. Ansels Haut war blau, und er lag zusammengekrümmt im Bett, fieberheiß und fürchterlich still. Nie hätte ich gedacht, dass ein derart lebensprühender Mensch in dieser Weise niedergeworfen werden könnte. Ansel war immer so geistreich und energiegeladen gewesen. Nie hatte er ruhig oder schweigend dagesessen, und jetzt war er völlig teilnahmslos und verkrampft. Das machte die Spanische Grippe. Sie erwischte die Jungen und Gesunden am schlimmsten.

Lange saß Imogen an seinem Bett, hielt seine Hand und sprach in beruhigendem Ton mit ihm. Die einfachsten Fragen konnte er nicht beantworten. Irgendetwas schien in seinem Kopf kaputtgegangen zu sein. Ich hielt es keine Minute in dem Zimmer aus, auch wenn ich mich dafür verachtete. Stattdessen ging ich nach unten und setzte mich zu Mrs Adams in den Salon.

»Ich glaube, es hat seinen Geist geschädigt.« Sie starrte unverwandt auf den Tisch. »Er redet, bis er nicht mehr kann, und dann liegt er reglos da. Meistens verstehe ich nicht, was er sagt, alles ist so wirr, aber er hat seinen Vater gebeten, ihn nach Yosemite zu bringen. Er ist überzeugt, dass ihn nur die Berge und die frische Luft heilen können.« Jetzt sah sie mich an. »Halten Sie das nicht auch für Wahnsinn, Miss?« In ihren Augen standen Tränen. »Glauben Sie nicht auch, dass mein Junge nicht mehr bei Trost ist?«

Drei Wochen verbrachte Ansel in Yosemite, und ob es nun an der frischen Luft lag oder daran, dass er an den Ort zurückgekehrt war, den er am innigsten liebte, jedenfalls kam er geheilt zurück. Allerdings hatte die Krankheit ihn verändert, was keinem von uns entging. Aus seinen Augen hatte immer der Schalk geblitzt. Der war verschwunden. Wenn ihm jemand näher als einen Meter kam, zuckte er zusammen, was es ihm praktisch unmöglich machte, durch die Stadt zu gehen. Ständig sah er sich um, warf einen Blick über die Schulter, wich zurück. Als er uns einmal in der 540 besuchte, sprang er alle fünf Minuten von seinem Stuhl auf, um sich die Hände zu waschen, und als wir ihn baten, Klavier zu spielen, hob er seine Hände und schüttelte den Kopf. Sie waren von den Fingerspitzen bis zu den Handgelenken mit Blasen übersät.

Schließlich kehrte seine Energie zurück und mit ihr seine festen Überzeugungen, seine Liebenswürdigkeit und sein wunderbares Klavierspiel, aber für den Rest seines Lebens wollte er nur noch Berge, Bäche und Flüsse fotografieren. Wohin die Grippe ihn im Winter 1919 auch entführt hatte, niemals kam er ganz von dort zurück und wollte es auch gar nicht.

Kapitel 11

Lebe so, als könntest du jeden Tag erblinden – diese Regel hatte ich für mich aufgestellt. In dieser ersten Zeit nach Aufhebung der Quarantäne genossen wir die kleinsten Dinge, als hätte uns die Spanische Grippe alle erblinden lassen und wir hätten auf einmal unser Augenlicht zurückgewonnen. Jedes Detail sprang uns entgegen, als würden wir es zum ersten Mal sehen. Das Leben kehrte nach San Francisco zurück und nie war es kostbarer gewesen. Nach Wochen der Unsicherheit fanden die Freunde wieder Arbeit und die Mädchen und Frauen im Mission Home erholten sich von der Krankheit. Was für ein Luxus war es, die Straße entlangzugehen und auf einer Parkbank zu sitzen. Jeder lächelte und grüßte. Einer nach dem anderen kehrten unsere Kunden in die Stadt zurück und erneut war unser Kalender mit Terminen gefüllt. Wir kamen wieder auf die Beine.

Als die Lichtspielhäuser wieder öffneten, leisteten Caroline und ich uns eine Sonntagsmatinee im California. Der Hauptfilm war nicht besonders gut, aber sie zeigten einen kurzen Streifen mit Isadora Duncan, in dem sie barfüßig und in einem langen weißen Kleid tanzte. Der gefiel uns so gut, dass wir einfach auf unseren Plätzen sitzen blieben und uns die ganze Vorstellung noch einmal ansahen. Wenn uns nicht der Platzanweiser hinauskomplimentiert hätte, hätten wir sie uns vielleicht auch ein drittes Mal angesehen.

»Ich wünschte, ich wäre wie Isadora«, sagte ich, als wir aus dem Lichtspielhaus auf die helle Straße stolperten. »Mutig genug, um …«

»Um was?«

»Um mich so frei in der Welt zu bewegen.«

»Bist du das denn nicht?«, erwiderte Caroline. »Ich glaube schon.«

Ich sah auf meine braunen Stiefel.

»Vielleicht würde es mir ja helfen, wenn ich tanzen könnte. Trotz meines Beins, meine ich.«

Caroline blieb stehen, legte eine Hand auf meinen Arm und sagte, ich müsse unbedingt tanzen lernen.

Dabei sah sie mich mit so viel Ernst an, dass ich lachen musste. »So schlimm ist es auch wieder nicht, wenn man nicht tanzen kann.«

»Aber ja! Und wie es das ist.«

Die Rettung vor diesem schrecklichen Schicksal war klar, wenigstens für Caroline: Tanzstunden. Ihre Freundin Estrellita war eine bekannte Tänzerin und unterrichtete gelegentlich im Majestic in der Fillmore Street. Caroline war sicher, dass sie etwas für mich aushandeln könnte.

Es klang wie eine hervorragende Idee, aber als wir uns zwei Wochen später für meine erste Stunde fertig machten, war ich mir dessen nicht mehr so sicher. Caroline streifte ihre Strümpfe über. Sie nahm sich Zeit, rollte sie Zentimeter für Zentimeter ihre Beine hoch. Ich sah ihr zu und merkte, wie mir immer unbehaglicher wurde.

»Ich glaube, das schaffe ich nicht.«

Sie hob ihren Blick und lächelte mich schief an. »Natürlich wird dir jetzt mulmig, Dorrie. Aber es war deine Idee.«

»Vielleicht kannst du mir einfach noch ein paar von diesen hübschen langen Röcken nähen. Wenn ich die trage, bemerkt man mein Hinken doch kaum.«

Inzwischen hatte sie ihre Strümpfe angezogen und schloss die Schnallen an ihren Schuhen. Dann sah sie mich an, nicht unfreundlich, aber ungerührt.

»Wenn du willst, nähe ich dir noch zehn Röcke, aber das ändert nichts an dem Bild, das du von dir selbst hast. Meinst du nicht, dass du das loswerden solltest?«

Das stimmte. Tief in mir, so tief wie Muskeln, Knochen und Adern, steckte das Bild von mir als Krüppel. Auch wenn ich das Wort nicht aussprechen konnte, lauerte es hinter allem. Die Kinderlähmung hatte mich aus dem normalen Leben gerissen, und das schenkte mir eine gewisse Freiheit. Wäre ich nicht krank geworden, wäre ich nie der Mensch geworden, der in der Dunkelkammer am glücklichsten war. Und dennoch. Ich schämte mich für meinen lahmen Fuß, war einsam deswegen. Ständig hatte ich Angst, dass ihn jemand bemerkte, ständig musste ich ihn verstecken – all das verbarg sich im Nachziehen meines Beins.

So großzügig und sanft Caroline sein konnte, sie war auch streng, und genau diese Strenge brauchte ich in diesem Moment am meisten. Schlicht und ergreifend musste etwas unternommen werden. Wenn es etwas gab, wodurch ich mein Hinken loswurde, dann musste ich es tun.

Also zogen wir los. Wir verließen den Monkey Block und gingen Richtung Stadt, bestiegen eine Straßenbahn. Die schmalen Holzhäuser in der Fillmore Street waren kleiner als die in anderen Teilen der Stadt. Hier drängten sich die unterschiedlichsten Menschen und Geschäfte: nach Matsudos Bonbongeschäft kam ein Fleischerladen, auf dessen Schaufenster etwas in hebräischer Schrift stand, danach kam eine Bäckerei, offenbar schwedisch, mit Bergen von süßem Gebäck im Fenster. Innerhalb von fünf Minuten hörte ich fünf verschiedene Sprachen.

»Das Viertel hier hat von allem ein bisschen, oder?«

»Ja«, sagte Caroline. »Wunderbar, nicht wahr?«

An jeder Ecke überspannten mit elektrischen Lichtern besetzte Eisenbögen die Straße. Dann sah ich es vor mir: THE MAJESTIC, der Schriftzug in riesigen blauen Lettern. Einen Moment lang stand ich schwindlig in dem schillernden Licht, dann gingen wir hinein.

Das Innere des Majestic war größer, als man von der Straße aus ahnte, und in den Räumen drängten sich die Leute. Ich nahm meinen Hut ab und wir schoben uns durch die Menge. Vom hinteren Teil des Saals her war Musik zu hören, aber ich konnte das Orchester nicht sehen. Zigarettenrauch hing in der Luft und die Musik übertönte alles. Bass, Schlagzeug und ein anderes Instrument, das ich nicht gleich erkannte. Wir quetschten uns weiter nach hinten durch zu einer Tür, auf der TANZSCHULE stand.

Ich war eine wahrhaft schlechte Schülerin, noch schlechter, als ich gedacht hatte, und das sollte etwas heißen. Estrellita war eine spanische Schönheit mit rabenschwarzen Haaren (sie war als Stella Hurtig in Cincinnati in eine jüdische Theaterfamilie geboren worden, wie ich später erfuhr). Sie unterrichtete ausschließlich in ihrer Muttersprache – nicht, dass es mir geholfen hätte, wenn ich sie verstanden hätte. Während sie uns die Grundhaltungen zeigte, schlug sie den Takt mit einem Stock. Mit meinem verdrehten Fuß war jedes Beugen, jeder Schritt eine Herausforderung. Ich war der hoffnungsloseste Fall an diesem Tag und taumelte, stakste und schwankte, aber Estrellita war eine überaus geduldige Lehrerin. Caroline warf mir vom anderen Ende des Raums immer wieder ein ermutigendes Lächeln zu.

Es dauerte eine Weile, aber gegen Ende der Stunde, als auf dem Klavier ein langsameres Lied gespielt wurde, erreichte mich die Musik und meine Hüften fingen von sich aus an zu schwingen. Ich vergaß meine Füße, vergaß mitzuzählen, und dann vergaß ich für einen kurzen Moment auch mich selbst und fing an zu tanzen.

Ich fühlte mich großartig. Caroline und ich verließen plaudernd und lachend die überhitzten, verrauchten, überfüllten Räume des Majestic und gingen Arm in Arm durch die kalten Straßen. Über uns flackerten die schmiedeeisernen Straßenlaternen und in der frischen kalten Luft lag der Geruch nach Holzfeuer.

»Bist du müde?«, fragte Caroline, nachdem wir eine Weile gegangen waren. Ihre Wangen waren rot von der Kälte und ihre Augen glänzten.

»Kein bisschen.«

»Dann lass uns noch ein bisschen weitergehen.« Sie drehte mir den Kopf zu. »Du warst wunderbar, Dorrie. Ich sehe schon einen Unterschied in deiner Haltung.«

»Wirklich?«

»Ganz sicher. Du musst unbedingt weitertanzen!«

»Dann gehen wir nächste und übernächste Woche wieder ins Majestic. Was meinst du, Caroline?«

Aber sie hörte nicht mehr zu. Etwas hatte ihre Aufmerksamkeit erregt.

Auf der anderen Straßenseite war aus einiger Entfernung Geschrei zu hören, und dann sahen wir ein Dutzend Männer auf eine größere Gruppe zustürmen. Gleich dahinter folgte ein halbes Dutzend berittene Polizisten.

»Es ist ein Protestmarsch«, sagte Caroline, als sie die Schilder entdeckte. Sie sah mich an. »Consuelo hat erzählt, dass es zu Schlägereien gekommen ist.«

Ich hatte gehört, dass es während der letzten Wochen eine Welle von Protesten und Streiks gegeben hat. Mittlerweile waren viele Männer aus dem Krieg zurückgekehrt und noch so viele mehr auf dem Weg zurück, dass es nicht mehr genug Arbeit gab. Die Stimmung im Coppa wurde wieder nüchterner. Auf jede freie Stelle kamen mindestens drei Bewerber. Zuerst waren die Löhne um ein Viertel zurückgegangen, dann hatten sie sich halbiert. Dazu kam, dass Vermieter den plötzlichen Zustrom an Menschen ausnutzten und es immer schwerer wurde, eine annehmbare, bezahlbare Wohnung zu finden.

Plötzlich war das Klirren einer großen Schaufensterscheibe zu hören. Die Polizisten stürmten los und trieben ihre Pferde unbarmherzig in die Menge. Ein Mann kletterte auf die Ladefläche eines Lasters, die mit Steinen gefüllt war, und schleuderte einen davon auf den Captain. Der Stein traf ihn an der Brust, und er kippte nach hinten, stürzte zu Boden und knallte gegen das Vorderrad eines parkenden Autos. Ein zweiter Mann schwang sich auf den Laster, und auch er hob einen Stein, aber mittlerweile hatten die Polizisten ihre langen Schlagstöcke gezogen und schwangen sie durch die Luft.

»Komm weiter«, sagte Caroline, nahm mich am Ellbogen und dirigierte mich in die andere Richtung.

In angespanntem Schweigen eilten wir um die Ecke. Einige Blocks lagen still und verlassen da – die Menge hatte ihr Ziel erreicht und sich aufgelöst. Dann sah ich sie, zwei Männer, die an der Wand lehnten, ihre Gesichter vom Schatten ausgelöscht. Ich fragte mich, ob sie zu dem Pöbel gehörten, den wir gerade gesehen hatten, aber das war unmöglich zu sagen.

Die beiden schlenderten auf uns zu, als wir die nächste Straßenecke erreichten. Einer der beiden überragte uns um fast zwei Köpfe, sah ich jetzt.

»Na, ihr zwei Hübschen.«

Zunächst gaben sie sich launig und charmant. Wie es komme, dass zwei so nette Mädchen wie wir allein durch die Stadt gingen? Ob wir uns verlaufen hätten? Ob wir nicht stehen bleiben und ein wenig mit ihnen plaudern wollten? Ob wir keine Lust hätten, mit ihnen in die Kneipe zu gehen und uns zu einem Drink einladen zu lassen?

Als wir nicht darauf reagierten, wurden sie unangenehm.

Der Größere stieß seinen Freund mit dem Ellbogen an. »Die Blonde ist nicht schlecht«, sagte er.

All die Freude, von der ich gerade noch erfüllt gewesen war, all die Heiterkeit waren auf einmal verschwunden, und ich dachte nur noch daran, wie wir von hier wegkommen könnten.

Sein Begleiter nahm einen Schluck aus seinem Flachmann, dann glitt sein Blick zuerst über mich und anschließend über Caroline.

»Das Schlitzauge kostet dich weniger oder du kriegst mehr für dein Geld.«

Sie lachten. Inzwischen starrten sie uns ganz unverblümt an, und ihr Blick wurde hart und gierig. Einer von ihnen, der Größere, machte einen Schritt nach vorne und stellte sich uns in den Weg. Alles an ihm war blass: blassblaue Augen, helle Augenbrauen, bleiche Haut, kahler Schädel.

Caroline und ich waren immer noch untergehakt, und ich spürte, wie sie erstarrte. Etwas in ihr wusste, was geschehen würde. Etwas in ihr machte sich bereit. Der Mann tat noch einen Schritt auf uns zu. Mittlerweile war er so nah, dass ich die roten Äderchen in seinen Augen sehen konnte, die weißblonden Stoppeln an seinen Wangen. Er kaute auf etwas. Dann spuckte er es auf die Straße – einen spuckeglänzenden Priem – und ergriff mit eigentümlicher Zärtlichkeit Carolines Kinn und hob ihr Gesicht an.

»Was kostet die kleine Chinesin?«

Die Frage richtete sich offenbar an mich.

Caroline war ganz ruhig geworden und sah ihm in die Augen. Eine halbe Ewigkeit verging, dann war der Klang von Stimmen, Schritten und Lachen zu hören. Auf der anderen Straßenseite gingen zwei Paare. Als der Mann zu ihnen hinübersah, befreite Caroline sich aus seinem Griff, packte meinen Arm und wir rannten los.

Nach weniger als einer Stunde saßen wir wieder an dem Tisch in Carolines Wohnung im Monkey Block. Wir waren so lange gerannt, bis wir Seitenstechen bekamen und unsere Beine brannten, dann sahen wir plötzlich eine Straßenbahn und drängten uns hinein. Als ich beim Aussteigen auf die Bordsteinkante trat, fuhr ein heftiger Schmerz durch meinen Fuß und ich konnte die Stufen nur auf einem Bein hinaufhüpfen. Es war Freitagabend und im Monkey Block war der Teufel los. Aus allen Richtungen drangen Musik und Stimmen, die in der Stille der Wohnung nur noch lauter klangen.

Caroline machte sich in der Küche zu schaffen, stellte mit ruhiger Hand den Wasserkessel aufs Gas, maß die Teeblätter ab und goss sie auf. Nur ihr Schweigen passte nicht zu ihr.

»Caroline?«

»Ja?«

»Willst du nichts sagen?«

»Denkst du etwa, dass mir so etwas zum ersten Mal passiert ist, Dorrie?«

Ich schüttelte den Kopf. »Nein, aber du kannst doch trotzdem etwas sagen.«

»Etwas sagen«, wiederholte sie. Einen Moment lang überlegte sie offenbar, ob sie darauf antworten sollte, dann stellte sie ihre Tasse ab und sah mich an. »Wie wäre es damit: Ich war neun, als mir das erste Mal so etwas widerfahren ist. Im Mission Home lernten wir einige Dinge weit vor unserer Zeit. Anderes lernten wir nie. Damals wusste ich nicht, wie ich es sagen sollte. Ich schämte mich zu sehr.«

»Das tut mir so leid.«

Sie schüttelte den Kopf. »Das muss es nicht, Dorrie. Man hat mir unsittliche Anträge gemacht, ich wurde verhöhnt, man sagte mir, ich solle wieder zurück nach Hause gehen. Für dich ist das eine neue Erfahrung, aber nicht für mich. Ich lebe schon mein ganzes Leben damit. Ich habe all das schon gehört. Aber Mitleid?« Sie schüttelte den Kopf. »Mitleid ist genauso schlimm. Vielleicht noch schlimmer.«

Die Schärfe in ihrer Stimme erschreckte mich. Noch nie war sie mir gegenüber verärgert oder kurz angebunden gewesen, aber jetzt erkannte ich, was die ganze Zeit da gewesen sein musste und der Grund ihres Schweigens war.

»Egal wie man dir begegnet, du musst den Kopf oben halten«, sagte sie jetzt, aber ich hatte den Eindruck, dass sie mehr mit sich selbst als mit mir sprach. »Du darfst deine Angst nicht zeigen. Du darfst überhaupt nichts zeigen. Du darfst nicht reagieren und musst so tun, als wäre nichts, du gehst einfach weiter.«

Sie legte eine Hand an die Schläfe und schloss lange die Augen. Sie wirkte weniger wütend als müde, aber ich sah, welchen Tribut der Abend von ihr gefordert hatte.

»Du hast es wahrscheinlich nicht bemerkt, Dorrie, aber es ist nun mal so. So war es schon immer. Die Leute sehen uns beide und denken, dass ich deine Dienstbotin bin, dass ich dein ›kleines Chinesenmädchen‹ bin.«

»Meine Dienstbotin?«

»Ist dir nie in den Sinn gekommen, dass die Leute das denken?«

Ich spürte einen Kloß im Hals und wandte meinen Blick ab.

»Du weißt nicht, wie das ist, kannst es nicht wissen.«

Wegen meines Beins wusste ich das sehr wohl, dachte ich, aber ich hielt mich zurück. Wie oft hatte jemand mein Hinken bemerkt und war dann zurückgewichen, als glaubte er, er könnte zum Krüppel werden, nur wenn er dieselbe Luft wie ich atmete – war das nicht genauso oder wenigstens ähnlich? Vielleicht war es aber doch anders. Mein Hinken konnte ich verbergen. Manchmal konnte ich es sogar vergessen. Ich konnte versuchen, es durch Tanzen zu verlieren – durch Tanzen!

Ich spürte eine Hand auf meiner Schulter.

»Tut mir leid, Dorrie. Ich will nur an solche Männer keine einzige Minute meines Lebens mehr verschwenden.«

Kapitel 12

So schnell war ich noch nie unterwegs gewesen. Eigentlich war ich nie schnell unterwegs. Ich war sogar noch nie in einem Automobil gefahren. Das allein wäre schon genug Aufregung gewesen, aber als ich ihn auf der anderen Seite der Montgomery Street warten sah, musste ich einen Moment stehen bleiben, um die Fassung wiederzugewinnen, bevor ich die Straße überquerte.

Er war gerade aus Arizona zurückgekehrt, wo er gemalt und die Grippe ausgesessen hatte. Am Tag seiner Rückkehr hatte er eine Nachricht im Coppa für mich hinterlassen, mit der er mich bat, mich am nächsten Tag um zehn vor dem Monkey Block mit ihm zu treffen. Ich dachte nicht lange darüber nach, sondern ging einfach hin.

Er saß hinter dem Lenkrad eines gelben Sportwagens, so schnittig und einzigartig schön, dass ich mich gar nicht daran sattsehen konnte.

»Ist das Ihrer?«, fragte ich beim Einsteigen.

»Für heute«, sagte er und erklärte, dass das Auto einem Bankdirektor gehörte, den er gleich zu Beginn seiner Mitgliedschaft im Bohemian Club kennengelernt hatte.

Wie der große Mann da so zusammengekauert hinter dem Lenkrad saß, ließ er das kleine Auto wie ein Spielzeug aussehen. Er packte das Lenkrad und drehte sich mit seinen strahlend blauen Augen und seinem noch strahlenderen Lächeln zu mir.

»Bereit, die wahre Schönheit Kaliforniens kennenzulernen?«

Ich hielt mich an der Armstütze fest, machte einen tiefen, beruhigenden Atemzug und sagte, ich sei bereit.

Er trat auf das Starterpedal. Einmal, zweimal, dreimal. Hantierte an Hebeln und Schaltern. Nichts.

»Wie lange fahren Sie schon?«

»Lange genug«, sagte er, das hieß für mich, er fuhr überhaupt noch nicht lange, aber beim vierten Versuch sprang der Motor plötzlich knatternd an.

Damals gab es noch keine Brücke über die Bucht, man musste mit der Fähre übersetzen. Es war ein ganz seltsames Gefühl, in einem Auto zu sitzen, während unter einem die Wellen schwappten und einen hin- und herschaukelten. Mir wurde leicht übel und schwindlig, und ich war froh, als es vorbei war und Maynard uns zurück auf festen Boden steuerte.

In der Stadt, in der die Straßen voller Passanten waren, war Maynard langsam gefahren und hatte sich vorsichtig einen Weg gebahnt. Auf dieser Seite der Bucht waren die Straßen breit und leer und er beschleunigte erst auf dreißig und dann auf über fünfzig. Grüne Hügel zogen an uns vorbei, während wir gen Westen flitzten und uns durch Kleinstädte schlängelten, bis die Besiedelung dünner wurde und schließlich ganz verschwand.

Ich suchte in seinem Gesicht nach der Traurigkeit, die er an dem Abend gezeigt hatte, als er mit Consie ins Atelier gekommen war, konnte aber nichts davon entdecken. Er war voller Leben und glücklich, redete wie ein Buch und erzählte von allen Orten, an denen er gelebt hatte, von Fresno und der Ranch seines Vaters und von Los Angeles, wohin er als junger Mann gezogen war. Zwei Jahre hatte er in New York gelebt, in Greenwich Village. Während er sprach, spielte sich sein Leben wie ein Film vor meinem inneren Auge ab. Ich sah ihn im Washington Square Park, wie er durch die Gassen stromerte, in den hübschen Cafés verschwand, sich ein Theaterstück ansah, bei einer Dichterlesung vorbeischaute.

Wir mussten recht nah beieinander gewohnt haben, fiel mir auf. Vielleicht waren wir uns in der Untergrundbahn begegnet, im Central Park, in einer Galerie – aber nein, bei dem Altersunterschied zwischen uns hätten wir auch an entgegengesetzten Enden der Welt leben können.

Außerdem war er auch nicht lange in New York geblieben. Die Wohnungen waren klein, die Stadt im Winter fürchterlich kalt und im Sommer höllisch heiß, aber das war, wie er sagte, nichts gegen das Chaos, den Lärm und den Dreck und auch nichts gegen die überhitzte Kunstszene und die Millionen von Menschen, die unter der gnadenlosen, gedankenlosen, endlosen Jagd nach Geld ächzten. Es war einfach schrecklich und er hasste es und hatte es kaum erwarten können wegzukommen.

Nach New York war er durchs ganze Land gezogen. Sein Standbein blieb San Francisco, aber immer wieder reiste er nach Osten, nach New Mexico, das er den »wahren« Westen nannte. Wenn er vom Südwesten sprach, bekam seine Stimme einen lebhaften, intensiven Klang.

Wir waren bereits eine Weile gefahren, als wir durch einen dunklen Redwood-Wald kamen. Ich war froh, dass ich meinen Mantel dabeihatte, und erst recht, als an der Küste der Wind durchs Auto fegte. An meinen Sitz geklammert genoss ich die Aussicht. Die Mittagssonne blitzte auf der Motorhaube. Der Wind trug einen süßlich beißenden Duft von etwas Fremdem mit sich, Eukalyptus, wurde mir nach einer Weile klar. Wir befanden uns auf offenem Land, und gewundene, schmale Straßen führten uns in die wuchernde Wildnis von West Marin, wo immer weniger Häuser standen, bis es irgendwann nur noch freie Natur und Himmel gab.

Immer weiter fuhren wir durch das rosa und orange gefärbte Marschland, das in der Ferne von Kiefern eingerahmt war. Einmal warf er mir einen Blick zu und rief etwas. Bei dem Motorenlärm konnte ich es nicht verstehen. Als wir die Küste erreichten, fuhr er auf den grasbewachsenen Seitenstreifen und stellte den Motor aus. Vor uns lag das Meer, nah, riesig, wild. Es war das erste

Mal, dass ich den Pazifischen Ozean in seiner immensen Größe sah. Der kurze Blick aus dem Zugfenster auf San Francisco hatte mich verzaubert, aber das war nichts im Vergleich zu dem hier. Ich merkte, dass mir angesichts dieser Schönheit der Mund offen stand.

»Dort befand sich das Zentrum des Erdbebens.« Er deutete auf knorrige umgestürzte Baumstämme. »Von der Stadt blieb so gut wie nichts übrig, Tausende starben.« Er zuckte zusammen, als holte ihn die Erinnerung ein. »Jetzt ist alles neu und perfekt, aber die Landschaft hat es nicht vergessen. Fünfzehn Kilometer Richtung Westen ist ein sieben Meter breiter Riss. Man sieht immer noch die Spuren, wo die Redwoods in die Luft geschleudert wurden.« Er drehte sich zu mir. »Wissen Sie, was ich inzwischen glaube?«

Ich schüttelte den Kopf.

»Inseln.« Er kniff die Augen zusammen und deutete in die Ferne. »Irgendwann wird das eine Insel sein.«

Ich folgte seinem Blick, konnte aber nur Land entdecken.

»Wenn man sich die Gegend auf einer Karte ansieht«, erklärte er, »sieht man, dass das Land sich vom Kontinent losreißt. Jedes Erdbeben schiebt es weiter in Richtung Meer. Eines Tages wird der Küstenabschnitt dort eine Insel sein. Die meiste Zeit vergisst man, was da vor sich geht, dass die Erde lebt, dass sie tut, was sie will.«

Eine Zeit lang schwieg er, bevor er weitersprach.

»In den ersten Monaten in San Francisco bin ich gerne mit dem Zug hierhergefahren und habe nachgedacht, gemalt und Muscheln gegessen. Einmal habe ich Constance mitgenommen. Sie hat so viele Muscheln gegessen, dass ihr eine Woche lang schlecht war und sie geschworen hat, nie mehr einen Strand zu besuchen.« Leise lachend schüttelte er den Kopf. »Sie ist wieder in der Schule. Ein konfessionelles Internat in Arizona.«

»Vermissen Sie sie?«

»Sehr.«

»Und Lillian?« Die Frage war heraus, bevor ich sie zurückhalten konnte. »Vermissen Sie sie auch?«

»So ist das nicht mehr zwischen uns. Für mich nicht.«

»Wie ist es dann?«

»Ich mache mir Sorgen um sie. Ich habe mir immer Sorgen um sie gemacht. Sie sagten, dass es ihr helfen würde, wenn sie ein Kind hätte.« Er blickte auf das Meer hinaus, die Augen wegen der Sonne zusammengekniffen. »Vielleicht hat es ihr noch mehr geschadet. Und ich habe ihr endgültig den Boden unter den Füßen weggezogen.«

Ich versuchte herauszubekommen, was er dachte. Auf einmal umgab ihn eine Traurigkeit, ein Gefühl, dass alles schiefgegangen war und er nicht wusste, wie er es besser hätte machen können. Fieberhaft überlegte ich, was ich sagen könnte.

»Ich habe Ihnen Angst gemacht, oder, Dorrie?«

»Nein, das haben Sie nicht.«

Er lächelte und beugte sich zu mir. Er roch nach Sandelholz, Tabak und Seife. »Wissen Sie«, sagte er plötzlich sehr sanft, »Sie sind wirklich reizend.«

Er schlang sich den Riemen seines zerknautschten Lederrucksacks über die Schulter und dann liefen wir die felsige Küste entlang zum Wellenbrecher. Ich hatte mich bei Maynard untergehakt und hielt den Blick gesenkt, um auf keinen glitschigen Stein zu treten. Einmal glitt ich aus und musste mich an seinem Arm festklammern. Von dem Wellenbrecher kletterten wir vorsichtig zum Strand hinunter und die ganze Zeit hielt er meine Hand und überließ mir das Tempo.

Kiefern ragten über das Wasser, wo die Felsen bis an den Strand heranreichten. Wir setzten uns und er packte den Rucksack aus. Maisbrot, gepökeltes Schweinefleisch, ein großes Stück Schokolade, blaue Trauben. Aus einer Thermoskanne goss er

Kaffee in zwei kleine Blechtassen. Bei meinem Hunger schmeckte alles köstlich. Er reichte mir eine Tasse, trank seine mit einem großen Schluck aus, dann zog er einen Bleistiftstummel und einen Block aus der Tasche. Schweigend saßen wir eine Weile da. Maynard zeichnete, langsam wich die Anspannung aus seinem Gesicht und sein Blick wurde allmählich weicher.

Während ich den Himmel und die Wellen betrachtete, dachte ich an zu Hause, an den Hudson, an das Geschrei auf den Docks und am Ufer. Ich dachte an einen Nachmittag in Cape May vor langer Zeit, als ich mit meinen Eltern Hand in Hand zum Pier ging. Ich sah meinen stets Heiterkeit verbreitenden Vater mit Strohhut und blauer Krawatte. Ich sah uns drei mit nackten Füßen am Ufer entlangspazieren. Vater spritzte uns nass, Mama lachte, die Sonne schien hell auf ihr Gesicht, ihre Haare befreiten sich aus ihrem Knoten. Ich spürte noch die losen Strähnen, als sie mich auf ihren Schoß hob und mir erlaubte, mit den Fingern hindurchzukämmen. Es war merkwürdig, dass mir in diesem Moment einer der seltenen glücklichen Momente aus meiner Kindheit einfiel.

»Was halten Sie davon?«, fragte Maynard und hielt mir den Block hin.

Wie schnell und mühelos er mit seinem Stift eine Welt hervorzaubern konnte – so etwas hatte ich noch nie gesehen, und das sagte ich.

Am Spätnachmittag frischte der Wind vom Meer her auf, kräuselte die Wasseroberfläche und fuhr in die Bäume. Man konnte die heraufziehende Nacht geradezu riechen, das Herannahen des Nebels vom Meer her spüren. Wir redeten und redeten. Wir erzählten uns von unserer Arbeit, was wir gemacht hatten und machen wollten. Die Fahrt, die Unterhaltung, die so leichtfiel, ein Tag des Nichtstuns – all das entspannte mich. Beim letzten Licht würden wir aufbrechen, wenn die dunkle Straße von der schmalen Mondsichel beleuchtet wurde und der Nebel dichter wurde, aber noch war es nicht so weit. Lange saßen wir da, blickten tief ins Gespräch versunken auf das Wasser hinaus, und ich dachte, ich könnte bis zum Morgen weiter so mit ihm reden, aber dann waren auf einmal seine Hände in meinen Haaren, sein Mund auf meinem, und dann redeten wir eine köstliche Zeit lang überhaupt nicht.

So fing es an. Das war unser eigentlicher Anfang. Nach all dem, was später geschah, fällt es mir schwer, an mein Glück in diesen Tagen zu denken, aber ein solches Glück erfährt man nun einmal selten. Vermutlich wusste ich das damals schon, jetzt weiß ich es jedenfalls ganz sicher.

»Was ist das zwischen euch?«, fragte Caroline, als wir uns ein paar Tage später sahen.

Ich zögerte. Ich war eine schlechte Lügnerin und außerdem würde sie sich sowieso nichts vormachen lassen. »Na ja, er ist mit mir zu einem herrlichen Fleck am Meer gefahren. Da haben wir gepicknickt und ...«

»Ach, Dorrie, lass dich bloß nicht auf ihn ein. Tu das nicht. Er ist ein Wrack. Du hast es selbst miterlebt.« Ich ahnte, dass sie noch mehr zu sagen hatte – viel mehr –, aber dann hielt sie unvermittelt inne. »Für eine Warnung ist es zu spät, oder?«

»Ich fürchte«, sagte ich und lächelte.

Ich dachte, sie würde noch etwas hinzufügen, das mich entmutigte. Aber nein. Nicht, dass ich nicht auch so verstanden hätte, was sie mir sagen wollte. Es waren keine Glückwünsche. Dazu kannte sie ihn zu gut und zu lange, nur war ich schon zu tief in die Sache mit ihm verstrickt. Allerdings würde von nun an ihre Loyalität mir gegenüber Maynard mit einschließen.

»Versprich mir eines. Lass dich durch diese Geschichte nicht von deiner Arbeit abhalten, Dorrie.«

Ich fühlte mich provoziert, sogar ein wenig verärgert. »Keine Sorge, das wird und kann nicht passieren.«

Sie nickte. »Freut mich. So, und jetzt erzähl mir von dem herrlichen Fleck am Meer.«

Fortan vergingen manchmal mehrere Tage, an denen ich Caroline nicht sah. Sie schien das zu verstehen. Auch in dieser Zurückhaltung drückte sich ihre Loyalität aus. Sie lebte ihr Leben weiter, und das war auch ohne mich ausgefüllt.

Jeden Feierabend zog ich ein hübsches Kleid an und ging zu Maynards Atelier, von dort machten wir uns auf den Weg in die Stadt. Bald schon lernte ich eine andere Seite San Franciscos kennen, die mondäne Seite. Er nahm mich mit ins Mark Hopkins Hotel zu einer Verabredung mit einem in jüngerer Zeit zu Reichtum gekommenen Kunden, von dem er sagte, er sei »erntereif«. Dann in eine Bar im Sentinel Building, das wie das New Yorker Flatiron aussah und ein kupfergrünes Dach hatte. Und ins Fairmont, wo der spindeldürre Kellner uns zu einem Tisch im hinteren Teil des Lokals brachte, der offenbar immer für Maynard reserviert war. Eines Abends besorgte er uns Karten für *Hedda Gabler* im Curran Theatre. An diesem Abend stellte er mich dem Bürgermeister und einem französischen Diplomaten vor, der auf Besuch in der Stadt war.

Das stadtweit beste Essen für unter einem Dollar war nach wie vor eine Schüssel Linguine mit Muscheln und ein Cannoli im Coppa, aber mittlerweile genoss ich auch das Salisbury Steak und die Austern Rockefeller im Tadich, den Hummer im Alioto und das Schokoladensoufflé für zwei in einem sechsgeschossigen französischen Restaurant namens Old Poodle Dog. Maynard hatte eine schnelle, scharfe Zunge, aber er war auch der kultivierteste und höflichste Mann, den ich kannte. Stets gab es einen alten Freund, der ihm bereitwillig sein Auto lieh, und so lernte ich die ländliche Umgebung kennen. Wir wachten in der Morgendämmerung auf, verstauten einen Korb und eine Decke auf den Rücksitz und fuhren, ohne groß nachzudenken, los. Das eigentliche Ziel war, der Straße zu folgen, die uns gerade gefiel. Er legte den Arm um meine Schulter und ich schmiegte mich an ihn, und so zockelten wir dahin.

Meine Schüchternheit entzückte ihn, ebenso deren Überwindung. Als wir das erste Mal miteinander ins Bett gingen, bat ich ihn wegzusehen, während ich mich auszog, was er mit geradezu ritterlicher Zuvorkommenheit tat, aber kaum lagen wir unter der Decke, waren seine warmen, zärtlichen Hände überall auf meinem Körper. Er benannte alles, was er an mir liebte, die Kuhle an meinem Hals, die Rundung meiner Brüste, die weiche Haut zwischen meinen Schenkeln. Dieser Zärtlichkeit konnte ich nicht widerstehen. Wer hätte das auch gewollt?

Die Verliebtheit erweckte mich auf irritierende und wunderbare Weise. Mein ganzes Leben hatte ich mir Wünsche verkneifen müssen und jetzt war da Maynard. Wer hätte gedacht, dass ich die Macht hatte, jemanden so glücklich zu machen? Oder, was nicht weniger erstaunlich war, dass ich selbst so glücklich sein konnte? Es war nichts, was ich erwartet hatte – aber jetzt geschah es.

»Wer ist diese Neue von Maynard Dixon?«, hörte ich die Leute sagen. Den Rest konnte ich mir gut vorstellen: *Sie hinkt. Sie ist Fotografin. Sie ist halb so alt wie er.* Eines Abends schmuggelten er und seine Freunde mich durch die Hintertür in den Bohemian Club. In den tiefroten Räumen waren keine Frauen gestattet, aber gelegentlich ließen sich die Angestellten dazu bewegen, ein Auge zuzudrücken. Den ganzen Abend tranken wir Tom-and-Jerry-Cocktails, und Maynard erzählte ausschweifende Geschichten aus seiner Kindheit »auf dem Land«, wie er es nannte – was meines Wissens Fresno war. Er schmückte die Geschichten jedes Mal mehr aus. Nachdem wir gegangen waren, küsste er mich und sagte: »Du hast bestanden.« Wie sich herausstellte, unterzog die Clique die neuen Freundinnen stets einer Prüfung. Sie sei, erklärte er mir, nicht einfach zu bestehen. Das verstörte mich, aber noch mehr freute es mich, dass er sich so freute.

Ich denke, all die abschätzigen Blicke, die Urteile und Gerüchte hätten mich mehr gestört, wenn ich mir zu der Zeit, als wir zusammenkamen, nicht langsam eine eigene Position in der Stadt erobert hätte. Ich hatte mir etwas aufgebaut. Ich war nicht einfach »das Mädchen« von jemandem. Das hatte ihn gleich an mir angezogen, wie ich wusste. Wenn er mich »klarsichtig« nannte, dann war es das schönste Kompliment, das er mir machen konnte. Lillians Glanz war von dem Durcheinander, das sie produzierte, überdeckt worden; ich dagegen war eine ruhige, entschiedene Frau. Verlässlich. Er sagte mir, dass er, bevor wir uns kennenlernten, im Begriff gewesen sei, den Halt zu verlieren, zu versinken, unterzugehen. Alles, was er anfasste, ging schief. Er war erledigt. Am Ende. Er konnte nicht malen. Er konnte nicht zeichnen. Es war ein Fluch. Aber dann kam ich und bannte ihn mit meiner Klarsichtigkeit.

Man konnte ihn kaum von der Arbeit weglocken. Ich versuchte es nicht einmal. Er war umgänglicher, wenn er malte, und wenn ich ehrlich war, dann war ich selbst auch ruhelos und miesepetrig, wenn ich keine Zeit für mich hatte. Auch wenn ich weniger Stunden im Atelier verbrachte, arbeitete ich doch konzentrierter als zuvor.

Nie war ich so nah am Leben eines anderen Menschen wie an seinem. Stunden verbrachte ich damit, Maynard beim Malen zuzusehen, was wie eine eigene Lehre war. Er konnte stundenlang schweigen und ein Gemälde mustern, so als würde er über einem höchst komplizierten Puzzle brüten. Ganze Tage verbrachte er im Atelier damit, über die Narben und die Marmorierung des Himmels nachzusinnen, und schenkte mir dabei kaum einmal einen Blick. Bei nachlassendem Tageslicht zog er ein frisches Hemd an, stieg in seine Stiefel und warf den Umhang um. Dann ging er in eine Kneipe und trank dort ein, zwei oder drei Glas Whiskey, aber es kam auch vor, dass er die ganze Nacht durchmalte, und gelegentlich fand ich ihn noch morgens bei der Arbeit vor, mit stoppeligem Kinn und glasigen Augen. So konnte es Tage gehen. Aber es gab auch Zeiten, da beendete er ein Bild und wusste, dass es gut war. Zu solchen Gelegenheiten machte er den Eindruck, als hätte er den ewigen Quell der Freude gefunden. Und das hatte er.

Während der grauen Winter und der kalten Sommer San Franciscos leuchtete sein Atelier stets im warmen Licht des Tonofens, den er vor einigen Jahren aus dem Südwesten mitgebracht hatte. Er umgab sich mit seinen Gemälden und den Mitbringseln von seinen Reisen: Skulpturen und Navajo-Decken, Pfeilköpfen und Textilien. Von San Francisco war er ernüchtert, was auch damit zusammenhing, dass er im Westen das eigentliche Potenzial Amerikas sah: eine ungeschliffene Welt, frei von der Maßlosigkeit und Künstlichkeit der Ostküstenkultur, die ihrerseits gefangen war in der Alten Welt. Er war dabei, etwas Rares und Bemerkenswertes aus sich zu machen, einen wahrhaft amerikanischen Künstler.

Alles Schöne bewunderte er, und doch war er der am wenigsten materialistische Mensch, den ich kannte. Er sehnte sich nach dem Einzigartigen, verabscheute das Mittelmaß und mied das Gängige. Er war mit vielen sehr wohlhabenden Menschen befreundet und spazierte durch die Welt, als gehörte sie ihm, aber er verabscheute jede Überheblichkeit. Niemand entging seinem schonungslosen Blick und seiner spitzen Zunge. Ich gewiss nicht.

Wie oft zog er mich damit auf, dass ich so lange im Atelier stand und mir so viele Gedanken ums Geld machte. Er sagte, ich solle Fotos machen, die mir gefielen, statt mich dauernd auf Kundenfang zu begeben. »Ich bin Porträtfotografin«, erwiderte ich, und er sagte, ich sei nicht nur Porträtfotografin, ich würde etwas besitzen, das man sich nie erarbeiten könnte, selbst wenn man über Jahre darum ringen würde, nämlich Talent. Er sagte, allen ernsthaften Künstlern sei ein besonderes Talent geschenkt worden, das eine Verpflichtung darstelle. Ich hätte es auch. Darauf erwiderte ich, für solche Reden hätte ich keine Zeit. Ich wüsste, was es bedeutete, am Rand der Armut zu leben. Er auch, sagte er dann, aber er schien keine Angst vor der Armut zu haben.

Und das war der grundlegende Unterschied zwischen uns. Er lebte in einem Tempel, den er Kunst nannte. Ich konnte nie woanders als in der Welt leben.

Bei all dem Gerede über das Übel des Materialismus war er stets überzeugt, dass er schon irgendwie sein Glück machen würde – dass er zu einer Ausstellung eingeladen würde oder einen Auftrag ergattern könnte, und dann hätte er Geld für die Miete und alles käme zu einem guten Ende. Diese Überzeugung kannte ich nur von Leuten, die von Haus aus Geld besaßen, und Maynard hatte diese Überzeugung im Übermaß.

Wenn man ihn so sah, dann glaubte man, er sei völlig sorglos, was einen großen Teil seines Charmes ausmachte. Mir entging allerdings nicht, dass er viele Gründe hatte, sich Sorgen zu machen. Da waren die Briefe und Telegramme von Lillian. Sie war in irgendeiner Art Klinik in Arizona. Immer steckte sie in der Klemme und immer war es dringend und hatte mit Geld zu tun. Oder es war etwas mit Consie – ein Streit, den sie im Internat hatte, ein Kleid, das sie in einem Laden mitgehen ließ, Tage, an denen sie sich weigerte zu essen.

Es hätte mir zu denken geben sollen, dass er sich dagegen sträubte, etwas anderes zu sehen als das, was er sehen wollte, seine völlige Versenkung in die Arbeit – aber das tat es nicht, noch nicht. Denn noch genügte es mir, abends im Schneidersitz auf dem Boden in seinem Atelier zu sitzen, mit ihm zu reden und ihm beim Malen zuzusehen. Es genügte mir, den Himmel unter seinen Händen entstehen zu sehen. In einer Ecke seines Ateliers stand ein schmiedeeisernes Bett. In diesem Bett liebten wir uns, aßen und tranken, schliefen und rauchten, redeten und hörten Musik. Wir schufen uns unsere eigene Welt und keine andere wollte ich. Ich betrachtete seine Gemälde, ihre wilde, zärtliche Schönheit, und dachte: *Das ist es.*

Kapitel 13

Eines regnerischen Abends im April 1919 ging ich den ganzen Weg vom Fotoatelier zum Monkey Block und kam durchnässt und bibbernd an. Ich schälte mich aus meinem Mantel und zog die Tür zum Coppa auf, und sofort wusste ich, dass etwas nicht stimmte. Die Tische waren verwaist. Teller mit Essen, Weingläser, Espressotassen – alles war einfach stehen gelassen worden.

An der Bar hatte sich eine große Gruppe versammelt und die Leute redeten aufgeregt durcheinander. Ich entdeckte Caroline und zwängte mich zu ihr durch. Sie trug noch ihren Regenmantel und Hut und Handschuhe.

»Was ist los?«, fragte ich und berührte sie an der Schulter.

»Hast du es noch nicht gehört?«

»Was denn?«

Sie zog mich am Ellbogen zur Seite. »Im Büro des Staatsanwalts ging heute eine Bombe in die Luft. Es war nicht die einzige. An den Bürgermeister von Seattle und den Gouverneur von Georgia gingen Paketbomben. Die an den Gouverneur hat der armen Haushälterin die Hände zerfetzt.«

Ich verstand kaum, was sie sagte, konnte nicht mal denken. Ich schloss die Augen, um nicht das Bild einer Frau ohne Hände sehen zu müssen, aber es half nichts.

Eine Stunde später eilte ein junger Mann mit roten Wangen und unbedecktem Kopf ins Coppa und schwenkte die Abendausgabe der Zeitung in der Luft.

»In Washington State ist noch eine Bombe hochgegangen«, rief er. »Und eine in New York.«

Er stellte sich auf einen Stuhl und las den Bericht laut vor. Als er fertig war, ging Poppa Coppa wortlos ins Hinterzimmer. Die Luft im Raum war plötzlich drückend.

Einige Minuten lang sagte niemand etwas, und dann erhob Consuelo ihre Stimme, ihre Worte klangen bestimmt, hart:

»Das sind die Anarchisten. Morgen wird halb North Beach geschlossen werden, darauf könnt ihr euch verlassen, und genauso könnt ihr euch darauf verlassen, dass die Polizei erst Ruhe gibt, wenn sie jemanden – egal wen – gefunden hat, dem sie das anhängen kann.«

An diesem Abend blieben wir noch viele Stunden im Coppa. So war es in den schlimmsten Kriegstagen gewesen, als wir auf Nachrichten warteten und bis spätnachts zusammensaßen und redeten. Erst nach Mitternacht gingen wir heim.

Am nächsten Tag tröpfelten die Nachrichten herein – erst zwei Tote, dann fünf, dann sieben. Langsam zeichnete sich ein Bild ab. Mit der Post waren Dutzende in braunes Packpapier geschlagene Paketbomben bei bekannten Richtern, Unternehmern, ranghohen Polizeibeamten und Politikern ausgeliefert worden. Im ganzen Land gingen Bomben in die Luft: Seattle, New York, Boston. Zum Schluss waren es sechsunddreißig. Nicht eine traf das eigentliche Ziel. Stattdessen wurden Hausangestellte, Postboten oder zufällig Dabeistehende verletzt oder getötet.

Die Vergeltung erfolgte schnell und hart. Einige Nächte nach der Bombenexplosion im Büro des Staatsanwalts verübten Vandalen einen Brandanschlag auf das Theater an der Ecke Columbus und Green Street. Sie rissen die Markise ab und warfen eine Fackel darauf, dann setzten sie das Gebäude mit Petroleum in Brand. Es war Freitagabend und das Theater war fast ganz besetzt. In letzter Minute schaffte es das Publikum hinaus auf die Straße, bevor die Flammen auf das gesamte Gebäude übergriffen. Der Rauch schraubte sich wie ein Tornado in den Nachthimmel. Das Feuer wütete, wie niemand es erwartet hätte oder jemals vergessen würde. Nur Asche blieb übrig.

Dann verbreitete sich die Nachricht, dass Poppa Coppas junger Cousin Dante zusammengeschlagen und als tot liegen gelassen worden war. Er hatte in einem kleinen italienischen Lokal auf dem Hügel zu Abend gegessen und mehrere Männer hatten ihm aufgelauert und waren ihm gefolgt. »Sozialistenschwein!«, hatten sie gerufen und auf ihn eingedroschen, bis er mit dem Kopf voran auf den Bürgersteig stürzte. Zufällig hatte ihn ein Bekannter gefunden und in sein Haus geschleppt. Jetzt lag er im Krankenhaus, er lebte zwar, war aber ohne Bewusstsein.

Alle fragten sich, was als Nächstes passieren würde. Maynard sprach nur noch davon, wie wir aus der Stadt herauskämen. In der ersten Bombennacht hatte er sich im Bohemian Club so betrunken, dass er dort schlafen musste. Erst am nächsten Tag erfuhr er, was geschehen war, und war wie alle zutiefst verstört.

Ich musste ihn nicht fragen, wohin er wollte. Seit Jahren war New Mexico sein Zufluchtsort und er wollte es mir unbedingt zeigen. Doch so gern ich auch wollte, ich konnte nicht einfach weg. Ich hatte mehrere Aufträge angenommen, und darüber hinaus wollte Edythe mich einer ihrer Freundinnen vorstellen, einer russischen Erbin mit sieben Kindern, was mehrere Tage Arbeit bedeuten würde.

»Du stirbst ja wohl nicht, wenn du dir ein paar Tage freinimmst, Dorrie, oder?«, sagte Maynard schroff.

Ich spürte es hinter meinen Augen pochen – das erste Anzeichen von Kopfweh. »Bitte nicht das wieder.«

»Liebes«, sagte er mit sanfterer Stimme, »ich habe uns schon zwei Zugfahrkarten gekauft. Wir brechen morgen nach Santa Fe auf.«

Ich zwinkerte. »Morgen?«

»Ich dachte, du freust dich.«

»Ich kann Caroline nicht einfach zurücklassen.«

»Sie scheint mir ganz gut eine Weile allein zurechtkommen zu können.«

»Das stimmt, aber wir haben gerade sehr viel Arbeit und ich brauche das Geld.«

»Dort wartet auch Arbeit. Mabel überlegt, ob sie dich mit ein paar Porträts beauftragt.«

»Mabel?«

»Mabel Dodge. Sie hat uns zu sich nach Taos eingeladen und ...«

»Moment mal. Mabel Dodge? Das ist doch die Frau, die diesen Salon in Greenwich Village geführt hat.«

»Genau die.«

Ich erinnerte mich, Bilder von ihr in der Zeitung gesehen zu haben. Eine Frau mit einem Turban auf dem Kopf, Diamanten am Hals, umgeben von Dichtern und Malern. Jahrelang war sie in New York Stadtgespräch.

»Ist sie von New York weg?«

Lächelnd schüttelte er den Kopf. »Mabel ist nicht nur weg. Sie ist ins Exil gegangen. Mit fliegenden Fahnen in die Wüste. Sie hat Land in Taos gekauft und sich dort ein riesiges Haus gebaut. Sie hat mich gefragt, ob wir es uns nicht anschauen wollen.« Er legte eine Hand an meine Wange. »Ich will, dass wir zusammen sind, Dorrie. Willst du das nicht auch?«

»Natürlich, aber ...«

»Dann ist es also abgemacht«, sagte er und zog mich an sich.

Kapitel 14

Am frühen Vormittag erreichten wir den Bahnhof von Santa Fe. Maynard wollte mir die Stadt zeigen, bevor wir nach Taos weiterfuhren. Santa Fe war entzückend, überall duftete es nach Pinien, Salbei, Clementinen und Leder. Noch schöner machte es die Tatsache, dass ich Maynard ganz für mich hatte. Wir spazierten herum und sahen uns alles an. In einem Geschäft kaufte ich mir einen breiten gerippten Silberreif, den ich bis an mein Lebensende jeden Tag tragen würde. Wir aßen viel zu viel und sehr gut und tranken zu viele Gläser kalten, scharfen Tequila.

Das erste Mal seit Monaten entspannte ich mich und wurde ganz ruhig und klar, und auch wenn ich ein schlechtes Gewissen hatte, weil ich Caroline allein gelassen hatte, merkte ich doch bald, wie froh ich war, nicht mehr in San Francisco zu sein. Seit meiner Ankunft hatte ich durchgearbeitet, und jetzt wurde mir bewusst, wie erschöpft und nervös ich geworden war. Maynard hatte recht. Es tat mir gut, für eine Weile aus der Stadt herauszukommen.

Als wir Taos erreichten, war es nach Mitternacht und ich war angenehm müde. Mabel hatte einen Fahrer geschickt. Von Santa Fe war es weit und die unbeleuchtete Straße war holprig. Bei unserer Ankunft lag das Haus still und dunkel da. Mabel und die anderen Gäste würden wir erst am nächsten Morgen sehen. Bis dahin konnten wir uns ausruhen.

Unsere Unterkunft lag dreißig Meter vom Haupthaus entfernt. Es war ein kleines Gästehaus mit zwei Zimmern, in denen jeweils ein Tonofen stand. In dieser ersten Nacht schliefen wir bei weit geöffnetem Fenster und erwachten zum Trillern eines Schuppenwachtelpaars, das auf der Fensterbank saß. Als ich zum Fenster ging, flatterten die Vögel weg, und da sah ich ihn: den Himmel, den Maynard immer wieder gemalt hatte. Das Rätsel, das zu lösen ihm nur hier gelang.

Er trat hinter mich und legte sein Kinn auf meinen Kopf. Lange sahen wir auf die Wiesen und die Berge hinaus.

»Es ist zu schön«, sagte ich.

»Nichts auf der Welt ist jemals zu schön, Dorrie. Zu hässlich, ja, aber niemals zu schön.«

»Da ist sie ja«, sagte Mabel lächelnd, als sie auf mich zutrat und meine Hände nahm.

Sie war groß, hatte kurze Haare und einen dichten Pony. Hübsch war sie nicht, jedenfalls nicht im landläufigen Sinne, aber sie hatte schöne Augen – grün mit goldenen Flecken – und volle, sinnliche Lippen.

Ihr Blick wanderte zu Maynard und verharrte dort. »Ich hoffe, Sie wissen ihn gut zu nutzen, Dorothea.«

»Was meinen Sie damit?«

»Ja, was meinst du damit, Mabel?«, sagte eine Frau mit einem starken deutschen Akzent. An ihrem Arm hing ein magerer, kränklich aussehender Mann. Er hatte ein langes Gesicht, markante Augenbrauen und einen dunklen Bart.

Mabel sah mich an. »Ich will damit sagen, meine Liebe, dass Maynard ein Genie ist.« Sie hielt inne und rückte ihren Schal zurecht, der in bunten Farben leuchtete. Frauen auf dem Markt in Santa Fe hatte ich solche Tücher tragen sehen. »Er ist durch und durch ein Genie, und ein Genie muss man gut zu nutzen wissen.«

»Und wie macht man das, Mabel?«

»Also wirklich, Frieda. Wenn sich jemand damit auskennt, dann du.«

»Mag sein«, sagte Frieda und neigte den Kopf. »Ich wollte dich auch nur auf die Probe stellen, Mabel.«

Mabel lachte, dann drehte sie sich wieder zu mir. »Dorothea, das hier sind meine Freunde David und Frieda Lawrence. Die Skandale, die David mit seinen Romanen auslöst, sind Ihnen gewiss nicht entgangen. Ich durfte gerade einen Blick in sein neues Manuskript werfen, und es ist brillant, absolut brillant.« Sie sah David an. »Woher kennst du dich nur so gut mit den Tiefen und Untiefen der weiblichen Seele aus! Es ist einfach erstaunlich, dass du uns ein derart wirklichkeitsgetreues Bild unserer selbst vorführst.« Nach kurzem Schweigen richtete sie ihren Blick wieder auf mich. »Sie dürfen uns nicht verraten, Dorothea, denn die Lawrences befinden sich gerade auf der Flucht vor dem Gesetz.«

»Genau genommen«, berichtigte der Mann sie, »sind wir auf einer wilden Pilgerfahrt.« Es folgte keine Erklärung, und ich wusste nicht, ob ich eine haben wollte. »Sind Sie auch Künstlerin, Dorothea?«, fragte er.

»Fotografin.«

»Ach, tatsächlich?«, sagte Frieda. Auch sie war groß, größer als ihr Mann, und hatte kräftige Arme und ein rundes Gesicht. »Haben wir irgendwo schon Bilder von ihr gesehen, Lorenzo?«

»Oh, ich bin nur Porträtfotografin …« setzte ich an, aber Maynard legte eine Hand auf meinen Arm.

»Dorrie ist nicht irgendeine Porträtfotografin«, erklärte er. »Sie ist die gesuchteste Porträtistin von ganz San Francisco.«

Darauf folgte langes Schweigen. »Das ist ja überaus … faszinierend«, sagte Mabel schließlich. »So, Maynard«, schnurrte sie dann und hakte sich bei ihm unter, »du hast noch gar nicht von deinen Bildern gesprochen. Du musst mir erzählen, woran du arbeitest. Ich möchte alles über deine neuen Bilder wissen.«

Es sei genau der richtige Tag für ein Picknick am Fluss, sagte Mabel – ein sonnenüberglänzter Frühlingstag, an dem in den Salbeibüschen die Zikaden zirpten und die Habichte gemächlich über den Himmel segelten. Das Land schien von den überall blühenden orangefarbenen Wildblumen in Flammen zu stehen.

Wir fuhren hintereinanderher. Mabel saß hinter dem Lenkrad eines cremeweißen Cabriolets. Maynard saß plaudernd und scherzend auf dem Beifahrersitz und ich hatte mich auf den Notsitz gequetscht. Frieda und David – oder hieß er Lorenzo? – hatten ihr eigenes Auto genommen. Ich mochte Mabel nicht besonders, auch wenn ich ihr durchaus Charme und Klugheit zubilligen musste. Das Ehepaar Lawrence mochte ich gar nicht. Was in aller Welt sollte eine »wilde Pilgerfahrt« sein? Was taten sie hier überhaupt? Apropos: Was tat ich hier eigentlich?

Taos war schön, daran bestand kein Zweifel. Das Licht war umwerfend. So wie Maynard es versprochen hatte. Es war so kraftvoll und rein, dass ich es am liebsten eingesammelt hätte. Ich ließ mich von der Landschaft ablenken, von den Ausblicken, der roten Mesa, dem Sandstein, dem Strauchwerk. Hinter der Mesa erhob sich eine Gebirgskette, darüber der orangerot gestreifte Himmel, auf den davor liegenden Hügeln scharf umrissene lange violette Schatten.

Wir fuhren auf einer holprigen Sandpiste über einen Hügel, auf dem vereinzelt Salbeibüsche wuchsen, und erreichten schließlich eine beeindruckende Schlucht. Rumpelnd lenkte Mabel den Wagen an den Straßenrand, eine rote Staubwolke wirbelte auf. Noch beim Aussteigen redete Maynard unablässig weiter. Wenn es um seine Bilder ging, konnte er reden wie ein Wasserfall, und so war es auch jetzt.

Die Hausangestellten waren uns vorausgefahren, wie ich sah, als wir das Flussufer erreichten. Im Schatten eines Baumes wartete ein Picknick auf uns: Sandwiches auf einem Zinntablett, eine süße Creme in einer Glasschüssel, eine Karaffe mit Limonade und mehrere Flaschen eines, wie ich vermutete, exzellenten Weins. Auf dem gegenüberliegenden Ufer hatte ein junger Mann seine Angelausrüstung ausgebreitet und steckte gerade einen

Köder an den Haken. Froh über die Ablenkung sah ich ihm eine Weile zu.

Maynard berichtete Mabel von seinen Plänen für ein großes Wandgemälde in San Francisco und dass er sicher war, den Auftrag dafür zu bekommen. Von diesem Projekt hatte er mir nichts erzählt, und ich wollte ihn schon danach fragen, als plötzlich das Geräusch eines Autos zu hören war, das über den steinigen Hang holperte und quietschend zum Stehen kam.

David und Frieda. David stellte den Motor aus. Stotternd erstarb er, aber ich sah, dass David immer noch das Lenkrad umklammert hielt und geradeaus starrte. Frieda hatte sich zu ihm gedreht und gestikulierte wild herum, während sie auf ihn einschrie. Die Worte konnte ich nicht verstehen, aber es war nicht schwer zu erraten, worum es ging.

»Oje«, sagte Mable zu niemandem im Besonderen. »Geht das schon wieder los!«

»Scheint so, als hätten sie eine kleine Meinungsverschiedenheit«, ergänzte Maynard.

Erst knallte die eine Autotür zu, dann die andere. Die Schuhe in der Hand, kletterte Frieda die felsige Böschung hinab. Schweigend sahen wir ihr zu. David rief ihr etwas in einer Mischung aus Gekränktheit und Wut hinterher. Als er sie beinahe erreicht hatte, zog sie sich ihr Kleid über den Kopf – sie trug nicht den Hauch von Unterwäsche.

Ich hörte Mabel lachen. Maynard hüstelte und wandte den Blick ab, aber ich konnte nicht wegsehen. In dem Moment nicht und auch nicht, als Frieda in den Fluss stieg, wo sie eine Zeit lang bis zur Taille im Wasser stand und ihr Gesicht zur Sonne drehte.

Der junge Mann hatte seine Angel sinken lassen und starrte zu Frieda herüber, allerdings wirkte er eher schockiert als lüstern. Dann watete sie zum anderen Ufer, umfasste das Gesicht des Jungen und küsste ihn, bevor sie einen Blick über die Schulter warf. Einen Moment lang sah sie ihrem Mann in die Augen. Ihr

Mund war freudig geöffnet. Dann drehte sie sich wieder um und küsste den Fremden noch einmal.

Kurz entschlossen kletterte David zurück zum Auto. Sein Gesicht war knallrot angelaufen. Gleich darauf hörten wir, wie er den Motor anließ und wegfuhr.

Innerlich erschauernd beobachtete ich das Geschehen.

»Gute Güte«, sagte Mabel. »Die beiden sind manchmal wirklich ermüdend.« Seufzend zog sie einen Fächer im japanischen Stil aus ihrer Handtasche. »Auf die Idee käme man nicht, Dorrie, aber sie war mit einem langweiligen alten Professor verheiratet, als sie sich kennenlernten. Von einem Tag auf den anderen hat sie ihn mit drei Kindern sitzen gelassen. Sie ist recht temperamentvoll, müssen Sie wissen. David ist verrückt nach ihr, und Ihnen kann ich's ja sagen, manchmal frage ich mich, was er eigentlich in ihr sieht ...«

Mabels Stimme versiegte, und sie fing an, sich Luft zuzufächeln. Frieda war jetzt eingehend mit dem jungen Angler beschäftigt. Ich weiß nicht, ob ich verstört oder betroffen wirkte, jedenfalls tätschelte Mabel nach ein paar Minuten meine Hand.

»Keine Sorge, meine Liebe. Die kriegen sich bald wieder ein. Und nachdem wir endlich unter uns sind, können Sie mir von den hübschen kleinen Fotos erzählen, die Sie machen.«

Ich verstand diese Leute nicht. Die Angeberei, die unterkühlte Lässigkeit, die unbedachte Grausamkeit – all das verwirrte und verärgerte mich.

Mabel hatte sich wie Maynard eine eigene Welt geschaffen, die ausschließlich aus Dingen bestand, die ihr gefielen, und Menschen, die sie amüsierten. Nachdem sie sich ein Jahrzehnt lang für moderne Kunst eingesetzt und den berühmtesten Salon in ganz New York geführt hatte, war sie auf die Idee verfallen, eine Künstlerkolonie in Taos zu gründen. Zunächst sagten alle, dass niemand, selbst Künstler nicht, sich so weit von der Zivilisation entfernen würde, aber Mabel machte sie mit ihrem Charme, ihren Überredungskünsten und ihrer Großzügigkeit mürbe. Als dann der Krieg begann und die Spanische Grippe von Kontinent zu Kontinent und von Stadt zu Stadt wanderte, musste sie immer weniger Überzeugungskraft aufwenden. Als Maynard und ich sie in Taos besuchten, beherbergte sie ständig eine Reihe von Künstlern und Schriftstellern.

»Hier ist nichts real«, sagte ich zu Maynard, besser konnte ich mein Unbehagen nicht formulieren.

»Nicht real?« Er sah mich an. »Was soll an dem hier weniger real sein als am Irrenhaus San Francisco? Gut, Mabel ist ... Na ja, Mabel ist eben Mabel, aber sie liebt diesen Ort. Sie hat ihr ganzes Vermögen hineingesteckt, um ihn zu bewahren. Die Welt soll wissen, dass es andere Lebensweisen gibt. Gesündere. Sie will, dass alle das sehen, bevor es asphaltiert, niedergerissen und zugebaut ist. Begreifst du, was auf dem Spiel steht?«

Das tat ich, aber wenn man ihn so reden hörte, hätte man meinen können, sie würde einen riesigen Beitrag für die Menschheit leisten, indem sie ihren Salon in den Südwesten verlegte. Immerhin musste ich zugeben, dass Maynard hier zur Ruhe kam. Er trank weniger, nur ein oder zwei Gläser Wein zum Abendessen, und sah gesünder aus, seine Augen glänzten und die Falten in seinem Gesicht wurden weicher. Vor allem aber malte er mit leichter Hand und gut.

Jeden Morgen nahm er kurz vor Sonnenaufgang seine Tasche mit Pinseln, Bleistiften und Farben und einen kleinen Klappstuhl, an dem eine Staffelei befestigt war, und dann gingen wir zusammen auf dem ruhigen Weg hinter dem Haus Richtung Mesa. Er musste einen Baum nur ein Mal gesehen haben, um ihn aus dem Gedächtnis malen zu können, bis hin zu den Blättern und der Rindenstruktur. Er hatte einen präzisen Blick für das Muskelspiel eines laufenden Pferdes, für das spezielle Gelb der Pappeln, die schwarzen Furchen zwischen den Felsen in der Ferne. Ich erlebte ihn in einem Zustand, in dem ich ihn noch nie erlebt hatte, gelassen und glücklich. Alles, was er wissen wollte, hatte er in der Wüste gelernt: wie man still saß, auf das Licht wartete, wie man sah. Zu dieser Stunde war die Mesa vollkommen still. Nur Vogelrufe waren zu hören, das Rauschen der Blätter, der Klang unserer Schritte und unser Atem.

Zu Beginn hatte ich ihn bewundert, aber mittlerweile war die Bewunderung einem anderen, zärtlicheren Gefühl gewichen: Liebe. Ich liebte seinen Humor, seine Spontaneität, seine Leidenschaft. Ich liebte seine Klugheit und die Weichheit, die hinter seinem barschen Auftreten zum Vorschein kommen konnte.

Während er seine Staffelei aufstellte, spazierte ich zu einer Baumgruppe hinter der Grundstücksgrenze und sah zu, wie die Sonne am Horizont auftauchte. Dann zog ich in meinem schlichten weißen Hemd, der schwarzen Hose mit den hochgekrempelten Beinen und den Stiefeln los. Wir hatten San Francisco so überstürzt verlassen, dass ich nur meine Arbeitskleidung eingepackt hatte. Jetzt wusste ich nicht mehr, warum ich mir jemals über so etwas Gedanken gemacht hatte.

Manchmal lief ich bis zur Straße, wo ich Kinder auf dem Weg zur Dorfschule sah. Oder ich ging bis in die Kleinstadt auf den Markt, wo ich die einheimischen Frauen an ihren Ständen betrachtete, wie sie mit fliegenden Fingern an ihren Webstühlen arbeiteten. Dann besuchte ich die anderen Stände, bewunderte die Girlanden aus roten Chilischoten, die Töpferwaren, die bunten Stoffballen. Die Schmuckmacher hatten einen eigenen Hof und ihre Türkise erstrahlten in reinstem Blau. Als ich wieder einmal die Stadt aufsuchte, um einen Brief an Caroline aufzugeben, erblickte ich vor dem Postamt einen Mann mit dem ungewöhnlichsten Gesicht, das ich je gesehen hatte – Augen schwarz wie Onyx, die Haut tiefbraun und von Tausenden Linien durchfurcht. Am nächsten Tag kehrte ich mit meiner Kamera zurück und fragte ihn, ob ich ihn fotografieren dürfe. Er war einverstanden.

Das war die erste Fotografie, die ich machte, ohne einen Gedanken an Geld zu verschwenden. Es war eine Freude und eine Offenbarung und ein für die nächsten zehn Jahre singuläres Vorkommnis.

Eines Nachmittags gegen Ende unseres Aufenthalts folgten Maynard und ich einem Pfad einen Hügel hinauf, von dem man Taos Pueblo überblicken konnte. Er breitete eine Decke auf dem Boden aus. Er war in Hochstimmung, wie immer, wenn er gut mit seiner Arbeit vorankam. Wir legten uns nebeneinander auf die Decke. Maynard betrachtete die Wolken, die über den Himmel zogen, und ich betrachtete ihn.

»Du solltest das hier im Winter sehen, Dorrie, wenn das Pueblo mit Schnee überzuckert ist.«

»Es ist bestimmt sehr friedlich.«

»Das ist es. Der friedlichste und schönste Ort auf Erden.«

Unvermittelt drehte er sich zur Seite, stützte sich auf den Ellbogen und sah mich an.

»Wir sollten hierbleiben.«

»Hierbleiben? Was meinst du damit?«

»Genau das. Hierbleiben. Vergiss San Francisco. Wir können in der Hütte wohnen, so lange wir wollen, hat Mabel gesagt.«

Worum bat er mich da? Für immer hierherzuziehen? Ein dumpfes Pochen machte sich hinter meinen Schläfen breit. Wie gerne hätte ich ihm die Antwort gegeben, die er hören wollte, aber ich merkte, wie sich etwas in mir verkrampfte und verschloss. Eine Stimme in mir sagte, sie wolle bleiben, aber eine andere, die mich im Kern ausmachte, sagte, ich müsse zurück in die Stadt, zurück ins Atelier und zu Caroline und meiner Arbeit. Ich konnte das nicht alles aufs Spiel setzen. Nicht jetzt.

»Es dauert nicht mehr lange, und ich kann Franklin auszahlen, dann wird mir das Atelier ganz gehören.«

Eine Weile sagte er nichts und sah nur in den Himmel. Als er dann wieder sprach, war es einer seiner langen Vorträge über das Leben und die Kunst und darüber, in welch schrecklichem Zustand die Welt sei. Dass die Menschen sich mit allem möglichen Unsinn ablenkten, dass sie ihre Freiheit gegen Dinge eintauschten, dass sie die Verbindung zum Land verloren, dass sie einen wesentlichen Teil ihrer Menschlichkeit eingebüßt hatten – so ging es ewig weiter.

Ich kannte jede Klage, jedes Argument. Es war nicht so, dass ich nicht einer Meinung mit ihm war – keineswegs –, aber ich fand, dass man sich mit alldem arrangieren musste. Außerdem sollte sich ein wahrer Künstler – und dabei dachte ich an Maynard, nicht an mich – nicht vom Leben abkoppeln. Nicht ganz jedenfalls.

Und dann kam er auf das Thema Auftragsarbeit zu sprechen. »Die letzten beiden Jahre habe ich damit verbracht, Cowboys und Indianer für irgendwelche bunten Blättchen oder Plakatwände zu malen. Ich bin es so leid. Der Materialismus, die Heuchelei, die Gier. Es bringt mich um, Dorrie.«

Was ich darauf sagte, überraschte uns beide.

»Warum hörst du dann nicht damit auf?«

Er wurde sehr still. »Wie meinst du das?«

»Hör auf mit den Auftragsarbeiten. Hast du nicht Mabel von einem großen neuen Projekt erzählt?«

»Ja, aber ...«

»Hör mir zu. Das Fotoatelier bringt einiges ein. Ich könnte dir genug Geld leihen, damit du die nächsten paar Monate über die Runden kommst. Damit könntest du dich auf dieses Projekt und deine Malerei konzentrieren.«

Er war völlig verblüfft, das war ihm anzusehen. Rasch setzte er sich auf und strich sich durch die Haare. Blickte lange auf die Mesa hinaus, dann wieder zu mir.

»Bist du dir sicher?«

Leicht wäre es nicht, nicht wenn ich Franklins Anteil an dem Atelier bald zurückkaufen wollte, aber wenn ich ein paar

Porträtsitzungen mehr im Monat übernehmen würde, könnte ich es schaffen. Wenn es ihm über seine Unzufriedenheit hinweghelfen und ihn davon überzeugen könnte, zurück nach San Francisco zu gehen, dann wäre es das allemal wert.

Das sagte ich allerdings nicht. Ich beugte mich nur vor und küsste ihn.

Als er sich aus meiner Umarmung befreite und mich ansah, lachte er. »Ich liebe dich, Dorothea Lange.« Er strich die Locke, die ihm immer in die Augen fiel, zur Seite. Sie fiel sofort zurück. »Du bist reizend und du hast Talent, und ich werde dir auf ewig verfallen sein.«

Kapitel 15

Amerika den Amerikanern. Das sprang einem 1919 überall entgegen – in den Zeitungen, auf der Straße, in den Wochenschauen – und von Mal zu Mal lauter. Seit mehr als einem Jahr lebte ich nun in San Francisco und kannte solche Parolen, insbesondere in Bezug auf Chinesen, aber mit solcher Vehemenz waren sie bisher noch nicht vorgetragen worden.

»Vertreibt sie oder erschießt sie«, lautete der Vorschlag eines Politikers hinsichtlich der »Radikalen aus dem Ausland«.

Das wurde zum Schlachtruf in einem neuen Krieg. Wir hatten die Deutschen geschlagen, jetzt würden wir auch die Sozialisten und Pazifisten schlagen, die abgefeimten Italiener, die verschlagenen Juden und die radikalen Slawen mit ihren langen Haaren. Allgemein herrschte die Meinung vor, dass die dunkel- und gelbhäutigen Rassen eine schlimmere Bedrohung für Kalifornien darstellten als die Deutschen oder die Kommunisten, das Einsickern fremdländischen Bluts stellte nichts weniger als das Ende der westlichen Zivilisation in Aussicht.

Die Stimmen all jener wurden lauter, die die Chinesen noch nie hatten leiden können, die in ihnen eine rückständige Rasse sahen, eine Gefahr für die öffentliche Gesundheit und die Rassenreinheit. Man hätte sie nie ins Land lassen sollen, nicht mal zur Arbeit in den Bergwerken oder zum Bau der Eisenbahn. Assimilierung sei entweder eine Unmöglichkeit oder ein Schrecken. Das wurde mit Vehemenz verkündet. »Selbst der chronisch träge Mexikaner ist für niedere Arbeiten vorzuziehen«, stellte ein Leitartikel fest. Andere hatten es satt, um Hungerlöhne zu konkurrieren. Auch sie machten jetzt den Mund auf.

Ganz Kalifornien erfasste eine Welle des Hasses, von Norden bis Süden, von Forth Bragg bis San Diego. In den Straßen von Los Angeles wurden in einer einzigen Nacht zwanzig Chinesen vom Mob aufgeknüpft. In Golden Hills wurden Farmen und Felder in Brand gesetzt. Nativismus wurde nicht nur toleriert oder gutgeheißen, er war Gesetz. Damals musste keiner seine Überzeugung von rassischer Überlegenheit verbergen. Man konnte sie in aller Öffentlichkeit vor sich hertragen. Man konnte sie mit Flaschen, Stöcken und Revolvern verteidigen. Man konnte dafür sorgen, dass sie weiterwirkte, sich verbreitete und an Stärke zunahm.

Die Nacht begann mit dem Krachen und Splittern von Holz hinter der Tür. Im Mai war eine zweite Anschlagserie erfolgt, wieder das vermeintliche Werk ausländischer Radikaler. Die Nerven von allen meinen Bekannten waren zum Zerreißen gespannt, aber der Sommer war vergangen und jetzt war Herbst.

An dem Abend, an dem die Razzien stattfanden, war Maynard mit Freunden zum Essen ausgegangen. Ich war bei Caroline. Während ich einige Abzüge fertig machte, war sie rasch hinunter ins Coppa, um eine Kleinigkeit zu essen. Das Geräusch schien aus dem Nachbarzimmer zu kommen, so nah, dass ich zusammenzuckte. Angespannt lauschte ich. Dann hörte ich Schreie.

Ich sprang hoch und riss die Tür auf. Am Ende des Flurs waren drei Polizisten und im Treppenhaus fünf. Später habe ich sie nicht mehr gezählt. Das Geräusch von Schritten und Schreie waren zu vernehmen. Plötzlich stand Lila – eine Malerin, die ich flüchtig kannte – an meiner Seite. Ihr blasses Gesicht war todernst.

»Sie sagen, dass hier Bolschewisten sind und dass sie gekommen sind, um sie zu verhaften.«

Wenn ich bei klarem Verstand gewesen wäre, wäre ich sofort über die Hintertreppe ins Coppa gerannt, um Caroline zu suchen. Stattdessen folgte ich Lila den Flur hinunter und beugte mich über das Geländer. Zwei Stockwerke unter uns war ein Knäuel von Armen und Schultern zu sehen. Einen Moment lang erkannte ich das Gesicht eines Mannes, und dann war es weg, verschluckt von dem Gewimmel.

»Das ist Josef Abramovic«, flüsterte Lila.

Er war ein junger Mann mit einem Schopf dunkler Locken, der, soweit ich wusste, aus einem der Balkanländer eingewandert war. Er war stets tadellos in Anzug, Weste und Krawatte gekleidet, aber jetzt war sein Kragen zerrissen und seine Haare waren wirr. Als vollführte er einen seltsamen Tanz, stolperte er ein paar Schritte, dann schwankte er und brach zusammen. Drei Männer in Zivil umringten ihn und zerrten ihn auf die Füße. Einer riss ihm die Brille herunter, ein anderer schlug ihn und presste ihn gegen das Geländer. Es brach. Ein vierter Mann, dieser in Polizeiuniform, tauchte auf. Er schnappte sich einen schweren Geländerpfosten. Rasch schloss ich die Augen, aber das half nicht gegen das Geräusch, als wieder und wieder Holz auf Knochen traf.

Ich wollte schreien, als mir jemand eine Gewehrmündung in den Rücken drückte und mich nach vorne stieß.

Die Frauen wurden zusammengetrieben und in den dritten Stock geführt, während die Männer nach unten gebracht wurden. Zusammen mit den anderen drängte man mich nach oben – zuerst die steile Wendeltreppe hinauf und dann durch einen langen Flur zu der abgeschabten alten Speichertür.

»Rein da«, brüllte der Polizist, öffnete mit einem Tritt die Tür, die in den rostigen Angeln quietschte, und stieß uns eine nach der anderen hinein.

Drinnen war es dunkel. Das Poltern von Stiefeln war zu hören und dann das Zuschlagen der Tür. Einen Moment lang konnte ich nichts sehen, ich stolperte gegen etwas Kaltes, Hartes, vielleicht ein Metalltisch oder eine Maschine. Der Speicher war ein Friedhof kaputter, ausgemusterter Sachen: dreibeinige Tische, löchrige Teppiche, defekte Stühle, alte Farbdosen. Es war so dunkel, dass ich nicht einmal Gesichter ausmachen konnte, nur Umrisse. Ich musterte sie auf der Suche nach Caroline. In dem engen, niedrigen Raum drängten sich mindestens fünfzig Frauen, aber sie war nicht darunter. Ich konnte nur hoffen, dass sie irgendwo ein sicheres Versteck gefunden hatte.

Stundenlang warteten wir darauf, dass etwas geschehen würde, aber es geschah nichts, wenigstens nichts, was wir mitbekamen. Morgens ging die Tür quietschend auf und man ließ uns einfach gehen.

Ich hatte fürchterliche Kopfschmerzen. Das Einzige, an das ich denken konnte, war, dass ich Caroline finden musste.

Im Monkey Block sah es aus, als wäre ein Tornado hindurchgefegt. Wohin ich auch blickte, lagen zerfetzte Leinwände, umgestürzte Tische und Regale. Leute räumten langsam auf, kehrten Scherben zusammen. Noch nie war es hier so still gewesen. Wenn man sich auf eines im Monkey Block verlassen konnte, dann war es die andauernde Geräuschkulisse. Hitzig geführte Debatten auf den Fluren, Musik, die aus den Wohnungen drang, Dichter, Dramatiker und Sänger, die vor ihren Zimmern Vorträge einübten. Es war, als wäre eine tragende Säule des Gebäudes weggebrochen.

Das große Treppenhaus war gesperrt, und ich ging durch den Hof, um von dort die Hintertreppe zu nehmen. Und dort, in dem leeren Hof fand ich Caroline.

»Da bist du ja«, sagte sie und streckte die Hand aus.

In der Mitte des Hofs stand eine mächtige alte Eiche mit weit ausgreifenden Ästen. Wer war nur auf die Idee gekommen, einen solchen Baum im meerwassergetränkten Herzen der Stadt zu pflanzen? Und wie lange saß Caroline schon darunter, die Hände im Schoß verschränkt, den Blick in den Himmel gerichtet? Sie trug weder Mantel noch Schuhe und in ihren Strümpfen war eine Laufmasche, aber sie lächelte. Sie war in Sicherheit. Sie war nicht verletzt. Das war es, was zählte.

Ich hatte mir das Schlimmste nicht vorstellen wollen, und bis es so weit war, würde es auch noch dauern. Genauso ging es Caroline, glaube ich. Erst als wir beide wussten, dass die andere in Sicherheit war, ließen wir zu, dass uns unsere Angst mit voller Macht traf.

Die ganze Nacht hatten Soldaten, Matrosen, Polizisten und ein pöbelnder Bürgertrupp im Monkey Block gewütet. Sie waren in die Wohnungen gestürmt und hatten die Bewohner auf den Flur geschleift. Sie hatten Bücher, Bilder und Papiere beschlagnahmt. Sie hatten sämtliche Fenster geöffnet und Papierkörbe, Stühle, Tintenfässer, Briefbeschwerer, Schreibmaschinen – was ihnen in die Hände fiel – auf die Straße geworfen. Wer sich wehrte oder nicht Englisch sprach, wurde von mit Gewehren bewaffneten Männern aus dem Gebäude geschleppt und in Polizeilaster gestoßen. Später erfuhren wir, dass mindestens drei Leute im Gefängnis gestorben waren. Viele wurden deportiert und nie wieder gesehen.

Das ging bis in den Morgen so. Im Laufe der Nacht hatte die Razzia Züge einer Orgie angenommen. Die Männer hatten aus den Ateliers und Wohnungen nicht nur Papiere, Schreibmaschinen und Kameras, sondern auch Weinkaraffen und Flaschen mit Whiskey und Wodka entwendet und im Coppa hatten sie den Champagner konfisziert. Ab und zu setzten sie sich auf den Boden und tranken aus den Flaschen, wischten sich mit dem Handrücken über den Mund und wurden mit jeder Stunde betrunkener. Sie soffen, grölten, und dann machten sie sich wieder ans Werk.

Es war die Zeit der Palmer Raids, Razzien, die nach dem Justizminister benannt wurden, auf den eines der ersten Bombenattentate verübt worden war. Von November 1919 bis Januar 1920 wurden Tausende Wohnungen durchsucht und Leute schikaniert und verhaftet. Grundlos wurden sie ins Gefängnis geworfen und sogar erschossen, wozu auch keinerlei Begründung nötig war. Es hieß, dass die Männer, die North Beach mittlerweile heimsuchten – Polizisten in Uniform und in Zivil, FBI-Beamte in schwarzen Anzügen –, Anarchisten und Kommunisten verfolgten. In San Francisco hatten sie es vor allem auf Italiener abgesehen. Ohne Vorwarnung oder Gerichtsbeschluss tauchten Palmers Männer bei ihnen auf, rissen Schubladen auf, durchwühlten Schränke und leuchteten mit ihren Taschenlampen in jede Ecke. Sie gingen methodisch vor, wohlwissend, dass sie damit die Angst der Leute noch vergrößerten. Sie wollten Papiere sehen, wollten verhaften, wollten Alibis, wollten Bestechungsgelder. In einer einzigen Januarnacht wurden viertausend Menschen in dreiunddreißig Städten verhaftet.

»Ich habe gehört, sie deportieren auch Amerikaner«, hörte ich eine Frau eines Tages im Coppa sagen. »Glaubst du, das stimmt?«

»Nein. Amerikanische Staatsbürger können nicht deportiert werden«, erwiderte ihr Begleiter. »Die Leute haben nur Angst. Sie glauben gerade alles, was man ihnen sagt.«

»Aber genau deshalb ist es doch möglich! Weil jeder inzwischen so viel Angst hat.«

»Ich sage dir, das können sie nicht machen. Wir sind hier in Amerika. So etwas kann man hier nicht machen.«

Aber sie konnten es und sie machten es.

Kapitel 16

KÜNSTLER-VERLOBUNG BEKANNT GEGEBEN. MAYNARD DIXON WIRD HEIRATEN.

San Francisco Chronicle, 22. Januar 1920

Als der Schock und die Furcht, die die Razzia hervorgerufen hatten, nachließen, lag das nicht daran, dass die Gefahr tatsächlich vorüber war, sondern daran, dass wir uns das selbst einredeten. Begierig sogen wir alles auf, was gut und wahr erschien. Ich jedenfalls tat das.

Eines Abends waren wir in Maynards Atelier, als er unvermittelt den Pinsel aus der Hand legte und sich umdrehte.

»Ich habe überlegt, Dorrie ...«

»Ja?«

»... dich zu fragen, ob du mich eines Tages heiraten willst.«

Mir blieb die Luft weg.

Ich starrte ihn an. Er sah mich mit einem ernsten Lächeln an.

»Und, was meinst du? Würdest du Ja sagen?«

»Ich ... also, ja, das würde ich.«

»Wenn das so ist ...«, sagte er. Er richtete seinen Kragen, trat auf mich zu und sank auf ein Knie.

Alle außer Caroline versuchten es mir auszureden.

Für Leute wie uns war es normal, nicht der Norm zu entsprechen. Und war eine Ehe nicht die Norm? Wenn eine Frau heiratete, ging sie heim und hinter ihr schloss sich die Tür. Sobald sie geheiratet hatte, fragte sie keiner mehr nach ihrer Arbeit. Die Leute erwarteten weniger oder gar nichts mehr von ihr. Natürlich dachte jede von uns, dass es bei ihr anders sein würde. Aber das traf nur auf wenige zu. Es tat jedes Mal weh, wenn man erfuhr, dass eine Freundin ihre Arbeit aufgegeben hatte. So erging es Alma Lavenson, Margrethe Mather, selbst Consuelo. Anne Brightman war so umtriebig wie eh und je, aber sie war schon immer eine Ausnahme gewesen. Inzwischen hatte sie ihren Mann verlassen und lebte und arbeitete allein in den High Sierras. Es kam vor, dass man monatelang nichts von ihr hörte oder sah, und auch das war eine Lektion darüber, welchen Preis eine Frau für ihre Ambitionen zahlen musste.

Und dann gab es noch Imogen. Sie war die brillanteste Frau, die ich kannte, eine um einiges talentiertere Fotografin, als ich es war. Als wir uns kennenlernten, war sie seit mehr als einem Jahr mit zwei kleinen Kindern in dem Haus in Oakland eingesperrt. Rois Gehalt am Mills College war sicher nicht besonders hoch, aber ein derart abgelegenes Haus ohne fließend Wasser und Strom musste eine freie Entscheidung gewesen sein – eine Entscheidung, die er getroffen hatte, um zu verhindern, dass sie sich in der Stadt nach Lust und Laune bewegen, sich einen Namen machen konnte. Dass sie es überhaupt schaffte zu arbeiten bewies, dass sie sich den Schneid nicht abkaufen ließ, aber es kostete sie eine fürchterliche Anstrengung.

Darüber hatte ich natürlich nie mit Imogen geredet, aber gerade Imogen sprach sich am heftigsten gegen meine Heirat aus. Als ich ihr davon erzählte, erwiderte sie ganze zehn Minuten lang nichts und dann sagte sie: »Das kannst du nicht wieder rückgängig machen.«

»Das werde ich auch nicht wollen. Deshalb heiratet man ja.«

Sie schüttelte den Kopf. »Woher willst du wissen, was du in zehn oder auch nur zwei Jahren willst, Dorrie. Das Einzige, dessen du dir sicher sein kannst, ist das, was du jetzt schon weißt – wie wichtig dir deine Arbeit ist.«

»Ich gebe meine Arbeit ja auch nicht auf! Kannst du dich nicht ein bisschen für mich freuen?«

Sie seufzte, dann lächelte sie – ein kleines, kurzes Lächeln.

»Vergiss sie und den ganzen Rest«, war Maynards Reaktion. Solche Urteile bedeuteten nichts, es sei denn, man gestand ihnen Bedeutung zu. Ich fühlte mich zerrissen, allerdings nicht sehr lange. Er war so davon überzeugt, dass wir heiraten sollten, wollte es so unbedingt, und angesichts der vielen schrecklichen Ereignisse – der Krieg und die Spanische Grippe, die Razzien – klammerte ich mich an alles, was Glück versprach.

Am 20. März 1920 heirateten wir in meinem Fotoatelier. Im Kamin loderte ein Feuer und der Raum war mit ein paar blühenden Pfirsich- und Haselzweigen und brennenden Kerzen geschmückt. Maynard trug seinen Stetson und hatte seinen Stock mit Silberknauf dabei, für mich hatte Caroline ein langes fließendes Kleid genäht. Sie war die Einzige, die nicht versucht hatte, mir die Heirat auszureden, aber trotz aller Einwände ließen sich auch andere Freunde wie Imogen, Consuelo und viele aus dem Monkey Block nicht davon abhalten zu kommen. Meine Mutter war eigens von New Jersey angereist, was mir überraschend viel bedeutete, insbesondere weil sie es sich, wie ich ahnte, verkniff, mir Vorhaltungen zu machen. Niemand nahm die Stelle meines Vaters ein; niemand legte meine Hand in die von Maynard. Falls meine Mutter jemals Zweifel gehabt hatte, dass ich eine Bohemienne geworden sein könnte, waren sie jetzt aus dem Weg geräumt.

Nach der nicht besonders feierlichen Feier marschierten wir alle ins Coppa, wo uns dampfende Schüsseln mit Nudeln und ein riesiger italienischer Rumkuchen erwarteten. »Das ist ihr Hochzeitsessen«, hatte Caroline Poppa Coppa erklärt, und er hatte eine Flasche sehr guten, sehr alten Wein an unseren Tisch bringen lassen. »Auf das Talent in unserer Mitte«, rief Caroline. »Auf die Hochzeit des Cowboys und der Fotografin!«, rief jemand anderes. Wir prosteten uns alle zu, dann küssten sich Maynard und ich, und Consuelo, am Arm ihres frischgebackenen Ehemanns und bester Laune, schnappte sich meine Kamera, wickelte sie in ein Stück schwarzes Tuch und legte sie in ihre Armbeuge. »Und auf euren Nachwuchs!«, verkündete sie, und alle lachten. Das war der glücklichste Moment meines Lebens – wenn man Glück in Hoffnung maß: meine Kamera in Reichweite, Maynard an meiner Seite.

Ich war stolz auf unser Hochzeitsfest – seine schöne, raue Schlichtheit. Es bewies, dass Maynard und ich alles nach unserem Willen gestalten konnten, dass unsere Ehe anders sein würde. Ich würde mein Atelier weiterführen und ihm zugleich den Rücken freihalten. *Die Braut bleibt, was sie ist*, stand über der Bekanntgabe unserer Heirat im *Chronicle*. Ich amüsierte mich darüber, dass das eigens erwähnt werden musste, aber vielsagender war, dass ich dachte, das gälte selbstverständlich für alle Zeiten.

Nach unserer Hochzeit zogen wir ans Ende des Broadway in ein Häuschen mit einem Zimmer und ohne Fenster, mit breiten Holzstufen und einem Blechdach. Es stand eingeklemmt inmitten lauter Hütten, die nach dem Erdbeben und den Bränden von 1906 errichtet worden waren. Eigentlich hatten sie nur als provisorische Unterkünfte dienen sollen, aber die Leute waren einfach nicht mehr ausgezogen. Maynard und ich konnten uns nichts Größeres leisten, aber es war unser Reich, solange wir die dreißig Dollar für die Miete aufbrachten.

Ich liebte das kleine Haus auf dem Hügel. Es war nur wenige Blocks entfernt von der Montgomery Street und North Beach mit unseren Lieblingscafés und -restaurants, und die Straße hinunter befanden sich ein Tanzlokal und ein Lichtspielhaus, in dem man zu jeder Tages- und Nachtzeit einen Film anschauen konnte. Gut, direkt vor unserer Tür verlief eine Linie der Straßenbahn, die andauernd bimmelte. Wenn wie so oft nachts der Regen auf das alte Blechdach trommelte, klang es, als würde er jeden Augenblick das Metall durchschlagen. Aber wenn man den Hügel hinauf bis zur Ecke ging, erreichte man eine kleine Erhebung, von der aus man die Bucht überblickte, und in die andere Richtung führte die Straße bis zum Ufer hinunter.

Bei unserem Einzug hatten wir kein einziges Möbelstück, aber mit Carolines Hilfe fanden wir eine gute, günstige Matratze auf dem Flohmarkt und einen hübschen Esszimmertisch und Stühle in einem Trödelladen. Um das trostlose Nebelgrau der Stadt zu vertreiben, strich Maynard den Boden in einem tiefen Indigoblau und ich färbte die Vorhänge leuchtend gelb. Er schnitt ein Fenster in eine Wand, sodass an sonnigen Morgen das Licht in den Raum strömte. Es war wunderbar. Hinter dem Haus pflanzte er Pappeln und legte Blumenbeete an und von da an sahen wir auf wuchernde Ringelblumen, Kapuzinerkresse und Margeriten.

Dieses Haus bewies, wie weit ich es gebracht hatte. Wenn ich an das stickige alte Haus dachte, in dem ich aufgewachsen war, oder an die klosterähnliche Zelle im Elizabeth Inn, fühlte ich mich in meinem neuen Heim wie eine Königin. Meine Mutter war anderer Meinung. Bevor sie San Francisco verließ, besuchte sie uns. Als sie sich in dem Haus umsah, war ihr deutlich anzumerken, dass sie fand, ich sei nicht weit im Leben gekommen. Aber ich hatte es weiter gebracht, als sie je gedacht hatte, und das bedeutete mir natürlich alles.

Die ersten Tage in dem Häuschen am Broadway waren unsere Flitterwochen. Es waren zehn, dann kam Consie und zog bei uns ein.

Als ich eines Abends aus dem Atelier nach Hause kam, saß sie auf den Stufen und spielte Jacks. Ich hatte gedacht, sie sei bei ihrer Mutter in Arizona. Nachdem ich meine Überraschung überwunden hatte, begrüßte ich sie freundlich, was sie mit einem flüchtigen Blick und finsterer Miene erwiderte.

»Lillian hat wieder getrunken«, sagte Maynard, als ich durch die Tür trat. Seine Stimme war leise und seine Stirn lag in Sorgenfalten. »Sie hat Consie drei Tage allein zu Hause gelassen. Eine Nachbarin hat sie entdeckt, als sie im Müll nach Essen gesucht hat.«

»Geht es ihr gut?«

Er nickte. »Ihre Tante Mary hat sie vor zwei Tagen zurück nach Kalifornien geholt. Sie hat bei Mary in Sausalito übernachtet, aber ...« Er holte tief Luft und blickte zur Decke, dann fuhr er fort. »Ich habe sie vernachlässigt, Dorrie. So viele wichtige Jahre ihres Lebens habe ich versäumt. All die Zeit, die ich nicht da war. All die schrecklichen Jahre mit Lillian. Ich möchte das wiedergutmachen. Verstehst du das?«

Ich wusste nicht, was ich sagen sollte, und schwieg.

»Macht es dir etwas aus, wenn sie eine Zeit lang bei uns wohnt? Nur bis ich ein Internat für sie gefunden habe, das nicht allzu weit weg ist?«

»Ich ... Na ja, ich weiß nicht, ob ich mit ihr umgehen kann.«

»Aber natürlich kannst du das, Dorrie. Ganz sicher. Du bist nett und großzügig und lustig. Es wäre so schön für uns, für uns alle, wenn wir zusammen sein könnten.«

»Und wo soll sie schlafen?«

»Ich richte ein Bett für sie neben dem Fenster. Sie ist ein zähes kleines Ding. Sie braucht nicht viel. Du wirst schon sehen.«

Ich war mir nicht sicher, was ich von der Idee halten sollte, aber ich sagte nichts, um ihn nicht zu kränken. Allerdings gefiel mir nicht, dass er einfach so über meine Zweifel hinwegging.

Den Nachmittag verbrachten wir im Golden Gate Park. Consie weigerte sich, ein Wort mit mir zu wechseln. Maynard alberte auf der Wiese herum, um sie zum Lachen zu bringen. Bei seiner

Darbietung eines Balletttänzers hielten wir uns den Bauch. Mit großen Augen sah sie zu, als er Cartoons für sie zeichnete. Abends bereitete er ihr ein Nest aus Decken, erzählte ihr Geschichten und sang sie in den Schlaf.

Am nächsten Morgen brach Maynard früh auf. Während ich Wasser für den Kaffee aufsetzte, kam sie in die kleine improvisierte Küche getappt. Sie trug eins von Maynards weißen Oberhemden, das sie vermutlich aus seinem Schrank genommen hatte. Es war riesig wie ein Zelt, reichte ihr aber nur bis zu den roten, vernarbten Knien. Sie nahm einen Kuchen aus dem Eisschrank, setzte sich an den Tisch und fing an, ihn mit einer Gabel von der Mitte her zu essen.

»Daddy hat gesagt, dass ich ihn essen darf«, sagte sie mit sahneverschmiertem Gesicht.

Ich bezweifelte, dass er das getan hatte, erwiderte aber nichts.

Consie hatte ein geradezu unheimliches Talent dafür, meine Stimmungen zu erspüren. Ich wusste nie, wie ich mich Kindern gegenüber verhalten sollte – höchstens konnte ich sie dazu bringen, sich fotografieren zu lassen. Es gab Kinder, und zu denen gehörte Consie offenkundig, die einen sofort durchschauten. Sie wusste sofort, wo die Schwachpunkte des anderen lagen. Es machte mich nervös, in gewisser Weise machte es mir sogar Angst. Darüber hinaus war sie in ständiger Unruhe. Stundenlang spielte sie im Freien, aber kaum kam ich von der Arbeit zurück, ging sie ins Haus und tobte darin herum. Wenn sie zeichnete, war der ganze Tisch voll Tinte. Wenn sie mit ihren Puppen spielte, lagen sie verstreut im Haus und im Garten. Noch schlimmer war es, wenn Maynard nicht da war. Der Boden war übersät mit Sardinendosen, Keksschachteln und Bonbonpapierchen. Alle Schubladen waren durchwühlt und überall waren fettige Fingertapser.

Ich gab mir wirklich alle Mühe, geduldig zu sein. Zum einen wollte ich, dass Maynard es leicht und schön hatte, auch wenn ich immer sagte, ich würde das alles für uns alle machen, aber das stimmte nicht. Zum anderen ging es mir um Consie: Immer wartete sie auf den Vorderstufen auf ihn, suchte die Straße nach einem ersten Anzeichen für sein Kommen ab, hängte sich an ihn, wenn er endlich auftauchte. So anstrengend ich die Situation auch fand, ich wollte ihr einen Platz bei uns schaffen. Ich wusste nur nicht, wie.

Da das Schuljahr schon in einigen Wochen zu Ende sein würde, meinte Maynard, dass es nicht besonders sinnvoll wäre, Consie vor dem Herbst in ein neues Internat zu schicken. Er hatte ein Zeltlager für die Sommerferien für sie gefunden, und bis dahin schrieb er sie in der Grundschule hier im Viertel ein. Es war ein völliges Desaster. Den einen Tag holte er sie pünktlich ab, die nächsten beiden Tage vergaß er es. Er versprach, Lebensmittel einzukaufen, und auch das vergaß er meistens, sodass ich, wenn ich von der Arbeit nach Hause kam, oft aus dem spärlichen Inhalt des Kühlschranks ein Abendessen zaubern musste. Von Tag zu Tag versank das Haus immer mehr im Chaos und er schien es nicht zu bemerken.

Er war ein wundervoller Vater – wenn er wollte. Schuldgefühle hatte er nicht, wenn er Consie allein ließ, stattdessen freute er sich offenbar lieber darüber, dass wir sie aufgenommen hatten. Mir kam der Gedanke, dass er noch nie so viel Zeit mit ihr verbracht hatte, noch dazu auf so engem Raum – selbst in den zwei Monaten, die er mit ihr in Montana gewesen war, hatte es eine Haushälterin gegeben, die den ganzen Tag auf sie aufgepasst hatte, sodass er immerzu herumstreifen und malen konnte. Bestimmt hat es ihn überfordert, als sie zu uns zog. Nicht so sehr wie mich, aber dennoch.

Sein Atelier hatte er behalten – ich hatte darauf bestanden –, aber jetzt verbrachte er den ganzen Tag dort. Wenn ich ihn bat, mir mehr zu helfen, fing er von seinem großen Projekt an – einem Wandgemälde für die Stadt – und was es für seinen künstlerischen

Werdegang bedeuten würde, wenn er den Zuschlag dafür bekäme. Liebte ich ihn nicht besonders für seine Arbeit? Wüsste ich nicht, wie wichtig seine Malerei sei? Wollte ich nicht, dass er Erfolg habe, nicht nur um seiner selbst, sondern um unserer willen?

Ich führte das Fotoatelier und verdiente damit unseren Lebensunterhalt, aber jetzt musste ich mich auch noch um Consie kümmern. Wie um alles in der Welt war ich nur in diese verzwickte Lage geraten und wie um alles in der Welt kam ich wieder heraus? Ich versuchte, nicht an meine Probleme zu denken. Es war alles nur eine Frage der Zeit. Wenn Maynard den Zuschlag für das Wandgemälde bekäme, würde sich alles ändern. Er würde weniger arbeiten und dafür sorgen, dass Consie in ein Internat kam. Alles wäre wieder gut.

Bis dahin würde ich ihn nicht mehr um seine Hilfe bitten, das hatte keinen Sinn. Wir würden uns nur wieder streiten, er würde aus dem Haus stürmen und erst nach Tagen wiederkommen. Immer weniger zählte ich auf ihn, sehnte mich aber nach Zeit für mich. Eines Samstags ging er mit Consie in den Golden Gate Park. Kaum hatten sie das Haus verlassen, überfiel mich ein rauschhaftes Glücksgefühl. Ich schenkte mir ein Glas Wein ein und setzte mich in den Garten. Barfuß spazierte ich herum und schmiedete Pläne. Dann holte ich mir ein zweites Glas Wein, legte mich auf den Boden und sah in die Wolken, bis ich einnickte. Als sie ein paar Stunden später zurückkamen, umspielte ein Lächeln meine Lippen und ich liebte die beiden mit leichterem Herzen.

Aber es blieb bei diesem einen Mal, dass er etwas mit ihr unternahm. Das hieß, ich musste jeden Abend vom Fotoatelier nach Hause eilen. Zwei Tage die Woche bezahlte ich eine Nachbarin dafür, Consie von der Schule abzuholen und ein paar Stunden auf sie aufzupassen, und sie malten zusammen oder gingen in den kleinen Park am Jachthafen. An den übrigen Tagen musste Consie allein nach Hause gehen. »Das kann sie schon«, sagte

Maynard, aber ich hielt sie für zu jung. An den meisten Tagen war ich früh genug zurück, um sie von der Schule abzuholen, aber manchmal eben nicht, und dann wartete sie mit wütender Miene auf dem Bürgersteig, die Arme vor der Brust verschränkt.

Rückblickend überrascht mich vor allem, dass ich mir die Schuld dafür gab, was los war. Auch wenn ich vor Wut kochte und gereizt war, sagte ich mir, dass ich geduldiger sein und mich mehr anstrengen und zurücknehmen müsse. So beraubt man sich todsicher jeder Lebensfreude. Das machen viele Frauen. Und ich tat es auch.

Kapitel 17

Keine Partys – das war eine der strengsten Regeln, die ich mir auferlegt hatte. Ja, ich arbeitete oft in Nob Hill und Pacific Heights, aber ich hatte mich nie als Gesellschaftsfotografin für Partys verdingt. Damit konnte man viel Geld verdienen, aber die Vorstellung, Teil der Abendunterhaltung zu sein, war mir unerträglich.

In diesem Sommer erreichte mich nun eine Einladung von der Sekretärin eines Mannes, dessen Namen sie nicht preisgeben wollte, aber er genieße höchstes Ansehen. Sogar aus New York erwarte man Gäste zu dem Fest, für das seit Monaten Vorkehrungen getroffen würden. *Ihre Anwesenheit würde der Zusammenkunft eine ganz besondere Note verleihen, Miss Lange.*

Ich schickte eine Absage. Daraufhin wurde mein Honorar verdoppelt. Als ich erneut absagte, vervierfachte sich die Summe. Das brachte mich ins Wanken. Jedes Klicken des Auslösers würde meine Schulden und das Chaos zu Hause verringern. Der Ausflug nach New Mexico hatte mich mehrere Hundert Dollar an ausgefallenem Honorar gekostet. Ein Abend, an dem ich auf diesem Fest Fotos machen würde, wäre gleichbedeutend mit einem ganzen Monat Arbeit, was wiederum bedeutete, dass ich Franklin einen Monat früher auszahlen und das Atelier vollständig in Besitz nehmen könnte. Consie war im Sommerlager in Stern Grove, aber ich war nach wie vor damit beschäftigt, mich um sie zu kümmern. Sobald mir das Atelier ganz gehören würde, hätte ich genug Geld, um ein Kindermädchen für Consie anzustellen. Außer Caroline hätte ich das niemandem gestanden, aber meine Arbeit machte mich ganz einfach glücklich und Consies Aufpasserin zu spielen tat das nicht.

Letztlich ging es also um Geld und Freiheit. Die Party, die Porträts und alles, was das nach sich ziehen könnte – letztlich ging es nur um diese beiden Dinge.

»Halt mal«, sagte Caroline.

Sie hatte den Stoff hochgehoben. Natürlich war es nicht irgendein Stoff. Es war eine lange Bahn eines kräftigen, silbrigen Gewebes.

Ich rieb das Material zwischen Daumen und Zeigefinger.

»Seide?«, fragte ich.

»Selbstverständlich.«

»Er schimmert so schön.«

»Eben. Hilf mir mal, ihn aufzuhängen.«

Sie schlüpfte aus ihren Schuhen und stieg auf einen Stuhl. Unter einer Art langem, locker sitzendem Mantel trug sie ein lavendelfarbenes Schlupfkleid, das knapp ihre Knie bedeckte. Als sie sicher auf dem Stuhl stand, reichte ich ihr das eine Ende der Stoffbahn. Sie befestigte es an der Wand, stieg vom Stuhl, trat ein paar Schritte zurück und betrachtete das Ergebnis kritisch.

Das Haus stand auf einem mehrere Hektar großen Grundstück in den Ausläufern der Santa Cruz Mountains und war eine der prachtvollen italienisierten Villen, die zwischen den flachen goldenen Hügeln Kaliforniens aus dem Boden geschossen waren. Als wir ankamen, herrschte rege Betriebsamkeit. Hausangestellte eilten von Zimmer zu Zimmer, zwischen den Statuen im Garten, an Pools und Pergolen vorbei. Für unseren Aufenthalt war die Remise vorgesehen, die sich am Ende des Gartens befand und leicht zehnmal so groß wie Carolines Wohnung und fünfmal so groß wie mein Haus war. Der Gastgeber – jener hoch angesehene Gentleman, dessen Name uns nach wie vor verschwiegen wurde – war nirgends zu sehen.

Es würde ein langer Abend werden. Man erwartete mehr als zweihundert Gäste, und wenn sich auch nicht jeder fotografieren lassen würde, dann doch die meisten. Man hatte uns einen Raum neben dem Eingang des Haupthauses als provisorisches Fotoatelier überlassen. In der Mitte des Raums stand ein langes Sofa mit abgesteppten Polstern, die schweren Vorhänge waren zum Schutz vor dem Tageslicht zugezogen. An den Wänden verteilt standen griechische Bronzen auf Säulen und dahinter verglaste Bücherschränke, in denen Hunderte von Lederbänden aufgereiht waren. Caroline musterte kurz die glänzenden Buchrücken: die Reden von Marc Aurel, Shakespeares Dramen, die Romane von Joseph Conrad und Henry James.

Als Caroline mit der Vorbereitung des Hintergrunds fertig war, schoben wir das Sofa an die Wand, wo sich das beste Licht einrichten ließ. Sie baute die mitgebrachten Lampen auf, während ich die Kamera auf das Holzstativ montierte und ein letztes Mal die Linse polierte.

»Miss Lange!«, rief eine Stimme. »Wie schön, dass Sie sich an diesem Abend zu uns gesellen!«

Ich drehte mich um und sah eine Frau auf mich zukommen. Ihr Gesicht war mit einer dicken Schicht weißem Puder bedeckt, und ihre Haare waren zu einem sehr kurzen Bubikopf geschnitten, was ihr beides nicht stand. Ihr Kleid mit tiefer Taille – vermutlich Chanel, Caroline hätte mir das sofort sagen können – war nicht gerade vorteilhaft, aber es ging ja auch nicht darum, ihre Vorzüge, sondern ihren Reichtum hervorzuheben, und das gelang ihr.

»Elizabeth Simmons«, sagte sie und streckte die Hand aus.

»Freut mich, Sie kennenzulernen, Mrs Simmons.«

»Das Vergnügen ist ganz meinerseits, Miss Lange! Ich bin eine große Bewunderin Ihrer Porträts, müssen Sie wissen. Als ich die Bilder sah, die Sie für die Kattens gemacht haben, dachte ich bei mir, dass Sie eine Magierin sein müssen, wenn sie die kleine Edythe in eine solche Schönheit verwandeln können.«

Sie lächelte. Die Spitze gegen Edythe fand ich unangenehm, aber ich erwiderte nichts.

»Ja«, fuhr sie fort, »da wusste ich, dass ich Sie unbedingt für die Party meines Bruders engagieren muss.« Ihr Blick wanderte zu Caroline. »Ach, ich sehe, dass Sie Ihr chinesisches Mädchen mitgebracht haben.«

»Das ist meine Assistentin, Miss Lee.«

»Freut mich, Sie kennenzulernen, Mrs Simmons«, sagte Caroline steif.

Mrs Simmons verzog ihre Lippen zu etwas, das sie vermutlich für ein charmantes Lächeln hielt. »Sie sprechen hervorragend Englisch«, sagte sie so laut, als wäre Caroline schwerhörig. »Nur weiter so.«

Ich fragte mich, wie wir diese Begegnung halbwegs würdevoll überstehen sollten. Mit einem schwachen Lächeln warf ich Caroline einen Blick zu.

Sie erwiderte ihn nicht. Unverwandt sah sie Mrs Simmons an. »Das werde ich, Madam«, erwiderte sie munter, als hätte sie einen ganz ausgezeichneten Rat erhalten.

Mrs Simmons wandte sich wieder mir zu. »Wo um alles in der Welt haben Sie sie gefunden, Miss Lange?«

»In San Francisco.«

Sie sah wieder zu Caroline. »Ach, tatsächlich.«

Schweigen breitete sich aus und dann erschien ein Bediensteter mit einem Tablett voller Champagnergläser.

»Wunderbar!«, zwitscherte Mrs Simmons, als der Mann sich verneigte und ihr das Tablett entgegenhielt. Weder mir noch Caroline wurde ein Glas angeboten.

»Hat ihr Mädchen denn Papiere?«, fragte Mrs Simmons, nachdem sie einige Male an dem Champagner genippt hatte.

Ich blinzelte. »Papiere? Sie ist Amerikanerin.«

Ich sah zu Caroline, aber sie machte sich an dem Hintergrundstoff zu schaffen. Sie hatte uns den Rücken zugekehrt, und wenn sie uns gehört haben sollte, ließ sie es sich nicht anmerken.

»Ach, da gibt es ja so viel Betrug. Geben nicht viele falsche

Verwandte in den Vereinigten Staaten an? Man hört so viele schlimme Geschichten.«

»Wie gesagt, Miss Lee ist Amerikanerin.«

»Hmm … Sind Sie sicher?«

Es dauerte einen Moment, bis mir klar wurde, dass sie den Hintergrund meinte.

»Ich versichere Ihnen, es ist eine sehr schmeichelhafte Farbe.«

Sie drehte sich zu mir und knipste ihr Lächeln wieder an. »Sie sind überaus geschickt, Miss Lange. Das sagt jeder. Daher werde ich mich auf Ihr gutes Auge verlassen«, sagte sie und neigte den Kopf in einer gespielten Verbeugung. »Bedienen Sie sich später bitte an dem Büfett im Speisesaal.« Auf dem Weg zur Tür rief sie noch über die Schulter: »Ihrem Mädchen können Sie gerne einen Teller mitbringen.«

Die erste Hälfte des Abends verging wie im Flug. Porträts von Familien, Paaren, Alten, Kindern; achtjährige Drillinge, die in identischen weißen Kleidern steckten und identische weiße Möpse im Arm hielten; ein dicker Mann mit einem Fes mit Troddel und einer samtenen Smokingjacke. Im Laufe des Abends wurde die Arbeit schwieriger. Betrunken stolperten die Gäste in den Raum, brabbelten miteinander, grölten und konnten nicht still sitzen. Meine besten Porträts würden es nicht werden, ganz gewiss nicht, aber das mussten sie auch nicht, wie Caroline mich einige Male erinnerte.

Fünf Stunden arbeiteten wir ohne Unterlass, bis die letzten wieder abgezogen waren. Seit dem Mittagessen hatte ich nichts gegessen und um zehn Uhr war ich halb verhungert.

»Sehen wir uns im Cottage?«, fragte Caroline, während sie ihren Mantel nahm.

»Willst du nichts essen?«

Sie warf mir einen Blick zu. *Ganz bestimmt nicht!*, sagte er.

Ich machte mich auf die Suche nach dem Speisesaal und lief durch eine lange Halle mit goldfarbenen Vorhängen, Decken mit vergoldeten Blättern, vergoldetem Stuck, Marmorsäulen und Bronzestatuen. Bis auf eine Handvoll weißbefrackter Diener war der Speisesaal leer und nur noch spärlich erleuchtet. Die Kerzen waren zu tropfenden Stummeln heruntergebrannt und auf einer Tafel standen die Reste eines opulenten Büfetts: Hummerschalen auf einer fettglänzenden Servierplatte, die abgenagte Karkasse eines riesigen Truthahns auf einer weißen Marmorplatte. Ein Durcheinander aus Weingläsern, verschmierten Servietten und halb vollen Tellern – all das war für die Bediensteten zum Abtragen stehen gelassen worden, was sie in diesem Moment mit gesenktem Blick und schweigend taten.

Ich häufte Käse und Obst auf meinen Teller und ging damit zu den Fenstertüren. Mitten auf der Terrasse stand ein vergoldeter Käfig mit Dutzenden von Papageien. Ich trat hinaus. Mit müder Neugier sah ich mich um. Von der Stelle, an der ich stand, konnte ich erkennen, dass sich die Gäste am Ende des Rasens versammelt hatten. Die Frauen waren ein Meer aus hauchdünnen Stoffen und Federn, die Männer in makellosem weißem Leinen und mit Nelken am Revers. Einige der Leute kannte ich namentlich, andere vom Sehen. Die Männer standen in der Mitte zusammen, um sie herum Frauen, die Kinder an der Hand hielten und sie zum Stillhalten zu bringen versuchten. In der Ferne lag das Tal mit seinen vielen Pflaumenbäumen.

Dann entdeckte ich auf einem Podium einen Mann, der offenbar eine Rede hielt. Ich konnte nur Bruchstücke dessen, was er sagte, verstehen: »wahrer Patriot«, »Gefahr«, »großzügige Unterstützung«. Ich mischte mich unter ein Grüppchen Frauen. Als ein zweiter Mann auf das Podium trat, wurde geklatscht. Er war klein gewachsen und adrett mit perfekt getrimmtem Bart und tadellosem Anzug:

Senator John Pharrell.

Ein Mann höchsten Ansehens. Unser Auftraggeber: der »angesehene Gentleman«, dessen Identität vor mir geheim gehalten worden war. Ich kannte seinen Namen. Ich wusste, wofür er stand. Bei dem Gedanken wurde mir schlecht. Wut überkam mich, und ich fühlte mich wie in einem Würgegriff.

»In einigen Monaten«, sagte er gerade, »werden wir wieder die Gelegenheit haben, um über das künftige Schicksal unseres Landes zu entscheiden. Wieder lastet nichts so schwer auf meiner Brust wie die Rassenfrage und die absolute Notwendigkeit, eine weitere Einwanderung aus unerwünschten Ländern zu verhindern. Das Rückgrat unserer Nation bilden seit jeher Männer mit starkem nordeuropäischem Blut, aber jetzt kommen in Scharen Menschen aus den entlegensten, elendesten und unglückseligsten Ecken der Welt zu uns, Menschen, die über keinerlei Fähigkeiten verfügen, über keine Intelligenz, keine Strebsamkeit. Sie alle wissen, dass unsere Brüder und Schwestern in den Südstaaten lange gegen die Verunreinigung unserer Rasse gekämpft haben. Doch so wenig die Bedrohung unserer Nation allein ihre Sache ist, ist es der Kampf dagegen. Ich spreche natürlich von der Gelben Gefahr.

Inzwischen leben Myriaden unerwünschter Einwanderer unter uns und die bei Weitem größte Gefahr stellt der Chinese dar. Einige sagen, er käme nur zum Arbeiten her, aber die muss ich fragen, was ist mit unseren eigenen Männern, von denen so viele gerade aus dem Krieg zurückgekehrt sind und keine Arbeit finden? Was ist mit denen?«

In die Menge kam Bewegung. Bestätigendes Murmeln und wütendes Nicken.

»Egal wie lange er hier lebt, der Chinese wird sich niemals assimilieren. Sein Blick, selbst seine Seele und sein Herz sind rückwärts gerichtet, auf seine wahre Heimat. Seine Heimattreue ist so fest mit seinem Herzen verflochten wie die Zöpfe auf seinem Haupt. Wie der Neger und seine Brüder, der Japaner und der Hindu, ist er ein Fremdkörper und wird es für alle Zeiten bleiben.

Wir sind ein gutes Volk, ein anständiges, großherziges Volk. Seit vielen Generationen empfangen wir alle Welt mit offenen Armen. Nur stellt sich uns inzwischen die drängende Frage, wie lange soll das noch so gehen? Anders gesagt: Überlassen wir unser Land all denen, die nur kommen, um es für sich zu vereinnahmen? Wollen wir unsere eigene Sicherheit aufs Spiel setzen, den Reichtum unseres Landes plündern lassen, unsere kostbarsten Werte verraten und unsere Kultur um dieser unbegreiflichen Fremden willen zerstören?«

Seine Augen schweiften über die Menge, als wollte er sichergehen, dass alle ihm aufmerksam lauschten. Das taten sie. Seine Stimme wurde etwas leiser und sein Gesicht ernst. »Ein Letztes: Es ist mir zuwider, zutiefst zuwider, an diesem Abend in Gegenwart unserer Gattinnen und Töchter etwas derart Unschickliches ansprechen zu müssen, aber ich empfinde es als meine Pflicht, darauf hinzuweisen, dass diese Fremden nicht nur kommen, um uns die Arbeit wegzunehmen. Nein, Gentlemen, gerade weil wir uns in Anwesenheit des schöneren Geschlechts befinden, möchte ich Sie eines fragen: Gibt es etwas, das einem Mann so lieb und teuer ist wie die Sicherheit seiner geliebten Gattin und die Tugend seiner kostbaren Töchter?«

Von der Rede des Senators habe ich Caroline nie erzählt. Kein Wort. Erst als er aufgehört hatte zu reden und die Gästeschar sich in kleine Grüppchen aufgelöst hatte, hatte ich das Gefühl, wieder atmen zu können. Ich ging an der hohen Zypressenhecke entlang zur Rückseite des Hauses, vorbei an der Terrasse und dann weiter quer über das Grundstück mit dem Springbrunnen und den rosa Zentifolien. Die Luft war erfüllt von Jasminduft.

Leise betrat ich das Cottage, in dem Caroline tief schlafend unter der Decke lag und durch die leicht geöffneten Lippen atmete. Ich zog mich aus und schlüpfte ins Bett. Nachdem der Senator seine Rede beendet hatte, hatten die Gäste einige Minuten lang geklatscht und gejubelt, und dann hatte die Musik wieder eingesetzt und das Fest ging heiter und fröhlich weiter. Aus der Ferne hörte ich die Musik klimpern. Lange lag ich wach da, hörte Carolines Atem, roch das Parfüm in ihren Haaren und fragte mich, wie ich ihr sagen sollte, was ich gehört und gesehen hatte. Und dann beschloss ich: Ich würde überhaupt nichts sagen. Ich würde mein Möglichstes tun, damit wir am nächsten Morgen früh aufbrechen konnten, bevor sie es auf andere Weise erfahren würde.

So machen wir's, dachte ich, ganz einfach. Wie dumm ich war, wie blind.

Kapitel 18

An dem Tag, als Maynard erfuhr, dass er den Auftrag für das Wandgemälde nicht bekommen würde, kam er nach Mitternacht zerknittert, wütend und betrunken nach Hause. Das kam genau zur falschen Zeit. Er würde im Herbst Consies Schulgebühren nicht zahlen können und stellte sofort die Suche nach einer Schule für sie ein.

Die Abende hatte er schon bisher nur mit einem oder meistens zwei Gläsern Whiskey ertragen. Jetzt fing er an, auch tagsüber zu trinken. Das Trinken machte ihn gemein, und ich glaubte fast, dass er sich von mir fernhielt, damit ich ihn nicht so ausfällig erleben musste. Wenn er nicht unterwegs war, verkroch er sich mit ein, zwei Flaschen im Bett und trank, bis er einschlief.

Er sagte, er hätte in New Mexico bleiben sollen, dass er in der Stadt nicht arbeiten könne, das Licht sei falsch, es sei zu laut, die Stadt würde wimmeln von Nachahmern und Dilettanten. Er sagte, seine Arbeit sei zu nichts zu gebrauchen, er sei ausgelaugt, er habe keine Kraft mehr, er würde kein einziges Bild mehr zustande bringen, bald würde niemand mehr seinen Namen kennen, man verliere das Spiel so schnell, wie man es gewonnen habe, und das sei bei ihm der Fall. Er sei erledigt – endgültig.

Ich versuchte, die Flaschen vor Consie zu verstecken. Ich versuchte, ihn zu beruhigen, wenn er wieder einmal tobte. Es war natürlich fruchtlos. Sie bekam alles mit, hörte alles. Aber so wild sie auch war, sie wusste, wie sie sich zum Verschwinden brachte. Ich schloss daraus, dass nichts davon neu für sie war. Kaum sah sie ihn kommen, verzog sie sich in den Garten zu einer Stelle unterhalb des Hauses, wo sie sich stundenlang versteckte und mit den Blumen, Bäumen und Steinen sprach.

Er hörte auf, mich zu fragen, wie es im Fotoatelier lief und wie mein Tag gewesen sei. Ohne meine Arbeit hätte er sein Atelier nicht halten oder die Tage zu Hause verbringen können. Das durfte ich ihm natürlich nicht sagen. Ich würde mir nur eine scharfe Antwort einhandeln oder, schlimmer noch, er würde wieder einmal ein, zwei oder drei Nächte fernbleiben. Dennoch hatte ich nicht damit gerechnet, wie weh mir seine Gleichgültigkeit tat. Es war mir so vernünftig erschienen, ihm zu sagen, er solle die Auftragsarbeit aufgeben. Jetzt wurde mir klar, wie dumm es war zu denken, ich könnte alles heilen, dass es nur Geld und Zeit bräuchte, damit er ruhiger wurde, glücklich war, es ihm besser ging.

Früher hatte er seine ganze Zeit im Atelier verbracht, jetzt verließ er das Haus kaum noch. Ich hatte keine Ahnung, was er tat, während ich den Tag über in der 540 arbeitete. Wenn ich zu Hause war, tobte er fluchend durchs Haus oder jammerte. Einige Male baute er seine Staffelei am Fenster auf und versuchte zu malen. Er tigerte auf und ab, nahm den Pinsel, arbeitete ein paar Minuten, dann stellte er die Leinwand beiseite. Dutzende Leinwände lagen herum, von denen die meisten im Müll landeten.

Nichts konnte man ihm mehr recht machen. Nichts passte ihm. Er ergriff jede Gelegenheit, um einen Streit vom Zaun zu brechen. Egal was ich sagte, es war falsch. Also wartete ich und verhielt mich ruhig. Es war wie bei allen Paaren, dabei hatte ich immer gedacht, dass es bei uns nie so sein würde.

Eines Morgens schien sich seine Stimmung zu bessern. Er hatte beständig an einem neuen Bild gemalt, ohne gleich wieder aufzugeben, was seine Laune hob. Aber dann trat Consie einen Ball gegen die Wand. Sie hatte ihn nicht fest getreten, aber der Ball prallte gegen seine Staffelei und die Leinwand wäre beinahe heruntergefallen.

Er wirbelte herum. »Verdammt noch mal, Consie, kannst du nicht mal für zehn Minuten nach draußen gehen?«

Kleinlaut stand Consie da.

»Sie kann nicht rausgehen«, sagte ich.

»Warum nicht, verdammt noch mal?«

»Hast du mal aus dem Fenster gesehen? Die Stadt verschwindet im Nebel. Es ist eiskalt.«

»Dann könntest du ja ein bisschen Zeit mit ihr verbringen. Schon mal daran gedacht?«

»Ja. Ich habe ihr angeboten, einen Film mit ihr anzusehen, aber sie will nicht.«

»Stimmt das, Consie?«

Sie nickte.

»Und warum willst du dir mit Dorrie keinen Film ansehen?«

Sie sah auf den Boden, dann hob sie den Blick. »Weil ich sie hasse, Daddy«, sagte sie. »Ich hasse sie.«

Das machte alles noch viel schlimmer. Ich schaffte es, Consies Worte nicht allzu ernst zu nehmen – schließlich war sie ein Kind –, aber Maynard war tief getroffen davon.

Ein Abend mit seinen Freunden könnte ihn aufmuntern. Das war früher so gewesen und war es vielleicht auch jetzt. Ich fragte ihn, ob er nicht Ralph Stackpole und seine Frau Adele zum Abendessen einladen wolle. Er war begeistert von der Idee. Ralph gehörte zu den Ersten, die Maynard nach seinem Umzug von Fresno nach San Francisco kennengelernt hatte. Ich mochte die beiden, besonders Adele. Ralph hatte sich einen Namen gemacht, aber auch seine Frau war eine hervorragende Künstlerin und außerdem ungeheuer nett. Ich fand es immer schön, wenn Maynards alte Freunde es schafften, mich aus der Reserve zu locken, und das hatte Adele mehr als einmal gemacht.

Den ganzen Vormittag wirbelte ich durchs Haus und dann kaufte ich für das Abendessen ein: einen Braten vom Fleischer am Fuß des Telegraph Hill, Brot aus Maynards Lieblingsbäckerei, Blumen von dem Stand an der Ecke Broadway und Polk. Consie war zum Glück guter Laune und half mir beim Putzen des Hauses. Als ich mit der Küche fertig war, wischte ich Staub und wechselte die Bettwäsche, legte frische Handtücher und eine neue Seife ins Badezimmer. Ich duschte, wusch mir die Haare und zog ein neues Kleid mit einem hübschen Spitzenkragen, Strümpfe und Schuhe an.

Maynard sollte um acht Uhr nach Hause kommen, und ich blickte aus dem Fenster, weil ich hoffte, ihn die Straße entlanggehen zu sehen. Einmal meinte ich seine Schritte auf den Verandastufen zu hören und wäre beinahe zur Tür gelaufen. Aber ich ließ es bleiben. Er hatte einen Schlüssel, er konnte selbst die Tür öffnen.

Als Ralph und Adele um halb neun klingelten, war er immer noch nicht aufgetaucht. Mit einem Lächeln entschuldigte ich ihn für seine Verspätung. Ein möglicher Käufer habe ihn aufgehalten, sagte ich. Sie reagierten freundlich. Das sähe Maynard ähnlich, alle würden sich um ihn reißen und immer würde er sich in ein Gespräch verwickeln lassen. Wir waren uns einig, dass das einen Teil seines Charmes ausmachte, und lachten.

Irgendwie schaffte ich es durch das Abendessen, und nach einem Glas Wein war ich so weit, dass mich das Gespräch sogar von dem Gedanken an Maynard ablenkte. Entweder würde er kommen oder nicht. Es war egal. Er war aufgehalten worden, es gab keinen Grund, sich Sorgen zu machen.

Kurz vor zehn kam er schließlich angetorkelt. Er roch nach Schnaps und die Haare fielen ihm über die Augen. Nachdem er Ralph und Adele lautstark begrüßt hatte, trat er hinter mich und packte mich an den Schultern. Er wollte seinen Mund auf meine Wange pressen, verfehlte sie aber und landete stattdessen neben meinem Ohr.

Er hatte getrunken. Eine Menge.

Zum Glück schlief Consie in dem kleinen Zelt, das Maynard in einer Ecke des Zimmers für sie aufgestellt hatte. Ich fand es immer schrecklich, wenn sie ihn in diesem Zustand sehen musste, selbst wenn sie es kannte.

Er ließ sich auf einen Stuhl fallen und starrte auf den Tisch. Der Braten, in dem eine Gabel steckte, stand noch darauf.

»Na, seht euch nur das Mädchen aus Hoboken an. Bald ist sie eine echte Stütze der San Franciscoer Gesellschaft. Ganz dicke mit Edythe Katten, wusstest du das, Ralph? Nimmt jeden Kunden, schleimt sich bei diesen reichen Pinkeln in den Nobelvierteln ein, macht wie irgendeine dahergelaufene Dienstmagd alles, was sie wollen. Aber heute« – hier packte er die Vorlegegabel – »gibt sie uns die Ehre, für uns zu kochen.« Er drehte sich zu mir. »Davon hätte ich gern ein Foto«, sagte er und stach auf das Fleisch ein. »Was meinst du? Würden sie es in den Zeitungen bringen, wenn du es fotografierst, Dorrie?«

Ich starrte auf meinen Schoß. Meine Wangen brannten. Ich bekam keinen Laut heraus. Das hübsche Kleid mit dem Spitzenkragen war mir plötzlich zu eng am Hals. Unbestimmt lächelnd wandten Ralph und Adele den Blick ab und taten so, als hätten sie nichts gehört und gesehen, bis mir Adele einen Blick zuwarf und ein lautloses »Es tut mir so leid« mit den Lippen formte.

Nachdem Ralph und Adele gegangen waren, klapperte ich in der Küche mit dem Geschirr herum, während Maynard ins Bett fiel und sofort einschlief. Wer war dieser Mann? Es musste ein anderer sein, ein Doppelgänger, der anstelle von Maynard gesprochen hatte. Aber natürlich war er es und offenbar war er zu einer solchen Gemeinheit imstande. Schlimm genug, dass er meinen Erfolg verachtete und mein Geld nahm, aber dass er in Gegenwart unserer Freunde so abfällig über mich sprach – das war wirklich bösartig.

Den größten Teil des nächsten Tages und auch des übernächsten verschlief er, und wie üblich fiel mir die Aufgabe zu, mich um Consie zu kümmern. Stunde um Stunde wuchsen meine Wut und Gekränktheit, bis ich glaubte, gleich explodieren zu müssen. Als er sich schließlich zum Abendessen an den Tisch schleppte, stellte ich wortlos einen Teller vor ihn hin. Ich sah ihn nicht einmal an. Ich starrte nur geradeaus und aß.

»Tut mir leid, Dorrie. Das war ekelhaft von mir. Aber ich habe auf diesen Auftrag gezählt. Ich war sicher, dass ich ihn bekommen würde.«

Ich sah auf. Er wirkte zerknirscht und erschöpft und sehr unglücklich.

»Ich muss hier weg«, murmelte er und schüttelte den Kopf. »Diese Stadt macht mich verrückt, ehrlich.«

»Es wird dir bald besser gehen. Du musst nur ein bisschen zur Ruhe kommen.«

Eine ganze Weile erwiderte er nichts, dann sagte er mit leiser, erstickter Stimme: »Was, wenn dein Vater verrückt geworden wäre? Was, wenn du überzeugt wärst, du würdest selbst verrückt? Würdest du dann auch sagen, du musst nur ein bisschen zur Ruhe kommen?«

Im ersten Schreck konnte ich nicht antworten. »Sprichst du von dir?«, fragte ich schließlich.

»Ich weiß nicht.« Er hob den Blick zur Decke. »Meine lebhafteste Erinnerung an meinen Vater ist die von dem Tag, als sie ihn weggebracht haben. Und die an seine Hände. Er hatte dieselben Hände wie ich. Ich habe seine Hände. Von klein auf hatte ich Angst vor ihm, aber ich habe ihn immer geliebt.« Er holte tief Luft, dann sagte er: »Er starb im Agnews.«

»Agnews?«

»Das Agnews State Hospital in Santa Clara. Das ›Große Asyl für Geisteskranke‹. Es gibt eine Hölle auf Erden, Dorrie, und die ist dort. Nach dem Erdbeben ist in der Anstalt Feuer ausgebrochen. Von den Insassen sind einhundertundeiner umgekommen.«

Er vergrub den Kopf in den Händen. »Es wäre besser gewesen, wenn er in den Flammen gestorben wäre, aber das ist er nicht.«

Bis zu diesem Moment hatte er mir genau zwei Dinge über seinen Vater erzählt: dass er nicht für die Konföderierten gekämpft hatte und dass er nach dem Bürgerkrieg nach Westen gezogen war. Warum erzählte er mir jetzt diese Geschichte? Wollte er mich warnen? Sich erklären? Und dann wurde es mir klar: Er hatte Angst. Es war ein Appell an mich.

»Ich kann dir helfen«, sagte ich vorsichtig.

Er hob den Kopf. »Ja. Das kannst du. Das hast du schon.«

»Du kannst weitermalen.«

»Hier nicht.«

»Du weißt, dass ich jetzt nicht fortkann, es wartet so viel Arbeit auf mich.«

»Dann werde ich allein gehen. Mabel sagt, dass sie in Taos ein Zimmer für mich hat.«

»Du hast schon mit Mabel gesprochen?«

Er legte sein Besteck auf den Teller. Bei dem lauten Klirren zuckte ich zusammen.

»Ich tu, was ich will!«

»Was ist mit Consie?«, fragte ich und zwang mich, nicht laut zu werden.

Er erwiderte nichts.

»An sie hast du nicht gedacht, oder? Du wolltest einfach losziehen und sie hierlassen. Du hast nicht einen Gedanken an deine Tochter verschwendet.«

Hinter mir hörte ich ein Geräusch. Ich fuhr herum und da stand Consie in ihrem Nachthemd und mit wirren langen Haaren. Tränen liefen ihr über die Wangen.

Am nächsten Tag verschwand sie.

Vermutlich hatte Maynard ein schlechtes Gewissen, weil sie unser Gespräch mit angehört hatte. Jedenfalls hatte ich ein schlechtes

Gewissen, was mich allerdings nicht davon abhielt, am nächsten Morgen in Windeseile aufzubrechen. Ich wollte mir nicht eingestehen, dass es schon eine Weile nicht gut um uns stand, und was er mir von seinem Vater erzählt hatte, machte mir Angst und verwirrte mich. Ich wusste nur, dass ich aus dem Haus musste, also schnappte ich mir meinen Mantel und ging los.

Lange Zeit lief ich durch Downtown, bevor ich mich für den Rest des Tags im Atelier verkroch. Als ich nach Hause zurückkehrte, war es fast sechs und Maynard lag besinnungslos im Bett, neben sich eine Flasche Schnaps. Consie war weder im Haus noch im Garten.

Ich schloss die Augen und versuchte einen klaren Gedanken zu fassen. Sie ging oft allein nach draußen, und wenn ich abends lange arbeitete, wusste ich nie, wo sie sich herumtrieb. Daher machte ich mir zunächst auch keine Sorgen. Ich ging in die Küche, um mir etwas von den Resten warm zu machen, und aß, während ich Zeitung las.

Es klopfte an der Haustür. Ich riss sie auf.

»Consie …«, setzte ich an.

Aber es war nicht Consie, sondern ein Vertreter, der nur den Ausdruck auf meinem Gesicht sehen musste, um den Rückzug anzutreten.

Ich kehrte zu meiner Zeitung zurück. Irgendwann blickte ich auf die Uhr – fünf vor sieben. Draußen war es schon dunkel. Consie konnte irgendwo sein, oder auch nirgendwo. Bei dem Gedanken zuckte ich innerlich zusammen. Ich zog meinen Mantel an und lief den Hügel hinunter in den Park. Dort war sie nicht, und sie war auch sonst nirgends, wo sie sich üblicherweise herumtrieb – in dem Kaufhaus an der Ecke oder in der Spielhalle mit den Automaten.

Ich spürte Panik in mir aufsteigen. Was, wenn ich sie nicht fand? Was, wenn sie sich verlaufen hatte oder ein Fremder sie zu sich nach Hause gelockt hatte? Sie war in einem Alter, in dem man sich noch leicht übertölpeln ließ. Meine Gedanken rasten. Dann kam mir der rettende Einfall: Ich brauchte Caroline. Sie konnte mir helfen, musste es.

»Consie ist verschwunden«, sagte ich, kaum dass sie die Tür geöffnet hatte.

»Was soll das heißen, sie ist verschwunden?«

»Das heißt, sie ist heute nicht von der Schule nach Hause gekommen.«

»Vielleicht hat Maynard sie mitgenommen?«

Ich schüttelte den Kopf. Ich brachte es nicht über mich, ihr zu sagen, warum – dass er besinnungslos betrunken im Bett lag.

»Hör mir zu, Dorrie«, sagte sie und sah mich ruhig an. »Das tut sie doch nur, um es dir heimzuzahlen. Kinder sind sehr geschickt in so was.«

»Sicher, aber das ändert nichts daran, dass sie weg ist und ich keine Ahnung habe, wo sie stecken könnte.«

»Weit kann sie bestimmt nicht sein.«

»Mag sein. Aber weißt du, wie kalt es ist? Dazu der Nebel und der Wind.«

Sie drückte meine Hand. »Wir werden sie suchen.«

Caroline kannte die Stadt besser als jeder andere. Wir gingen zurück zum Broadway und suchten unser Viertel ab. Caroline war ruhig und entschlossen, aber nach eine Stunde merkte ich, dass auch sie die Sorge überkam. Alle paar Minuten äußerte sie eine neue Vermutung, wo Consie sich aufhalten könnte. »Vielleicht besucht sie eine Freundin?«, oder: »Vielleicht ist sie in der Spielhalle?«, oder: »Vielleicht ist sie inzwischen zu Hause?«

Mit der letzten Vermutung hatte sie recht. Als wir zum Haus zurückkehrten, lag das Mädchen tief schlafend auf dem Sofa. »Gott sei Dank!«, rief Caroline. Beim Nähertreten sah ich, dass in Consies verstrubbelten Haaren Stückchen von Zweigen und Blättern hingen und dass sie einen Schmutzfleck auf der Wange hatte. Maynard schnarchte laut. Er hatte sich offenbar nicht gerührt, seit ich losgezogen war, um seine Tochter zu suchen.

Vor Wut stiegen mir Tränen in die Augen. Ich drängte sie zurück, holte eine Decke aus dem Schrank und legte sie über Consie. In diesem Moment wurde mir bewusst, wie klein sie doch war – was mich meinen Ärger und meine Gekränktheit augenblicklich vergessen ließ.

Ich drehte mich um und da stand Caroline mit einer leeren Whiskeyflasche in der Hand.

»Wie lange geht das schon so, Dorrie?«

Ich konnte nicht antworten – konnte ihr nicht einmal in die Augen sehen und schlug die Hände vors Gesicht.

Sie stellte die Flasche ab und kam zu mir. Sanft zog sie meine Hände weg, sodass ich sie ansehen musste.

»Es geht ihm nicht gut, Caroline.«

Sie nickte langsam. »Keine Geheimnisse mehr«, sagte sie zärtlich. »Nicht vor mir.«

Ich holte tief Luft, lehnte mich an ihre Schulter und dann ließ ich meinen Tränen freien Lauf.

Er nahm Consie mit und ließ mir seine Himmel da. Als ich am nächsten Tag nach Hause kam, lag es dunkel da. Ich machte Licht. Maynards Bilder stapelten sich nicht wie sonst in einer Ecke, sondern standen mit dem Gesicht nach vorne eins neben dem anderen an den Wänden aufgereiht. Ich dachte mir nicht viel dabei, zumindest anfangs nicht, aber dann bemerkte ich, dass das Regalbrett, auf dem er seine Pinsel und Farben aufbewahrte, leer war – da wusste ich, dass er nicht einfach später kam. Er war weg und hatte Consie mitgenommen.

Natürlich wusste ich, wo er war. Ich schloss die Augen und sah deutlich vor mir, wie er in Santa Fe aus dem Zug stieg, unter beiden Armen unbemalte Leinwände und über die Schulter geschlungen eine Tasche mit Farben und Pinseln.

Mein Blick blieb an dem Bild hängen, das auf der Staffelei stand. Lange stand ich davor und starrte es an. Es war hervorragend. Ein in verschiedenen Blautönen leuchtender Wüstenhimmel, von Lavendel über Indigo bis Zarttürkis. Unter den Himmel hatte er eine dunkel daliegende weite Ebene gemalt.

Vor ein paar Monaten hatte ich ihm dabei zugesehen, wie er die ersten Pinselstriche auf die Leinwand setzte. Es war mein Lieblingsbild von ihm, aber Maynard sagte, dass er ein besseres Bild für mich malen könne und es auch tun werde, und hatte deshalb nicht zugelassen, dass ich es im Haus aufhängte. Jetzt war er weg, und das Bild war mit all den anderen, die er dagelassen hatte, meines.

Kapitel 19

Bis auf die eine Postkarte, die er mir eine Woche nach seinem Verschwinden geschickt hatte, hörte ich wochenlang nichts von Maynard. Keine Briefe, keine Telegramme, keine Anrufe. Nur diese eine Postkarte, mit der er mir mitteilte, dass er seiner alten Sammlerin Anita Baldwin einige Gemälde verkauft und ein Internat für Consie gefunden habe, aber noch Ruhe zum Malen brauche. *Gut*, dachte ich. Er hatte so viel Aufmerksamkeit für sich beansprucht, zunächst für sein Schaffen, dann für seine Zweifel und seine Wut. Ich hätte es nicht zugegeben, aber nachdem ich die erste Kränkung überwunden hatte, war ich in vielerlei Hinsicht erleichtert, dass er weg war. Auch weil es meine Arbeit einfacher machte.

Eines Morgens sagte ich Caroline vor meinem Aufbruch zu einem Fototermin, dass ich um drei Uhr nachmittags zurück sei, um mit ihr zusammen das Atelier für unsere donnerstägliche Zusammenkunft mit Freunden vorzubereiten. Aber ich verspätete mich. Die Kundin in Nob Hill bestand darauf, sich dreimal umzuziehen, und als ich zurück in der 540 war, war es halb vier. Ich schlüpfte aus meinem Mantel, hängte ihn in der Diele auf und ging sofort in den Empfangsraum. Alles sah perfekt aus. Das Kaminfeuer prasselte leise und verbreitete einen sanften Schein, der Messingsamowar schimmerte, die warme Luft roch nach Earl Grey. Aber keine Caroline.

Ich ging zurück in die Diele und suchte nach ihrem Mantel. Er hing an seinem Bügel. Wo war sie? Normalerweise war sie zu dieser Zeit geschäftig, legte eine Platte aufs Grammophon, summte vor sich hin, zündete Kerzen an, stellte Blumen in Vasen, im Sommer Rosen, im Winter Kamelien. Ich ging in die Kammer. Leer. Keine Spur von ihr, nicht einmal eine Notiz für mich auf dem Tisch. Auch im Hof war sie nicht.

Ich vermutete, dass sie noch rasch eine Besorgung erledigen wollte. Bestimmt würde jeden Moment die Tür aufspringen und sie würde durchs Atelier fegen, mich fragen, warum ich zu spät gekommen sei, und sagen, dass ich mich umziehen, Musik machen, die Kerzen anzünden solle.

Ich schlüpfte aus meinen Schuhen, streckte mich auf dem Sofa aus und schloss die Augen. Ich sagte mir, dass ich mich nur ein paar Minuten ausruhen wollte, bis sie zurückkam, und wenn ich nicht ein schwaches Geräusch aus der Dunkelkammer gehört hätte, leise und gedämpft, dann wäre ich womöglich gar nicht hinuntergegangen.

Ich stellte die Füße auf den Boden und setzte mich auf. Bis auf das Prasseln und Knistern des Feuers war es still im Zimmer. Ich lief die Hintertreppe hinunter, stieß die Tür auf, die hinter mir ins Schloss fiel, und tastete nach der Lampenschnur.

Einen Moment lang war alles still. Dann hörte ich es wieder, leiser als vorher, beinahe ein Murmeln. Ich zog an der Schnur und weißes Licht erhellte den Raum.

»Caroline?«, sagte ich und kniff die Augen gegen das grelle Licht zusammen. »Bist du hier?«

Ich stand im Türrahmen und sah mich um. Das Erste, was mir in den Sinn kam, war, dass wir ausgeraubt worden waren. Meine Kamera und das Stativ lagen vor der Wand. Ein Tisch war umgekippt.

In meinem Schreck dauerte es einen Moment, bis ich die zusammengekauerte Gestalt am Ende des Raums bemerkte. Es war Caroline oder vielmehr jemand, der ihr von ferne ähnelte. Sie saß auf dem Boden, die Knie bis zum Kinn hochgezogen, die Stirn auf den Knien. Um sie herum lagen Scherben.

»Was ist passiert? Bist du verletzt?«

Sie antwortete nicht.

Ich sank neben ihr auf die Knie. Ihre sonst perfekt frisierten schwarz glänzenden Haare waren matt und wirr. Der Kragen ihres Kleides war zerrissen und eine bloße Schulter sah hervor.

»Caroline?«

Als ich ihren Arm berührte, hob sie den Kopf und schob meine Hand weg. Es war eine instinktive Geste des Körpers, der auf eine Erinnerung reagierte. Und da sah ich ihr Gesicht. Unter ihrem linken Auge war die Haut aufgeplatzt und Blut war über ihre Wange gelaufen. Schlimmer noch war das, was in ihren Augen stand und was ich noch nie darin bemerkt hatte. Angst.

»Lass mich in Ruhe«, sagte sie, und es war nicht ihre Stimme, sondern ein heiseres Flüstern.

Alles, was sie nicht sagen konnte, lag in diesem Blick, aber es blitzte nur kurz auf, denn im nächsten Moment klingelte es und dann klingelte es erneut.

Es waren unsere Freunde, die auf die Klingel drückten und an die Tür klopften.

Sie packte mein Handgelenk. »Geh nicht«, bat sie. Und dann: »Bitte bleib, Dorrie.«

Ich wich ihr nicht von der Seite. Noch lange klingelte und klopfte es, aber irgendwann hörte es auf. Ich hüllte Caroline in eine Decke und setzte mich neben sie auf den Boden. Sie lehnte sich an mich, ihr Kopf auf meiner Schulter. Ihr Blick schien in weite Ferne gerichtet, in eine andere Welt oder eine Zeit jenseits der Zeit. Damals wusste ich das nicht, aber mittlerweile ist mir klar geworden, dass man sich manchmal von sich selbst abspalten muss.

Ich drang nicht weiter in Caroline vor, was passiert war, weil ich es ahnte, auch ohne es benennen zu können. Es war an ihrem Zusammenzucken zu erkennen, als es an der Tür klingelte, daran, wie ihre Zähne gegen das Glas klapperten, als sie es an ihre Lippen hob, wie sie meine Hand umklammerte.

Äußerlich blieb ich ruhig, aber innerlich war ich von Panik erfüllt. Während die Minuten zu Stunden wurden, saß ich einfach weiter an Carolines Seite. Einige Male wurden meine Lider schwer, aber dann setzte ich mich wieder aufrecht hin und kniff ein paarmal kräftig die Augen zusammen. Schließlich schlief Caroline ein, gegen mich gelehnt, ihre Hand immer noch in meiner. Ich blieb wach und betrachtete die Hand. Das blaugrün geäderte Spitzenmuster darauf. Das Weiß ihrer Haut.

»Wach auf, Dorrie.«

Ein Stupsen an meiner Schulter weckte mich. Ich hatte es fast bis zum Morgen geschafft, wach zu bleiben, aber nur fast. Als ich hochschreckte, saß Caroline neben mir. Einen Moment lang wusste ich nicht, wo ich war. Noch ein Stupsen und ich erinnerte mich wieder.

»Wir müssen gehen«, sagte sie.

Ihr Gesicht war geschwollen und an ihrer Wange klaffte die offene Wunde. Blutergüsse waren keine zu sehen, aber das würde noch kommen.

»Natürlich. Wir gehen.«

Ohne Probleme kam sie auf die Füße, aber beim ersten Schritt stöhnte sie leise auf. Das Gehen tat ihr weh. Jeder Schritt tat ihr weh. War ihr Bein gebrochen? Jedenfalls hatte sie Schmerzen, mehr wusste ich nicht.

Ich legte einen Arm um ihre Taille und nahm ihren Ellbogen. Ihre Haut war kalt. Sie lehnte sich gegen mich, und ich stützte sie, damit sie nicht umfiel. Langsam bewegten wir uns auf der Treppe nach oben. Fest an mich gedrückt schleppte sie sich durch das Atelier.

Als wir an der Tür anlangten, nahm ich ihren Mantel vom Haken.

»Ich helfe dir, ihn anzuziehen«, sagte ich ruhig.

»Nein.«

»Keine Widerrede … du wirst dich erkälten.«

Ich hielt ihr den Mantel hin, während sie erst mit dem einen Arm, dann mit dem anderen hineinschlüpfte. Erst da bemerkte ich die Schnitte an ihren Armen und am Hals.

Draußen sah ich die Straße hinauf und hinunter. Es war noch nicht einmal sechs Uhr morgens. Die Läden waren geschlossen und die Straßen verwaist, keine Straßenbahnen oder Karren waren zu sehen. Langsam gingen wir an geschlossenen Ladenfronten entlang bis zur nächsten Ecke. Die Sonne fiel zwischen den Gebäuden hindurch, die Luft war frisch und kalt. Caroline humpelte unter Schmerzen an meinem Arm, den Kopf gesenkt. Ich verlangsamte meinen Schritt noch mehr. Der Monkey Block war ein wenig mehr als einen Kilometer entfernt, aber es hätten genauso gut hundert sein können. Meine Gedanken rasten. Wir würden laufen müssen. Nein, würden wir nicht. Konnten wir nicht.

Von links bog ein Taxi um die Ecke und fuhr auf uns zu. Ich hob die Hand.

Wir hatten im Fond Platz genommen, als der Fahrer einen Blick über die Schulter warf. Ich sah, dass er Carolines Schwellungen und die Wunde an der Wange musterte.

Sein Blick wanderte zu mir. »Was ist denn mit der passiert?«

Angst stieg in mir auf. Offenbar begriff er, dass wir uns in Schwierigkeiten befanden oder befunden hatten, und wollte sich vielleicht keinen Ärger einhandeln. Würde er uns zwingen, auszusteigen und zu Fuß zu gehen?

»Sie ist die Treppe heruntergefallen.«

Ich war keine gute Lügnerin, aber diese Lüge kam mir leicht über die Lippen.

Einen Moment zögerte er. Entweder glaubte er mir oder er kam zu dem Schluss, dass es egal war, denn er umfasste das Lenkrad und fuhr los, ohne etwas zu erwidern.

In der Montgomery Street überkam mich erneut Panik. Nur wenige der Bewohner des Monkey Block hatten so etwas wie einen geregelten Tagesablauf. Bestimmt schliefen die meisten um diese Zeit, aber einige arbeiteten oft die Nacht durch und waren noch im Morgengrauen zugange. Wie sollte ich Carolines Zustand erklären, wenn wir jemandem begegneten? Einen Fremden anzulügen war das eine, aber das hier waren Freunde, Bekannte, Leute, denen sie täglich begegnete.

Wir mussten die Hintertreppe nehmen.

Wie ich Caroline schließlich in ihre Wohnung schaffte, weiß ich nicht mehr. Im Schneckentempo gingen wir untergehakt die schmale Hintertreppe hinauf. Als wir die Tür hinter uns geschlossen hatten, nahm ich den Mantel von ihren gebeugten Schultern, dann löste ich die Schnürsenkel von ihren Stiefeln. Sie sank auf das Bett. Wie klein sie wirkte.

In einem Schrank fand ich eine Flasche mit medizinischem Alkohol und gab etwas davon auf ein Taschentuch. Ihre Wange hatte wieder zu bluten angefangen.

»Halt still.«

Meine Hände zitterten. Ich holte tief Luft und versuchte, sie ruhig zu halten, dann drückte ich das Taschentuch sanft auf Carolines Gesicht. Es muss fürchterlich gebrannt haben, aber sie zuckte nicht zusammen. Rührte sich nicht einmal.

Nachdem ich die Wunde gereinigt hatte, lief ich leise die Treppe ins Coppa hinunter, um Eis zu holen. Zurück in der Wohnung, schlug ich es in einen Lappen und betupfte damit ihre Wange, damit sie nicht weiter anschwoll. Ich wollte ihr etwas Tröstendes sagen, aber nichts hörte sich in meinem Kopf ehrlich oder wahr an und am Schluss sagte ich nur ihren Namen.

Ihr Blick hob sich und wir sahen uns an.

»Versprich mir, dass du mir sagst, wenn du etwas brauchst.«

Sie nickte schwach, dann drehte sie ihr Gesicht weg und sah angestrengt ins Nichts.

Ihr Zustand hatte sich verschlechtert, seit ich sie gefunden hatte. Sie wirkte schwächer, obwohl ich getan hatte, was ich konnte. Ich hatte sie in Decken gewickelt, damit ihr warm wurde. Hatte in einer Dose ein paar Kekse gefunden und sie ihr auf einem Teller zusammen mit einer Tasse Tee gebracht. Sie rührte sie nicht an. Trank nichts außer einem Schlückchen Wasser. Egal wie viele Pullover, Stolen und Decken ich ihr brachte, sie hörte nicht auf zu zittern.

Ich ging ins Wohnzimmer und setzte mich auf das Sofa, den Kopf in die Hände gestützt. Wie oft war ich schon die Treppen hinaufgestiegen und in dieses Zimmer getreten? Die Antiquitäten vom Trödel, die Tische, die unter den Bücherstapeln, Körben mit Stoffen und Kurzwaren fast zusammenbrachen – all das war mir so vertraut wie mein eigenes Zuhause, aber ich hatte hier noch nie so lange ohne Caroline gesessen. Welcher Tag war überhaupt? Freitag. In ein paar Stunden würden die ersten Kunden ins Atelier kommen. Ich überlegte, was ich tun sollte. Vom Fenster her kam der Lärm der Straße, das Kreischen der Straßenbahnen, die gellenden Schreie der Möwen.

Die Frage war nicht, was passiert war, sondern wer es getan hatte. Ich dachte nach. Gestern Morgen hatte ich gemeinsam mit Caroline im Atelier eine Tasse Kaffee getrunken. Hatte sie seltsam gewirkt? Hatte sie etwas gesagt? Ständig versuchten Männer auf die eine oder andere Art, ihre Aufmerksamkeit zu erregen. Meistens ignorierte sie sie, manchmal nicht. Jedenfalls hatte sie nicht erzählt, dass sie jemanden kennengelernt hatte, seit Wochen nicht.

Im anderen Zimmer war es still. Ich ging zur Tür und sah hinein. Sie lag noch immer klein zusammengerollt auf der Seite. Leise schloss ich die Tür, damit sie ungestört war, ging zurück zum Sofa und ließ mich darauf sinken. Durch den Schlafmangel fühlte ich mich wie ausgewrungen und meine Nerven lagen blank. Ich rieb mir die Augen und versuchte, mich an alles, was in jüngster Zeit passiert war, zu erinnern. Immer wieder ließ ich die letzten Wochen wie einen Film vor meinem inneren Auge ablaufen, der Film ruckelte, lief rückwärts und vorwärts, bis er an der Stelle stehen blieb, an der ich sie in der Dunkelkammer gefunden hatte. Hätte ich es verhindern können? Ja, nein, vielleicht. Immer wieder ging ich es durch. Mein Kopf pochte, aber schließlich fielen mir die Augen zu und ich wurde von einem unruhigen Schlaf eingeholt.

Den ganzen Tag über döste ich, wachte auf, döste wieder. Immer wenn ich die Augen öffnete, war das Zimmer still und voller Schatten. Ich brachte Caroline ein Glas Wasser und etwas Toast mit Marmelade. Sie trank ein Schlückchen, aber den Toast rührte sie nicht an. Spät am Nachmittag klopfte es an der Tür. Ich schrak zusammen. Mit Besuch hatte ich nicht gerechnet und beinahe hätte ich die Tür nicht geöffnet.

Es war Consuelo.

Sie musterte meine zerdrückte Frisur und das zerknitterte Kleid.

»Bist du krank?«, fragte sie.

Ich schüttelte den Kopf.

Ihr Blick wanderte über meine Schulter in das Zimmer. »Wo wart ihr beide gestern Abend? Ich war zweimal in der Sutter Street, aber es war niemand da.«

Ich trat auf den Flur und schloss die Tür hinter mir.

»Es ist etwas passiert«, flüsterte ich.

Wo sollte ich anfangen? Was sagen? Ich erzählte ihr alles. Zumindest alles, was ich wusste und erklären konnte, dass ich Caroline mit zerrissenem Kleid in der Dunkelkammer gefunden hatte dass sie Schnitte an Wange, Armen und Hals hatte, dass sie vergewaltigt worden war, dass sie in einer Art Schock war.

Eine Weile brachte Consuelo kein Wort hervor. Ihre Miene war hart geworden. Mir selbst war heiß und ich musste gegen die Tränen kämpfen.

»Wie geht es ihr jetzt?«

Ich rang mit einer Antwort. »Sie will mir nicht sagen, ob sie verletzt ist.«

»Aber du gehst davon aus.«

»Ja.«

Eine Tür ein Stück den Flur hinunter ging auf. Es war Betty Haywood, Carolines Nachbarin, die im Hippodrome tanzte. Betty hatte Caroline eines ihrer Kostüme zum Flicken gegeben, und einen Moment lang dachte ich, sie wollte danach fragen. Ich fühlte mich nicht imstande, ihr oder irgendjemand anderem gegenüberzutreten, und war daher erleichtert, als sie kurz winkte und dann die Treppe hinunterlief.

Wir warteten, bis die Schritte auf der Treppe verklungen waren. »Erzähl mir alles, was du weißt«, sagte Consuelo dann.

Ich berichtete ihr erneut, und als ich fertig war, sagte mir ihre Miene, dass sich damit wenig anfangen ließ. Die Teile passten nicht zusammen. Die Lücken waren zu groß. So schnell gab Consuelo jedoch nicht auf. Sie stellte mir eine Reihe von Fragen, hielt kurz inne, dann stellte sie mir eine Reihe von leicht veränderten Fragen. Zu welcher Zeit war ich ins Atelier gekommen? Wie lange war Caroline allein gewesen? Hatte sie irgendwelche Namen erwähnt? Irgendetwas, das darauf schließen ließ, wer es gewesen sein konnte? Hatte Caroline erzählt, dass jemand sie behelligte? Hatte sie in letzter Zeit einen unruhigen oder nervösen Eindruck gemacht? Gab es sonst noch etwas, was ich gesehen oder gehört hatte?

Ihre Fragen führten mir deutlich vor Augen, was ich alles nicht wusste. Nur einer Sache war ich mir sicher: Caroline brauchte einen Arzt.

»Das ist nicht möglich«, erwiderte Consuelo.

Nicht möglich? Das verstand ich nicht. »Warum denn nicht, um Himmels willen?«

»Es ist nach fünf. Die Arztpraxen sind schon alle geschlossen.«

»Und das Krankenhaus?«

»Das nimmt keine chinesischen Patienten auf, Dorrie.«

»Es muss doch irgendeinen Arzt oder eine Krankenschwester geben, die ihr helfen können!«

»Es gibt nur die Krankenstation an der Ecke Sutter und Grant.«

Sutter und Grant – das war Chinatown. Ich sah zu Carolines Tür. »Dort will sie bestimmt nicht hin.«

»Nein.«

»Du musst ihr helfen«, sagte ich. »Bitte.«

Sie kramte in ihrer Tasche und fischte eine zerdrückte Packung Zigaretten heraus. Ich sah zu, wie sie ein Zündholz anstrich und sich eine Zigarette anzündete. Sie zog daran – zwei hastige, tiefe Züge –, dann knöpfte sie ohne ein weiteres Wort ihren Mantel zu, vergrub die Hände in den Taschen und war weg.

Ich erfuhr nie, was Consuelo Donaldina Cameron sagte, als sie an diesem Abend zum Mission Home ging, aber was es auch war, es führte zu zwei Dingen: Erstens musste Miss Cameron sofort ihren Umhang übergeworfen haben und den Hügel hinabgerannt sein, weil sie nicht einmal zwanzig Minuten später in der Wohnung stand; das Zweite war, dass sie mich nie zu dem Geschehen befragte, weder an diesem Abend noch später. Sie begrüßte mich nur mit einem knappen Nicken und ging dann sofort in das Zimmer, in dem Caroline lag.

Als wir eintraten, lag Caroline am äußersten Rand des Bettes, das Gesicht von uns abgewandt. Ich dachte, dass sie schlief, aber als wir um das Bett herumgegangen waren, sah ich, dass sie wach war. Ihre Augen waren offen, und sie starrte ins Leere.

Donaldina erfasste die Lage sofort. Sie stellte ihre Tasche ab und setzte sich auf die Bettkante. »Mein Kleines«, flüsterte sie.

Carolines Augen flackerten auf wie ein Zündholz in der Dunkelheit.

Ich merkte, wie sich meine Kehle zusammenzog. Inzwischen war der Bluterguss in ihrem Gesicht deutlich zu erkennen. Er war von einem hellen Lila, das sich bald zu einem dunklen Blau verfärben würde, und die Wunde unter ihrem linken Auge blutete zwar nicht mehr, klaffte aber rot entzündet auf.

Miss Cameron legte ihre Hand auf Carolines Wange und strich ihr eine einzelne Haarsträhne aus dem Gesicht. Zu meiner Überraschung ließ Caroline sich sogar gefallen, dass Miss Cameron sie umarmte.

Leise ging ich aus dem Zimmer und schloss die Tür. Ich zog die Fenstervorhänge zu und wieder auf. Irgendwann hörte ich, wie ein Stuhl auf dem Boden verrückt wurde. Ich konnte eine Stimme hinter der Tür hören – so gedämpft, dass nicht klar war, ob es die von Caroline oder die von Miss Cameron war –, dann verstummte sie wieder. Einmal dachte ich, ich hörte jemanden weinen, und dann einen unvermittelten Schrei von Caroline: »Nein!«

Die Minuten schleppten sich dahin, bis plötzlich die Tür aufging und Miss Cameron den Kopf herausstreckte. »Machen Sie bitte Wasser heiß«, sagte sie mit ruhiger, fester Stimme. »Und suchen Sie so viele Handtücher zusammen, wie Sie finden können.«

Ich rannte den Flur zu der kleinen kalten Küche hinunter. Dort erhaschte ich in dem fleckigen alten Spiegel über der Spüle einen Blick auf mein Gesicht. Meine Wangen wirkten eingefallen und bleich. Schnell sah ich weg, füllte den Wasserkessel und zündete das Gas an.

Als ich später Carolines Zimmer betrat, hatte Miss Cameron ihre Jacke ausgezogen und die Ärmel ihrer weißen Bluse über die Ellbogen geschoben. Sie hatte die Fenster geöffnet, um die Nachtluft hereinzulassen, und es geschafft, die Bettwäsche zu wechseln. Caroline lag unter einer frisch bezogenen Decke und ihr Kopf ruhte auf zwei Kissen. Ihre Haare waren gekämmt und anders gescheitelt. Solange ich sie kannte, war Caroline stets zurechtgemacht und trug eines ihrer schicken Kleider. Immer wenn sie mich in meiner Latzhose und einer zerschlissenen Bluse herumlaufen sah, schalt sie mich, dass das schlecht für meine – und ihre – innere Verfassung sei. Und jetzt hatte sie ein schlichtes Baumwollunterkleid an. Sie konnte das Ding nicht ausstehen und zog es nur zum Reinemachen an, aber im Moment schien ihr Aussehen ihr völlig egal zu sein.

Miss Cameron faltete die Bettwäsche zusammen. Wie hypnotisiert verfolgte ich ihre raschen, geschickten Handgriffe. »Wären Sie so nett, das wegzuwerfen, Liebes?«, fragte sie und reichte mir das Bündel. Sie hatte Carolines Kleid zusammengelegt und es mit den Handtüchern zwischen die benutzten Laken gesteckt. Es war schon schlimm genug, das Bündel zum Müllschlucker zu tragen, aber dann machte ich noch den Fehler, es genauer zu betrachten. Die Handtücher, sah ich, waren rosa von ausgewaschenem Blut.

Irgendwann setzten Miss Cameron und ich uns bei einem Teller Kekse und einer Kanne schwarzen Tee zusammen. Ich hatte Kopfweh. Es war mitten in der Nacht, und ich war erschöpft, obwohl ich den größten Teil des Tages verschlafen hatte. Der Tee schmeckte scheußlich, er war zu schwach, und an der Oberfläche trieben lose Blätter, aber Miss Cameron schien es nicht zu bemerken. Sie gab zwei Stück Zucker in ihren Tee, trank ihn langsam, stellte dann die leere Tasse ab und sah mich an.

»Dorothea«, sagte sie sanft. »Ich kümmere mich um sie. Sie können jetzt nach Hause gehen.«

Ich wollte Caroline nicht verlassen, aber ich wusste, dass ich es tun musste. Sie wollte – brauchte – jetzt nur ihre Mutter.

»Lassen Sie das ruhig stehen«, sagte sie, als ich aufstand und anfing, den Tisch abzuräumen. »Gehen Sie heim und ruhen Sie sich aus.«

Noch bevor ich protestieren konnte, merkte ich, wie erschöpft ich war.

Sie begleitete mich bis zum Treppenabsatz. Das helle Licht im Flur ließ ihre dunklen Augenringe und die Falten in ihrem Gesicht deutlich hervortreten. »Dorothea«, sie legte eine Hand auf meine Schulter und beugte sich vor. Sie roch nach Vanille und ihre Hand war warm. »Sie wird darüber hinwegkommen. Ganz bestimmt.«

»Woher wollen Sie das wissen?«

Sie bedachte mich mit einem sehr geduldigen Blick. In ihrer Welt, wurde mir klar, gab es keinen Platz für Zweifel oder Pessimismus. Beides konnte einen so sehr entkräften, bis man für nichts und niemanden mehr von Nutzen war.

»Es ist meine Schuld«, sagte ich. »Ich bin schuld an dem, was passiert ist. Wenn ich nicht so spät ins Atelier gekommen wäre ...«

Sie ergriff meine Hände und drückte sie. »Der einzig Schuldige ist derjenige, der das getan hat.«

Ich nickte. Holte tief Luft und holte noch einmal tief Luft. »Was kann ich tun, um ihr zu helfen?«

Sie presste die Lippen zusammen. Einen Moment lang sah ich Tränen in ihren Augen schimmern, dann seufzte sie und lächelte mich freundlich an. »Sie braucht Ruhe. Das Einzige, was wir ihr jetzt geben können, ist ein Gefühl der Sicherheit und dass wir für sie da sind, solange es nötig ist. Alles andere ... Nun, alles andere muss sie allein tun.«

Kapitel 20

Als ich in die 540 kam, knipste ich als allererstes sämtliche Lampen an, obwohl heller Tag war. Seit ich Caroline in der Dunkelkammer gefunden hatte, war ich nicht im Atelier gewesen. Das war wie lange her, drei Tage? Die ersten Minuten waren fürchterlich, mein Herz raste. Voller Angst trat ich ein. Was erwartete ich? Ich glaube, ich war mehr oder weniger darauf gefasst, dass jemand auf mich lauerte und mich an der Schulter packte, kaum dass ich die Tür schloss, aber natürlich war niemand da. Ich war allein.

Alles war so, wie ich es verlassen hatte. Die Blumen. Das Gebäck. Die Kerzen. In dem Raum hing immer noch der Geruch von Carolines Zigaretten. Ich blickte zu dem Samtsofa und bekam ein schlechtes Gewissen. Die ganze Zeit, in der ich oben auf sie gewartet hatte, war sie verletzt und allein in der Dunkelkammer gewesen.

Auch wenn ich mich davor scheute, ich musste wieder ins Atelier und arbeiten. Ich musste Abzüge machen. Ich musste Rechnungen stellen. Die nächste Stunde verbrachte ich an Carolines Schreibtisch, sah den Terminkalender durch, sagte Termine für die nächsten beiden Wochen ab, versuchte mich in dem Gewirr unserer Schulden zurechtzufinden.

Es war beruhigend, mir einen Überblick zu verschaffen. Nachdem ich das erledigt hatte, zündete ich die Gaslampe an und trat in die Diele. Am Kopf der Treppe blieb ich stehen, holte tief Luft und zwang mich weiterzugehen.

Die Dunkelkammer war genau so, wie wir sie verlassen hatten. Der umgeworfene Tisch. Die Scherben auf dem Boden. Die

Graflex an der Wand. Vorsichtig ging ich durch den Raum und hob meine Kamera auf. Die Linse starrte mich an, ein eingeschlagenes, mit Rissen durchzogenes Auge.

Aus dem Schrank holte ich Besen und Kehrblech und fing an, die Scherben zusammenzukehren. Weil ich nicht richtig in die Ecken kam, ließ ich mich auf die Knie sinken und beugte mich vor, um die Scherben aufzusammeln. Da sah ich in dem zwei Finger breiten Spalt zwischen Wand und Dielenbrett etwas liegen: eine ungewöhnlich große und vollkommene Perle.

Ich umschloss die Perle mit der Faust, nahm sie an mich wie ein Geheimnis oder einen Schlüssel. Unzählige Male hatte ich den Boden in der Dunkelkammer geputzt und nie hatte ich sie entdeckt. Den ganzen Weg bis zum Monkey Block spürte ich sie in meiner Hand, und es kam mir vor, als pulsierte sie, als würde sie leben.

Consuelo saß im vorderen Zimmer, vor sich mehrere Zeitungen ausgebreitet, und machte sich in einem kleinen schwarzen Buch Notizen. Sie musste irgendwann an diesem Morgen gekommen sein, damit Miss Cameron ins Mission Home konnte. So würde es von nun an sein: Wir drei wechselten uns an Carolines Seite ab.

»Schläft sie?«, fragte ich.

Consuelo nickte. »Seit heute Morgen hat sie das Zimmer nicht verlassen.«

Ich warf einen Blick durch die halb offene Tür auf Caroline. Sie lag mit dem Rücken zu mir. Ich nahm die Stille in dem Zimmer wahr, die Reglosigkeit, die gegen das Tageslicht zugezogenen Vorhänge.

»Ich habe im Atelier etwas gefunden«, sagte ich und holte tief Luft, um mich zu beruhigen.

Sie blickte auf meine geballte Faust. Ich öffnete sie. Die 5-Cent-Stück große Perle war an einer silbernen Nadel befestigt, die etwa so lang wie ein Finger war.

Sie betrachtete sie einen Moment. »Eine Krawattennadel?«

Ich nickte. »Ich glaube.«

Sie nahm sie mir aus der Hand und ging zum Fenster, wo sie sie ins Licht hielt und hin und her drehte, die Augen zusammenkniff und den Kopf neigte, um sie von allen Seiten zu betrachten.

»Es ist nichts eingraviert«, sagte ich, als sie sie nah an die Augen hielt. »Ich habe schon geschaut.«

Sie hob den Kopf. »Aber du bist sicher, dass sie von dem Nachmittag stammt?«

Ich wollte gerade antworten, als plötzlich die Tür aufflog und Caroline dastand.

»Was ist? Was hast du gefunden, Dorrie?«

Sie so zu sehen – mit spitzen Ellbogen, bleichem Gesicht und wirren Haaren – war ein Schock, aber ihre aufgebrachte, böse Miene verstörte mich noch viel mehr.

Consuelo reichte ihr die Krawattennadel, und einen Moment lang sah sie so aus, als wollte sie etwas sagen, aber dann hielt sie inne und drehte sich weg. Sie ging zum Fenster. Ihr Schweigen war erfüllt von – was war es? Angst? Zorn? Traurigkeit?

Die Minuten vergingen, bis sie sich unvermittelt umdrehte und erst mich, dann Consuelo ansah.

»Ihr dürft niemanden erzählen, dass ihr das gefunden habt«, sagte sie. Ihr Ton war gemessen, aber klar und sehr bestimmt. Sie war völlig beherrscht. »Verstehst du, Dorrie?«

»Nein, ich verstehe überhaupt nichts.«

»Das merke ich.«

»Dann erklär es mir, Caroline. Bitte. Ich kann dir bestimmt helfen, wenn du mir erzählst, was passiert ist.«

»Das kannst du nicht«, sagte sie mit fester Stimme. Sie hatte die Perle in der Hand gehalten, jetzt steckte sie sie in die Tasche ihres Morgenmantels. »Ich will nicht, dass du zur Polizei gehst und ihnen irgendetwas erzählst. Wage es bloß nicht!«

»Aber vielleicht können sie ja helfen. Würdest du das nicht wollen?«

»Sie würden mir nicht ein Wort glauben.«

»Das weißt du doch gar nicht.«

»Das tue ich sehr wohl. Niemand wird mir glauben. Und selbst wenn, dann würde niemand etwas unternehmen. Nicht für ein ›Chinesenmädchen‹.«

Ich merkte, dass ich rot wurde, und war klug genug, nichts zu erwidern. Consuelo wich meinem Blick aus, als ich zu ihr sah. Ich war sicher, sie würde Caroline sagen, sie solle es sich noch einmal überlegen, aber die stets furchtlose, stets entschiedene Consuelo sagte nichts.

Ich trat einen Schritt auf Caroline zu, aber sie hatte ihre schmale Gestalt bereits abgewandt und ging zurück in ihr Zimmer. Die Tür fiel hinter ihr ins Schloss, dann wurde der Riegel vorgeschoben.

Bitteres Schweigen breitete sich in unserem Leben aus, durchdrang die Luft, hüllte mich ein, erfüllte meinen Atem. Es überwältigte mich im Schlaf und kostete mich die Nacht. Zwar verband es mich mit Caroline, vergrößerte aber auch die Distanz zwischen uns. Je länger es andauerte, desto weniger schien es jemals enden zu können.

Tage wartete ich, dass sie das Schlafzimmer verließ. Aber sie tat es nicht, außer um auf die Toilette zu gehen. Sie brauchte die Zeit für sich. Das verstand ich. Ich schaffte es, sie in Ruhe zu lassen. Sobald sie dazu imstande war, würde sie mir sagen, was sie wollte.

Mehr als alles andere wünschte ich mir, ich könnte die Zeit zurückdrehen und das Geschehene ungeschehen machen. Ich wollte wieder in Carolines Wohnung gehen, um mit ihr zusammenzusitzen und zu lachen, bis mir der Bauch wehtat, ruhig mit ihr über die Kunden des nächsten Tages zu sprechen oder über die viele Arbeit zu jammern. Gelegentlich verlor ich mich in einem Tagtraum, dass nichts passiert sei oder dass es vor langer Zeit oder an einem anderen Ort geschehen sei. Mit diesem Trick verschaffte meine Seele sich Frieden, der aber nie lange anhielt. Zwangsläufig kehrten meine Gedanken zurück zu dem Tag in der Dunkelkammer. Immer wieder musste ich daran denken, dass das alles vielleicht nicht geschehen wäre, wenn ich mich an dem Tag nicht verspätet hätte.

Consuelo sah jeden Tag vorbei, ohne Aufhebens darum zu machen. Sie arbeitete zu unregelmäßigen Zeiten für die Zeitung und kam, wann immer sie konnte. Manchmal wachte ich auf, und sie war in der Zwischenzeit da gewesen und hatte etwas zurückgelassen – ein Buch, Blumen, ein Stück Kuchen –, bevor sie wieder ging.

Im Zimmer lagen ein halbes Dutzend Näharbeiten herum, an denen Caroline gesessen hatte. Vorsichtig faltete ich die Sachen zusammen und legte sie beiseite. Um mir die Zeit zu vertreiben, las ich alles, was Caroline gelesen hatte – *The Smart Set*, *Harper's Bazaar*, eine fünfhundert Seiten starke Geschichte der Seide –, aber lange konnte ich mich nicht konzentrieren. Nachts lag ich unruhig auf Carolines Sofa und versuchte zu schlafen. Ich vermisste Maynard. Ich war wütend auf ihn, weil er einfach weggegangen und bisher nicht wiedergekommen war. Er war schon so lange weg, dass ich mich fragte, ob ich ihn mir nur eingebildet hatte. Gab es ihn überhaupt? Oder unsere Ehe? Manchmal dachte ich beim Aufwachen, er sei da, und wenn mir klar wurde, dass es nicht so war, konnte ich nicht mehr einschlafen. Dann lag ich voller Wut und Sorge da und fragte mich, wie es ihm ging, ob er zurückkäme und was es hieß, wenn er es tat.

Wieder und wieder führte ich mir vor Augen, wie es war: Caroline wollte meine Hilfe nicht. *Wage es bloß nicht*, hatte sie gesagt.

Zu Beginn des Sommers hatte sie im vorderen Zimmer Töpfe mit Orchideen aufgestellt. Im Laufe der letzten Wochen waren sie vor dem Fenster erblüht, ihre samtenen violetten Blüten drückten sich gegen die Scheibe. Sicher hatte Caroline ihr Erblühen überhaupt nicht bemerkt, so wenig wie sie jetzt bemerkte, dass die Blätter sich gelb verfärbten, die Stängel eintrockneten und die Blüten abzufallen begannen. Den ganzen Tag schlief sie oder ging in ihrem Zimmer auf und ab, dann wieder stand sie am Fenster und starrte auf die Straße. Ihr schien alles egal zu sein. Wenn ich wegging, sah sie bei meiner Rückkehr überrascht auf, so als hätte sie nicht registriert, dass ich überhaupt dagewesen war und warum. Unaufhörlich rauchte sie und aß fast nichts. Ich brachte ihr aus dem Coppa Nudeln und Kalbskotelett und alles andere, was sie mochte, dazu süßes Gebäck aus ihrer Lieblingsbäckerei ein paar Häuser weiter. Sie rührte das Essen meistens nicht einmal an. Ich kochte ihr Tee und süßte ihn mit Kondensmilch, so wie Miss Cameron es gemacht hatte. Den trank sie. Wenigstens das.

Ich wurde müde und misstrauisch. Unseren Freunden ging ich aus dem Weg. Wenn ich über die Hintertreppe in den zweiten Stock stieg und im Flur jemandem begegnete, nickte ich und ging weiter. Jedes Mal wenn an der Tür geklopft wurde, erstarrte ich. Was sollte ich sagen, wenn jemand fragte, was mit Caroline geschehen war? Warum sie nicht mehr auftauchte? Erst wenn die Schritte sich entfernten, holte ich wieder Luft.

Ich hätte mir keine Sorgen zu machen brauchen. Viele Freunde erkundigten sich in den ersten Tagen nach ihr, aber ich erzählte vage etwas von Grippe und dann fragte keiner mehr. In den Jahren 1918 bis 1920 starben weltweit zwischen fünfzig und hundert Millionen Menschen an der Spanischen Grippe. In San Francisco gab es in einem Jahr dreißigtausend Erkrankte und fünftausend Todesfälle, und bei all den Toten und Kranken war es nicht schwer, Carolines Abwesenheit zu kaschieren. Mittlerweile war die Seuche zwar eingedämmt, nicht aber die Angst der Menschen. Unsere Freunde kamen nicht zu Besuch, was in gewisser Weise ein Glück war.

Seltsam, worüber man manchmal froh ist. Es bricht einem das Herz.

Eines Nachts wachte ich von Carolines Weinen auf, sie schluchzte so laut, dass es klang, als würde sie ersticken. Ich stand auf und ging in ihr Zimmer. Als ich meine Hand auf ihren Rücken legte, stieß sie mich nicht weg.

So saßen wir eine ganze Weile im Dunkeln da, und dann fing sie an zu reden, immer noch den Rücken mir zugewandt.

»Ich war allein, Dorrie. Ich habe auf dich gewartet. Als es klingelte, dachte ich, du wärst es und hättest deinen Schlüssel vergessen. Bevor ich etwas sagen konnte, war er ... stand er schon drinnen, den Hut in der Hand. Er lächelte, immerzu lächelte er. Er sagte, er will ein paar Porträts abholen, die du gemacht hast. Ich sagte, davon wüsste ich nichts, da müsste er dich fragen. Ich sagte, du wärst sicher bald zurück, aber dass ich unten in dem Schrank nachsehen könnte, in dem wir die fertigen Abzüge aufbewahren würden.«

Sie schwieg lange, so als hielte sie den Atem an, dann fuhr sie fort.

»Er folgte mir in die Dunkelkammer. Er ... er sah mir eine Weile zu. Dann legte er seine Hand über meinen Mund und drückte mich gegen den Tisch. Ich sagte Nein. Ich versuchte, mich zu befreien. Das machte ihn wütend. Er ballte eine Faust, ich fiel zu Boden und dann wurde alles schwarz. Als ich die Augen wieder öffnete, stand er über mir. Er stand über mir und trat mich. Da waren Scherben. Überall Scherben, und er ... er machte mit mir, was er wollte. Ich konnte mich nicht mehr wehren. Ich konnte nicht mehr atmen. Ich konnte mich nicht bewegen. Ich glaube, sogar mein Herz stand still. Aber ich konnte ihn sehen. Ganz deutlich. Die ganze Zeit sah er mir nicht einmal ins Gesicht, Dorrie. So als wäre ich nichts. Als wäre ich niemand.«

Ohne das Porträt wäre die Geschichte womöglich im Sande verlaufen oder untergegangen wie ein Stein auf den Grund eines entlegenen Sees. Aber eine Woche später tauchte es plötzlich auf und änderte alles.

Ich hatte mir angewöhnt, die Türen abzuschließen und alle Lichter anzumachen, wenn ich allein in der 540 arbeitete – und ich war dort mittlerweile immer allein. Es war gar nicht daran zu denken, dass Caroline zurückkommen würde, jedenfalls nicht in nächster Zeit. Das Atelier war unser Zuhause gewesen, unser Leben. All das war plötzlich vorbei, als gehörte es nur zu einer Geschichte, die wir uns einmal erzählt hatten. Auch ich wäre am liebsten nie wieder ins Atelier gegangen, aber ich konnte es mir nicht leisten, es noch länger zu schließen. Unsere Ersparnisse waren aufgebraucht, und wenn wir weiterhin kein Geschäft machten, würden wir es ganz verlieren.

Sobald ich die Tür zum Atelier aufgesperrt hatte, gestattete ich mir kein Innehalten. Die erste Stunde verbrachte ich damit, die Post durchzusehen, die sich an der Tür angesammelt hatte. Es war ein Brief von meiner Mutter dabei. Sie und mein Bruder würden mich sehr vermissen. Wollte ich sie nicht für eine Zeit besuchen kommen, nachdem mein Geschäft inzwischen so gut lief? Ich legte ihn zur Seite und nahm mir die anderen Briefe vor. Zwischen Rechnungen, Einladungen und Dankesschreiben befanden sich zwei Umschläge mit einem Absender aus South Bay: Der erste enthielt eine höfliche Bitte von Mrs Simmons. Der zweite Brief, eine Woche später aufgegeben, war eine scharf formulierte Aufforderung, dass ich die Porträts sofort an Senator Pharrell in Saratoga zu schicken hätte.

Trotz aller Bemühungen war es mir nicht gelungen, die Erinnerung an den Senator aus meinem Kopf zu verbannen. Die Wahl stand bevor und die ganze Stadt war mit Plakaten gepflastert. Man sah sie an Kirchenportalen, beim Barbier, im Postamt. Am häufigsten sah man eines mit dem Profilbild eines Mannes mit aufwendig geknoteter Krawatte und mächtigem Schnurrbart. KALIFORNIEN MUSS WEISS BLEIBEN, stand darauf. WÄHLEN SIE ERNEUT SENATOR JOHN PHARRELL INS AMT. Das andere Wahlplakat zeigte eine dunkle, spinnenartige Hand mit langen Nägeln, die nach einer umrisshaften Darstellung Kaliforniens griff. Die Faust eines Weißen, vermutlich die des Senators, ballte sich über der dunklen Hand. Auf diesem Plakat hieß es: HALTET DIE STILLE INVASION AUF.

Ich hatte beide Briefe bereits in Fetzen gerissen und in den Papierkorb geworfen, als mir dämmerte, wie viel mich das kosten würde. Der Gedanke, so viele Stunden umsonst dort verbracht zu haben, ärgerte mich. Außerdem hatte ich seit dem Überfall auf Caroline keinen einzigen Tag gearbeitet. Ich brauchte Geld – wir brauchten Geld –, und hier ging es um mehrere Hundert Dollar.

An die musste ich denken. Ich würde die Porträts heute fertig machen und gleich morgen früh damit zur Post gehen. Ich beschloss, die Arbeit so schnell wie möglich hinter mich zu bringen. Eine Stunde verging, dann zwei, dann drei. Der Zorn spornte mich an. Meine Finger taten weh, meine Augen waren gereizt, mein Bein zuckte. Ich trat einen Schritt zurück, streckte den Rücken und machte mich erneut an die Arbeit. Ich arbeitete schnell und schlampiger als sonst. Aber es waren so viele, dass ich erst nachmittags zu dem einen kam, das meine Hände erstarren und mein Herz aussetzen ließ.

Es war das Foto eines Mannes. Ich zog es aus der Wanne und hängte es zum Trocknen neben die anderen. Noch war es verschwommen. Mit gerunzelter Stirn und zusammengekniffenen Augen trat ich näher heran. Das Bild wurde schärfer. Ich sah es nicht gleich. Heute weiß ich, dass ich die Verbindung sofort hätte herstellen müssen, aber es dauerte einen Moment, bis ich begriff, was ich da vor mir hatte. Die Erkenntnis legte sich schwer wie Blei auf meine Brust. Unter einem hübschen Gesicht mit einem mächtigen Schnurrbart und einem breiten Lächeln sah ich eine Krawatte, in der eine riesige Perle steckte.

Stundenlang lief ich in der Stadt herum. Ich war bis ins Mark erschüttert. Eine halbe Ewigkeit hatte ich mit dem Bild in der Hand dagestanden und es so lange angestrengt angestarrt, bis mir schwummrig wurde. Das konnte nicht sein, aber es bestand kein Zweifel. Ich wusste nicht, was ich tun sollte – ob ich überhaupt etwas tun sollte –, aber im Atelier hielt ich es keine Minute länger aus.

Also schnappte ich mir Hut und Mantel. Ich musste allein sein und ich musste nachdenken. Unweit vom Dolores Park gab es eine kleine Bodega, wo ich mit einer Tasse Kaffee in einer dunklen Ecke sitzen und mir die ganze Sache überlegen konnte. Ja, dorthin würde ich gehen, aber was sollte ich mit dem Foto machen? Beinahe hätte ich es zurückgelassen, aber dann steckte ich es in eine Tasche und hängte sie mir über die Schulter.

Zu meiner Erleichterung war die Bodega leer. Ich ging bis zum rückwärtigen Teil durch, suchte mir einen Tisch und bestellte einen Kaffee. Dann nahm ich das Bild aus der Tasche und betrachtete es erneut. Wer war der Mann? Ich war davon ausgegangen, dass Caroline von einem Fremden angegriffen worden war. Nie wäre mir in den Sinn gekommen, dass es jemand war, den sie kannte oder der sie kannte. Wie hatte mir das entgehen können? Warum hatte ich nicht schon vorher die Verbindung zu der Party hergestellt?

Ich trank den Kaffee aus und stellte die Tasse laut klirrend auf die Untertasse.

Auf einmal war alles wieder da. Jede Minute des Abends. Langsam ließ ich ihn vor meinem inneren Auge ablaufen. Es war noch früh. Ich hatte erst mit dem Fotografieren angefangen. Bis zur Rede des Senators würde es noch einige Stunden dauern. Gerade hatte ich von meiner Kamera aufgeblickt, als ein großer Mann den Raum betrat. Er sah gut aus, so wie sehr reiche Männer oft gut aussehen – ein dreiteiliger Anzug, das Hemd gestärkt und gebügelt, die Haare und der Schnurrbart perfekt gestutzt. Alles an ihm war perfekt, auch sein Lächeln.

Ich hatte mir das schwarze Tuch über den Kopf gezogen und gewartet, bis er es sich auf dem Stuhl bequem machte. Während ich die Kamera einstellte, trat Caroline neben mich. Der Mann rückte seine Krawatte zurecht, dann blickte er auf und lächelte. Viele Leute wissen nicht, wohin sie sehen sollen, wenn man sie fotografiert. Man muss sie anleiten und locken. Er war es dagegen offensichtlich gewohnt, denn als ich mich hinunterbeugte und durch den Sucher blickte, sah ich, dass er bereit war.

Entsprechend dauerte die Prozedur nicht lange. Höchstens fünf Minuten. Erst später – nachdem ich wieder unter dem Tuch aufgetaucht war und mich aufgerichtet hatte –, bemerkte ich, dass er gar nicht in die Kamera geschaut hatte. Er hatte Caroline angeschaut.

Ich stützte die Ellbogen auf den Tisch und legte den Kopf in die Hände. Ich erinnerte mich genau an den Stoff und den Schnitt seines Anzugs, an sein Rasierwasser, an sein breites Lächeln, aber seinen Namen hatte ich vergessen, wenn ich ihn denn überhaupt gewusst hatte.

Jetzt war mir auch klar, warum Caroline ihren Angreifer nicht anzeigen wollte. Wer es auch war, er war reich, hatte Beziehungen und Macht. Ebenso wurde mir klar, warum sie darauf bestanden hatte, die Perle an sich zu nehmen, als ich sie Consuelo gezeigt hatte. Sie wollte nicht, dass wir gegen einen Mann dieses Kalibers vorgingen.

Die Perle. Wann hatte sich die Nadel von seiner Krawatte gelöst? Hatte sie sich gelöst, als Caroline sich wehrte? Oder hatte er sie selbst abgenommen und dann nicht wiedergefunden? Diese Nadel war der einzige Beweis. Mehrmals hatte ich nach ihr gesucht. Ich hatte die Schubläden und Schränke durchwühlt, selbst die Teppiche hatte ich angehoben. Wahrscheinlich hatte Caroline sie schon vor Tagen weggeworfen. Aber selbst wenn sie sie aufbewahrt hatte und ich sie fand, was sollte ich damit machen? Noch immer spürte ich den harten Blick Carolines auf mir, als sie sie mir entwunden und gesagt hatte: »Wage es bloß nicht!«

Allein mit einem Foto konnte man einen Mann nicht vor Gericht bringen. Das wusste ich. Was also ließ sich damit anfangen?

Mehr als eine Stunde saß ich an dem Tisch in der Bodega. Ich trank den Kaffee, dann trank ich noch zwei Tassen, und schließlich ging ich zurück auf die Straße. Ein, vielleicht zwei Stunden lief ich herum, bis ich vor Consuelos Pension in der Green Street stand, einem heruntergekommenen Haus mit grauen Schindeln. Ich war hier schon mit ihr verabredet gewesen, hatte das Haus aber nie betreten. Soweit ich wusste, benutzte sie ihr Zimmer bloß zum Schlafen. Ihr Mann war zu ihr gezogen, aber es war nicht gut gegangen und inzwischen hatte er die Stadt verlassen.

Das Treppenhaus war schmal und voller Gerümpel. Vom Treppenabsatz blickte ich in den düsteren Flur, von dem ein halbes Dutzend Türen abgingen. Welche war die von Consuelo?

Da öffnete sich eine der Türen und ein dünner junger Mann mit O-Beinen trat auf den Flur. Aus seinem Zimmer roch es nach Kaffee und Zigaretten. Einen kurzen Moment sah ich die Gesichter einiger Männer an einem Tisch, laute Musik spielte.

»Suchen Sie nach Consuelo?«, fragte er. Als ich nickte, deutete er zum Ende des Flurs.

Ich war mir nicht sicher, dass sie da war, aber auf mein Klopfen hin hörte ich schlurfende Schritte, dann ging die Tür einen Spaltbreit auf und Consuelo spähte heraus.

»Dorothea?«

In dieser Aufmachung hatte ich sie noch nie gesehen: hochgeschobene Blusenärmel, aufgeknöpfter Kragen. Eine unordentliche Version ihres normalen Ichs. Im ganzen Zimmer türmten sich in Regalen oder auf dem Boden Bücher, Papiere und Zeitungen. An einer Wand stand ein kleiner Tisch, der zugleich als Schreibtisch diente. Zwischen Zeitungen und aufgerissenen Umschlägen stand ein Tablett mit einem angebissenen Toast und einer halb vollen Kaffeetasse. Consuelo räumte eine Ecke des Tischs frei, holte einen kippeligen Stuhl und lud mich mit einer Geste ein, Platz zu nehmen. Dann setzte sie sich wieder auf ihren Stuhl. Durch das gardinenlose Fenster hinter ihr sah ich auf North Beach hinaus. Die Straßen lagen im Schatten, die Fassaden der Reihenhäuser waren dunkel und mit Wäscheleinen geschmückt.

»Wie man sieht, empfange ich hier nicht oft Besuch.« Sie lächelte. »Wenn du willst, kann ich dir einen Kaffee machen.«

Ich schüttelte den Kopf. »Ich brauche deine Hilfe, Consuelo.«

Ich legte das Foto auf den Tisch und ihre Haltung änderte sich augenblicklich.

»Oje«, sagte sie. »O-oje.«

»Weißt du, wer das ist?«

»Das ist der älteste Sohn von Senator Pharrell. John Pharrell junior.«

Das Herz rutschte mir in die Hose. Der Sohn des Senators, dessen Rede über die Gelbe Gefahr und die Notwendigkeit von Einwanderungsbeschränkungen das Großereignis auf der Party gewesen war. Dieser grauenvolle Mensch. Ich erinnerte mich, wie er gelächelt und die Hände gehoben hatte, um die jubelnden Gäste zum Schweigen zu bringen. Dazu all die Plakate zu seiner Wiederwahl. Seit Wochen hingen sie in der gesamten Stadt. Wie Caroline sich gefühlt haben musste, überall diesen Namen und dieses Gesicht zu sehen.

Consuelo sah mich sehr ernst an. »Wann hast du das aufgenommen, Dorrie?«

»Am zwölften August.«

»Seine Spendengala hat es am nächsten Tag auf die Titelseite geschafft. Deshalb wurden andere Berichte nach hinten verschoben, unter anderem einer von mir.« Sie blickte erneut auf das Bild. »War er im Atelier?«

»Nein. Wir sind in die Santa Cruz Mountains gefahren.«

Ihre Augenbrauen schossen in die Höhe. »Ihr wart in der Villa Montebello?«

»Villa Montebello?«

»Sein Anwesen in Saratoga. Dorthin hast du Caroline mitgenommen?«

»Es war eine Party. Man hatte mich damit beauftragt, Porträts zu machen. Mehr wusste ich nicht. Wenn ich geahnt hätte, dass ...«

Sie unterbrach mich. »Kein Wunder, dass Caroline nichts sagen will.«

Eine Weile schwiegen wir, während wir diese Neuigkeit verdauten.

»Hast du ihr das Foto gezeigt?«

»Natürlich nicht.«

»Gut«, sagte sie. »Du darfst ihr gegenüber kein Wort darüber fallen lassen.«

»Selbstverständlich nicht, aber ...« Ich warf einen Blick auf das Bild. »Was soll ich damit machen?«

Sie hielt es mir hin. »Bring es zusammen mit den anderen auf die Post. Sorg dafür, dass du die Platten vernichtest. Mach es heute noch.«

»Warum?«

»Damit dich niemand damit in Verbindung bringen kann, Dorrie.«

»Gut, aber jetzt sag mir, was du über ihn weißt.«

Sie wollte schon antworten, doch dann hielt sie inne. Sie stand auf und ging auf und ab, blieb stehen und nahm ihren Gang wieder auf. Ihr Gesicht war rot angelaufen. Sie nahm mir das Porträt ab und musterte es, dann gab sie es mir zurück.

»Tu bitte einfach, was ich dir sage. Nicht nur um deiner selbst willen, sondern auch um Carolines willen.«

Ich nickte, steckte das Foto in die Tasche und stand auf.

Kapitel 21

Das, was nun folgte, erfuhr ich bröckchenweise, und das meiste erschloss sich mir erst sehr viel später. Ich hatte angenommen, dass Consuelos Beziehung zu Chinatown sich auf gelegentliche spätabendliche Streifzüge, ihren Appetit auf Wan Tan mit Schweinefleisch und den einen oder anderen Gefallen für die Direktorin des Occidental Mission Home for Girls beschränkte. Da lag ich falsch. Nachdem sie Chinatown seit zehn Jahren regelmäßig durchstreifte, kannte sie es wie ihre Westentasche, sie kannte seine Geheimnisse, wusste, was, wo und von wem man etwas bekommen konnte und was sich damit anfangen ließ. Zudem hatte sie das alles aufgeschrieben. Auch nachdem sie begriffen hatte, dass sich niemand um das Schicksal Chinatowns und seiner Bewohner scherte, kam sie zurück, lief stundenlang herum und hielt in dem kleinen schwarzen Notizbuch, das sie stets in der Innentasche ihres Mantels mit sich führte, fest, was ihr begegnete.

Sie hatte einen Namen und sie hatte ihre Notizbücher. Das war ihr Ausgangspunkt. Es gab vieles, was Consuelo nicht über den Sohn des Senators wusste, und jetzt hatte sie einen guten Grund, es in Erfahrung zu bringen. Einzelheiten. Eigenheiten. Um das herauszufinden, befragte sie alle und jeden. Sie fing an mit den Jungen, die an den Ecken herumstanden, und als Nächstes kamen die Straßenverkäufer und Ladenbesitzer.

Die meisten Leute wollten sich nicht äußern, aber sie kannte diejenigen, die bereit dazu waren. Bei den anderen war ihre Methode subtiler. Auch wenn sie scheinbar nicht bei der Sache war, entging ihrem Ohr oder ihrem Auge nichts. Schon damals zog sich Consuelo Kanaga nie auf die Position des unbeteiligten Betrachters zurück, mochte man wegen ihrer ruhigen, sachlichen Art zu arbeiten auch einen anderen Eindruck haben. Bei einer solchen Story zählte Geduld mehr als alles andere, das wusste sie. Wenn man zu ungeduldig war, dann konnte der eine Schuss, den man hatte, leicht fehlgehen.

Letztendlich dauerte es elf Tage, bis sie alles in Erfahrung gebracht hatte, was sie wissen musste: An welchen Wochentagen John Pharrell junior Chinatown besuchte (mittwochs und sonntags). Wer ihn begleitete (niemand). Was er trug, damit man ihn nicht erkannte (einen schwarzen Bowler, den er sich tief ins Gesicht zog). Wie er sich fortbewegte (zu Fuß) und von wo er kam (Nob Hill). Welches Bordell er in dem Viertel bevorzugte (Gold Mountain in der Sacramento Street) und wann er wieder ging (zwischen ein und zwei Uhr morgens).

Es war mitten in der Nacht und sie kamen aus drei Richtungen. Mit langen, zielstrebigen Schritten, derentwegen Consuelo oft für einen Mann gehalten wurde, ging sie von einem rund um die Uhr geöffneten Wan-Tan-Lokal an der Ecke Columbus und Broadway los. In gewohntem Schweigen liefen Donaldina Cameron und ihre Helferin Tien Fuh Wu mit schwingenden langen Tweedröcken die Grant Avenue entlang. Inspector Jack Manion und drei Männer von der Chinatown-Wache wiederum setzten sich vom Broadway aus in Bewegung. Manion und einer der Beamten trugen Uniform, die anderen beiden, zwei wahre Hünen mit breiter Brust und muskulösen Armen, trugen große Schlapphüte und weite Tuniken, die Uniform der Tong, einer der vielen kriminellen Geheimbünde in Chinatown.

Eine halbe Stunde nach Mitternacht traf sich die Gruppe an der Ecke Sacramento Street und Brooklyn Place. Unter der Woche hatte es heftig geregnet und die Straßen glänzten in dem schwachen Licht. Ein Handkarren ratterte einsam in einiger

Entfernung. In einem nahe gelegenen Stall schnaubten und wieherten Pferde.

Nach einer kurzen Absprache teilten sie sich in zwei Gruppen auf. Die erste Gruppe, die aus Inspector Manion und den beiden Undercover-Beamten bestand, ging eine Gasse hinunter, die zu einem Haus mit einer schaukelnden, quietschenden Laterne führte. Auf dem Schild über der Laterne stand in sorgfältiger, chinesisch anmutender Schrift GOLD MOUNTAIN. Manion klopfte an die Tür. Sie öffnete sich einen Spalt und es erschien der Ausschnitt eines runden Männergesichts. Die Augen hinter der Brille schossen zwischen Manion und den beiden anderen Männern hin und her.

Der Inspektor griff in seine Brusttasche und zog seine Dienstmarke heraus. »Uns ist zu Ohren gekommen, dass hier Leute ohne Papiere arbeiten.« Metall blitzte auf, als einer der Beamten seinen mit Nägeln bewehrten Schlagstock müßig am Handgelenk baumeln ließ. Der Zweck war klar: Angst verbreiten und Nachfragen ersticken.

Es tat seine Wirkung. Einen Moment lang stand der Mann wie erstarrt da. Wenn sie schon ganz offen solche Stöcke mit sich herumtrugen, welche Folterwerkzeuge steckten dann unter ihren Tuniken und in ihren Taschen? Er war klug genug, einen Schritt zurückzutreten und den Männern den Weg freizugeben.

Im Erdgeschoss spielten ein Dutzend Männer Fan Tan. Über ihren Köpfen hingen dichte Schwaden Zigarettenrauch. Sie blickten hoch und der Ausdruck der Verärgerung oder der Wachsamkeit auf ihren Gesichtern wich schnell dem Schrecken. Einige der Männer stürzten zur Tür, wurden aber von dem gezückten Schlagstock aufgehalten.

»Die Papiere!«, brüllte Manion. »Ich will Ihre Meldebescheinigungen sehen!«

Während sich dieses Geschehen im Salon abspielte, gingen Consuelo, Donaldina, Tien und der uniformierte Beamte auf die

Rückseite des Hauses am Ende der Gasse und blieben vor einer baufälligen Tür mit rostigen Angeln stehen. Donaldina riss sie auf. Eine schwach beleuchtete steile Treppe führte in den ersten Stock des Gebäudes, die sie im Gänsemarsch erklommen. Windige Bambuswände unterteilten die Zimmer in kleine Kammern. »Der wahre Gold Mountain« nannten die Angestellten dieses und das nächste Stockwerk. Das in dem Namen aufscheinende Versprechen Kaliforniens auf unermessliches Glück und Reichtum klang an diesem Ort wie Hohn.

Plötzlich schien die Zeit schneller zu laufen, wirbelte dahin wie die Speichen eines Rads. Eine Trillerpfeife erklang, gefolgt von Schreien und Rufen. Männer sprangen von Pritschen und wackligen Betten, zogen ihre Hosen hoch, rannten zur Tür. Frauen und Mädchen versuchten sich zu verstecken oder sich schnell zu bedecken, huschten durch die Kammern, riefen einander Warnungen zu.

Im nächsten Stock fanden die Besucher eine andere, wenn auch nicht unbekannte Welt vor. Während die Kammern im ersten Stock spärlich möbliert waren, waren die großzügigen Suiten hier mit beflockten Tapeten, Damastvorhängen und geschnitzten Holzbetten ausgestattet. Es war eine bescheidene, aber unverkennbare Annäherung an ein anderes San Francisco, ein San Francisco der Ballsäle und herrschaftlichen Salons, der auf weitläufigen Rasenflächen verbrachten Sonntage.

Hier waren sie richtig.

Bevor die Tür aufgerissen wurde, bevor die Trillerpfeife schrillte und der Klang von schnellen Schritten und Pistolenschüssen ertönte, herrschte einen Moment lang völlige Stille. Und in diesem Moment hob Consuelo ihre Kamera. Ein Blitz zerschnitt die Dunkelheit und erhellte, was hinter diesen Wänden ein bekanntes Tableau war: Zwei junge Mädchen und zwischen ihnen ein halb entkleideter Mann.

Diese Fotografien raubten mir schier den Atem.

Die Mädchen waren noch bekleidet, zumindest fast, aber es bedurfte nicht viel Fantasie, um sich vorzustellen, was als Nächstes kam oder vielmehr gekommen wäre, wenn die Beteiligten nicht plötzlich gestört worden wären. Die Gesichtszüge der Mädchen waren verwischt, gekonnt verwischt, aber das Gesicht des Mannes war mühelos zu erkennen.

Niemals würde ich die hellen Streifen am linken Rand des Fotos vergessen. Ich nahm ein zweites Foto und legte es auf den Tisch, zwang mich, wieder hinzusehen. Auf den ersten Blick schien es eine fliegende Taube zu sein, aber bei genauerer Betrachtung waren es die Schleifenbänder von Kinderzöpfen.

Eine halbe Ewigkeit konnte ich nur diese weißen Streifen anstarren. »Was hast du mit den Bildern vor?«, fragte ich schließlich.

Consuelo goss sich eine Tasse Kaffee ein und nahm schlürfend einen Schluck. In der einen Hand hielt sie die Tasse, in der anderen eine Zigarette. »Das kann ich dir sagen, aber zuerst« – und damit sah sie mir in die Augen – »will ich dir eine Geschichte erzählen, Dorrie. Vorausgesetzt natürlich, du willst sie hören.«

Ich hob den Kopf. »Ja.«

»Gut. Die Geschichte beginnt vor ungefähr siebzig Jahren, sagen wir mal 1849. Ein vierzehnjähriger Junge verlässt auf dem Zwischendeck eines Segelschiffs seine Heimat Irland und landet in den Sierras. Statt nach Gold zu suchen, eröffnet er einen Gemischtwarenladen und versorgt die Goldgräber mit allem, was sie brauchen. Obwohl er nur stockend lesen kann, ist er mit dreißig einer der reichsten Männer Kaliforniens. Sein Sohn, der erste waschechte Amerikaner in der Familie, ist dagegen hochgebildet. Und viel gereist. Monate verbringt er in Paris, Rom und Athen. Er hält sich für einen wahren Kunstkenner. Für die profane Geschäftswelt hat er nicht viel übrig. Nein, seine Zukunft liegt in der Politik. Er lässt sich zur Bürgermeisterwahl in San Francisco aufstellen und wird gewählt. Als Bürgermeister macht er sich daran, die Stadt mit Springbrunnen, Denkmälern und Statuen zu verschönern. Diese Verschönerungsmaßnahmen erstrecken sich allerdings nicht auf alle Viertel der Stadt, es gibt welche, die bleiben Elendsquartiere wie eh und je. Als im Jahr 1900 die Beulenpest die Stadt erreicht, lässt der Bürgermeister Chinatown mit seinen fünfunddreißigtausend Bewohnern unter Quarantäne stellen, um die Stadt vor der ›asiatischen Pest‹ zu schützen.

Nun ja, auch wenn er sich wie ein Gentleman geriert, ist er mindestens so gerissen wie sein Vater. Gleich nach dem Erdbeben kauft er das Einzige, was von San Francisco noch übrig ist: Land. Er kauft so viel und so schnell wie möglich, und einige Jahre später verkauft er es zum Hundertfachen des Preises – und zwar jeden Quadratzentimeter. Einzige Ausnahme: sein Grund in Chinatown.

Die Familie besitzt allerdings nicht nur die Grundstücke, sondern auch die Hälfte der Häuser in diesem Teil der Stadt. In deren Erhalt stecken sie keinen Penny. Sie lassen sie verfallen. Wie die Tiere hausen die Chinesen dort, sagen die Leute. Offenbar kommt keiner auf den Gedanken, dass sie keine Wahl haben. Die Stadtverwaltung lässt die Abwasserkanäle nicht ausbessern und bezahlt die Müllabfuhr nicht. Bis zu zwanzig Personen wohnen in heruntergekommenen Wohnheimzimmern und schlafen in Schichten. Außerdem ist es ihnen gesetzlich verboten, Grund zu erwerben. Um dafür zu sorgen, dass sie nirgends sonst hinziehen können, bringt der Mann eine weitere Verordnung zur Abstimmung, nach der sie auch in keinem anderen Stadtviertel leben dürfen. Er lässt Gerüchte über Krankheiten und lose Sitten verbreiten. Die Stadt ist verschreckt. Der Antrag wird ohne Gegenstimmen angenommen. Kannst du mir noch folgen, Dorrie?«

Ich nickte und sie fuhr fort.

»Gut. Einige Jahre darauf bewirbt er sich für den Senatorenposten. Als Senator der Vereinigten Staaten muss er ein wenig vorsichtiger sein. Sämtliche Besitztitel für die Immobilien in Chinatown überträgt er einer Firma und muss sich so keine Sorgen mehr machen, dass eine Verbindung zu seinem Namen hergestellt werden kann. Das Problem ist nur, dass er jemanden braucht, der den Mietzins für ihn eintreibt, und es gibt niemanden, dem er genügend vertrauen könnte.«

Sie hielt inne, um ihre Zigarette auszudrücken und sich eine neue anzuzünden.

»Zum Glück hat er einen Sohn. Einen perfekten Sohn sogar – ein wahrer Musterknabe mit Summa-cum-laude-Abschluss in Stanford. Nur zwei Generationen vorher wäre der Junge Pächter auf einer Farm im County Kerry gewesen, aber wenn man ihn so sah, hätte man ihn für den Sohn eines englischen Earl gehalten. Garantiert hatte er noch nie einen Fuß auf eine Straße in Chinatown gesetzt, bis sein Vater ihn darum bat – warum auch? Ein junger Mann mit diesem Auftreten und diesem Vermögen?

Aber jetzt kommt's: Der junge Herr findet Gefallen an dem Viertel. Zumindest an gewissen Ecken dort.« Sie lehnte sich auf dem Stuhl zurück. »Wer ist dieser Musterknabe wohl, Dorrie?«

Mir war schwindlig und übel. »John Pharrell junior.«

»Genau.« Sie schwieg kurz. »Findest du, ich sollte diese Geschichte für mich behalten?«

»Natürlich nicht.«

Sie nickte. »Um deine Frage zu beantworten, was ich mit den Fotos vorhabe: Ich werde sie natürlich veröffentlichen. Das ist eine Nachricht, Dorrie. Eine sehr, sehr große Nachricht. Noch dazu ist sie hieb- und stichfest. Wir haben es mit einem Senator zu tun, der seinen Wahlkampf auf der Forderung aufbaut, die Orientalen aus dem Land fernzuhalten, und dessen Sohn in einem Bordell in Chinatown mit zwei Mädchen erwischt wird, von denen das eine fünfzehn und das andere zwölf Jahre alt ist. Diese Leute sind verdorben, durch und durch verdorben, und das« – sie deutete mit dem Zeigefinger auf eines der Bilder – »ist der Beweis. Das Ganze wird veröffentlicht, muss es werden. Und nicht nur wegen Caroline.«

»Aber sie will doch nicht, dass wir etwas unternehmen, Consuelo. Wir mussten es ihr versprechen.«

Consuelo schüttelte den Kopf. »Sie will nicht, dass wir ihretwegen etwas unternehmen. Das hier, Dorrie, hat erst einmal nichts mit Caroline zu tun. Niemand wird das jemals mit ihr in Verbindung bringen.«

»Bist du dir sicher?«

»Glaubst du tatsächlich, dass ich damit an die Öffentlichkeit ginge, wenn die Möglichkeit bestünde, dass man sie ins Rampenlicht zerrt?«

»Nein, das würdest du nicht.«

»Eben. Nicht, dass das ein Spaziergang wird. Bei allem, was auf dem Spiel steht. Das wird Kreise ziehen, weite Kreise. Das wird eine Schlammschlacht werden, du wirst schon sehen.«

Nach einer schlaflosen Nacht schlich ich am nächsten Morgen aus dem Haus, um die Zeitung zu kaufen. Ich hatte bohrende Kopfschmerzen. Die Nachricht hatte es auf die Titelseite von jeder der sechs Zeitungen der Stadt geschafft. SOHN DES SENATORS IN EINEM BORDELL IN CHINATOWN ERTAPPT, verkündete der *Examiner* in riesigen Lettern. Consuelo hatte die Gesichter der Mädchen auf den Bildern unkenntlich gemacht, aber nicht das von John Pharrell. Er war es, unverkennbar, selbst die gezwirbelten Spitzen seines langen Schnurrbarts waren auszumachen, hinter ihm die geflockte Tapete, Topfpflanzen und ein Weidenvogelkäfig.

Ich bezahlte die Zeitung, lehnte mich gegen eine Wand und las den Artikel gleich auf der Straße, während ein scharfer Wind um meine nackten Beine strich.

Seit Graumans wollüstigem, opiumschwangerem Beitrag für die Panama-Pacific Exposition hat San Francisco kein derart schockierendes, groteskes und abstoßendes Spektakel mehr gesehen.

Gestern Nacht wurde Mr John Pharrell junior, Sohn von Senator John Pharrell, *in flagranti* mit zwei jungen Mädchen in einem Bordell in Chinatown erwischt. Beide Mädchen weigerten sich, ihre Namen preiszugeben. Später stellte man fest, dass das eine zwölf und das andere fünfzehn Jahre alt ist.

Die Mädchen verbrachten die Nacht im Occidental Mission Home for Girls. Heute Morgen erschien dessen Direktorin Miss Donaldina Cameron vor Gericht, um die Vormundschaft für das jüngere der Mädchen zu beantragen. Das andere Mädchen ist Berichten zufolge verschwunden. Dreiundzwanzig weitere Frauen wurden bei der Razzia aufgegriffen und warten auf ihre Deportation.

Wie allseits bekannt, findet Senator Pharrell in Einwanderungsangelegenheiten ein offenes Ohr beim Präsidenten. Seit mittlerweile mehr als zehn Jahren ist der Senator einer der entschiedensten und unermüdlichsten Verfechter des Chinese Exclusion Act und ein ebenso entschiedener Vertreter einer nationalistischen Politik bei den bevorstehenden Wahlen.

Was uns zu der Frage bringt: Wenn der Senator wiedergewählt wird und der Chinese Exclusion Act Bestand hat, was bedeutet das dann für seinen Sohn und dessen nächtliche Eskapaden?

Consuelo hatte gesagt, dass kein Mensch eine Verbindung zwischen Caroline und der Fotografie oder der Razzia im Gold Mountain herstellen würde. Sie irrte sich. Einen Menschen gab es, der um diese Verbindung wusste, und der verschwendete keine Zeit, mich das wissen zu lassen. Caroline.

Über Wochen war ich tagtäglich bei ihr gewesen und in all der Zeit hatte sie nicht ein Mal die Wohnung verlassen. Ihre schimmernden Haare waren strähnig und die sonst stets perfekt sitzende Frisur war herausgewachsen. Ihre Lippen waren blutig gebissen. Sie aß nur, was ich ihr brachte, und auch davon nahm sie kaum etwas zu sich. Selbst ihr Bett verließ sie nur selten. Doch als ich an dem Morgen, als die Pharrell-Geschichte bekannt wurde, zu ihr kam, saß sie in dem Sessel im vorderen Zimmer. Sie trug ihren Morgenmantel, die nackten Füße hatte sie unter sich gezogen, der Aschenbecher quoll beinahe über. Auf dem Tisch vor ihr lag fein säuberlich gefaltet die neueste Ausgabe der Zeitung. Nach allem, was ich wusste, verließ sie die Wohnung nicht. Wie in aller Welt war sie an diese Zeitung gekommen?

»Das geht auf dich zurück«, sagte sie. »Dich und Consuelo.«

Ich ließ meine Tasche fallen. Einen Moment lang war ich zu überrascht, um etwas zu sagen. »Woher weißt du das?«

»Ach, ich konnte mir denken, dass du eins und eins zusammenzählen würdest. Was ich mir allerdings nicht denken konnte, war, was du dann unternehmen würdest.«

»Bist du böse?«

Sie schüttelte den Kopf. »Was da passiert, tut mir kein bisschen leid.«

Das hätte ich nicht erwartet. Allerdings hatte ich es schon länger aufgegeben zu glauben, ich wüsste, was sie dachte oder fühlte.

»Nur befriedigt es mich nicht, Dorrie, so wie es dich vielleicht befriedigt.«

»Was willst du damit sagen?«

»Du sitzt einem großen Missverständnis auf. Willst du wissen, welchem?«

»Ja.«

»Dass sich tatsächlich jemand um diese Mädchen kümmert. Natürlich, es gibt Leute, die tun das – Lo Mo vor allem –, aber für die meisten ist es nur eine Story. Glaub mir, wenn nicht jemand bestimmte Interessen damit verknüpfen würde, dann wäre diese Geschichte gewiss nicht öffentlich geworden.«

»Meinst du Senator Pharrells Widersacher?«

Sie zuckte die Achseln. »Wer weiß? Wenn nicht er, dann wird jemand anderes dafür sorgen, dass die Sache nicht so schnell in Vergessenheit gerät. Ich weiß nur, dass es einen Grund gibt, warum diese Geschichte jetzt herauskommt, und der hat nichts damit zu tun, was diesen beiden Mädchen widerfahren ist. Außerdem ...« Jetzt blitzten ihre Augen und sie lächelte seltsam. »Diese Geschichte wird von der nächsten abgelöst werden. Es gibt immer eine nächste Geschichte. Warten wir mal einen Monat. In einem Monat wird sich keiner mehr daran erinnern.«

»Aber er ist bloßgestellt – er und sein Vater.«

»Darauf«, sagte sie, »kommt es nicht an. Kein bisschen.«

Das stimmte und stimmte auch wieder nicht. Sämtliche Zeitungen in San Francisco, auch die spanisch-, italienisch- und chinesischsprachigen, brachten die Pharrell-Geschichte auf der Titelseite. Dann griff die landesweite Presse sie auf. Eine Zeit lang schien es kein anderes Thema zu geben. Jeder hatte eine Meinung und keiner hielt damit hinterm Berg. Der allgemeine Tenor war allerdings, die Sache beweise wieder einmal, dass Politikern nicht zu trauen sei.

Damit ließ sich die Aufmerksamkeit der Öffentlichkeit nun nicht besonders lange fesseln. Nach einigen Tagen gierte man nach neuen schlüpfrigen Details in der Pharrell-Affäre und die Zeitungen befriedigten den Wunsch. Einmal waren in dieser Nacht bis zu einem Dutzend Mädchen zusammen mit dem Sohn des Senators im Zimmer gewesen. Dann wieder verwandelte sich das Bordell in eine Opiumhöhle. Nicht zum ersten Mal in den Annalen von San Francisco ließ sich nur schwer entscheiden, was der Wahrheit entsprach und was nicht. Je unwahrscheinlicher etwas klang, desto wahrscheinlicher war, dass es zumindest partiell auf Tatsachen beruhte. Ein Bericht deckte auf, dass das Bordell, in dem John Pharrell junior aufgegriffen worden war, im Besitz der Pharrells war. Das war weniger an den Haaren herbeigezogen, als man hätte glauben mögen, bedachte man, dass der letzte Bürgermeister der Stadt bekanntermaßen Anteile an dem Viertel besessen hatte, das weithin als Freudenhaus der Stadt bekannt gewesen war.

In den nächsten Wochen verging kein Tag, an dem nicht irgendetwas zu dem Skandal in den Zeitungen erschien. Sowohl der *Chronicle* als auch der *Examiner* brachten Enthüllungsberichte über das Elend der Prostituierten in Chinatown. Ein weiterer Aufschrei, weitere Leitartikel, weitere Leserbriefe. Das Mission Home erhielt eine Flut an Spenden, darunter auch eine anonyme Spende von tausend Dollar. Besonders Gewiefte warben mit Führungen durch das Elendsquartier. Für einen Dollar durfte man eine Stunde lang eine echte orientalische Opiumhöhle besichtigen; für zwei Dollar durfte man sich bedienen. Zu dieser Zeit führten Inspector Manion und seine Truppe eine große Razzia in Chinatown durch. Mehr als hundert Frauen wurden festgenommen und deportiert. Es war einer der größten Einsätze in der Geschichte der Stadt und es würde nicht der letzte sein.

Dann nahm die Geschichte eine verstörende Wendung. Zur Freude der vielen Zeitungen in der Stadt – und deren Leserschaft – meldete sich ein chinesisches Hausmädchen und behauptete, ein Kind vom Sohn des Senators zu haben. Eine Armada von Reportern machte sich auf den Weg zu der Pension, in der sie sich mit fünf anderen Frauen ein Zimmer teilte. Es wurde ein in der Folge oft abgedrucktes Foto der Frau geschossen, auf dem sie ein Kleinkind auf dem Schoß hielt. Die Haare des Kindes waren so hell, dass sie fast weiß wirkten, aber dann waren da die Augen: olivschwarz und eindeutig mit asiatischem Einschlag.

John Pharrell junior leugnete die Vaterschaft bei jeder sich bietenden Gelegenheit. Er sei hereingelegt worden, die ganze Sache sei ein Komplott der politischen Feinde seines Vaters, jedes Wort sei eine Lüge. Im Übrigen sei es kein Verbrechen, ein Bordell zu besuchen oder ein Kind zu zeugen. Er habe nichts getan, wofür man vor Gericht oder ins Gefängnis kommen könne. Im Gegenteil, werde nicht an ihm ein Verbrechen begangen? Habe nicht erst kürzlich das *American Journal of Jurisprudence*, die achtbarste juristische Publikation des Landes, vor der »großen Gefahr« gewarnt, »dass Männer von Mädchen und Frauen oft falsch beschuldigt würden«?

Man konnte den vielen Nachrichten kaum noch folgen. Wenn es dem Leser nicht den Magen umdrehte, dann ermüdeten ihn die Übertreibungen und Falschmeldungen. Von einem Tag auf den anderen verschwand die Chinesin mit dem flachsblonden Kind ebenso unvermittelt, wie sie aufgetaucht war. Man konnte sich keinen Reim darauf machen. Die Stimmen mehrten sich, die mutmaßten, dass die ganze Geschichte frei erfunden gewesen sei. Dachten sich Reporter nicht ständig irgendwelche Märchen aus? Brachten Zeitungen nicht ständig gestellte Fotos oder fälschten sie, damit sie zeigten, was sie zeigen sollten?

Aber der Senator hatte mehr Feinde, als den Leuten – vielleicht sogar Consuelo – klar war. Der Skandal ebbte nie ganz ab, und Senator Pharrell verlor seine Wiederwahl.

Da wurde mir erst richtig bewusst, was Consuelo und ich getan hatten. Ich hatte Sorge, dass man eine Verbindung zu Caroline herstellen könnte, dass es einen Augenzeugen gegeben haben könnte, einen Nachbarn, der das Rampenlicht suchte oder sich etwas dazuverdienen wollte, indem er zur Presse ging. Nächtelang quälte mich diese Vorstellung, und ich lag im Bett und überlegte, was Consuelo und ich angerichtet hatten, in was ich uns reingeritten hatte, und konnte mich auf einmal nicht mehr daran erinnern, warum ich geglaubt hatte, das Porträt könnte zu irgendetwas nützlich sein. Ich war überzeugt, dass Carolines Name irgendwann auftauchen würde, aber dem war nicht so.

Nachdem John Pharrell senior seinen Senatssitz verloren hatte, kehrte er nach Kalifornien zurück und schien sich auf sein

Anwesen in den Santa Cruz Mountains zurückzuziehen. Später erfuhren wir, dass dieser vermeintliche Rückzug ein Täuschungsmanöver war und seine bittere Niederlage ihn nur noch bestärkt hatte. Seine enorme Rednergabe, die ihm zum Bürgermeisteramt in San Francisco und dann zum Senatorenposten verholfen hatte, verwandte er jetzt darauf, Spenden zu sammeln, um der Einwanderung aus Asien ein für alle Mal einen Riegel vorzuschieben. Wie sich zeigte, konnte John Pharrell seiner Sache sehr viel wirkungsvoller von außerhalb der offiziellen politischen Kreise dienen. Als einfachen Bürger konnte ihn die Presse an nichts mehr hindern und er war frei von jeder Verantwortung. Er brauchte nur Geld, und davon hatte er selbst riesige Summen und konnte noch sehr viel mehr organisieren. 1924 wurde der National Origins Act zur Regelung der Einwanderung unterzeichnet.

Es dauerte nicht einmal den einen Monat, von dem Caroline gesprochen hatte, bis die Geschichte aus den Zeitungen verschwand.

Eines Abends setzte ein jazzverrücktes sechzehnjähriges Mädchen einen Revolver an die Schläfe seiner schlafenden Mutter und drückte ab. Der plötzliche und grausame Tod der Mutter verdrängte den Pharrell-Skandal von den Zeitungsseiten ins Gedächtnis, und aus dem verschwand er auch bald.

John Pharrell junior war wie vom Erdboden verschluckt. Eine Zeit lang kursierten Gerüchte, er sei nach Europa gegangen oder in den Fernen Osten, bis er eines Tages in Los Angeles wieder auftauchte. Für Schlagzeilen war er nicht mehr gut, dafür gab er sich regelmäßig in den Gazetten und den Gesellschaftsspalten die Ehre. Da sah man ihn dann im weißen Leinenanzug am Beverly Hills Speedway. Oder er stand lachend neben einem dunkelhaarigen Filmsternchen bei der feierlichen Eröffnung des Coconut Grove im Ambassador Hotel. Oder er erschien auf einer Wohltätigkeitsveranstaltung des langjährigen Geschäftspartners seines Vaters, der zu dessen politischem Verbündeten geworden war.

Ein Jahrzehnt später lebte er irgendwo in Orange County. Er hatte eine andere Schauspielerin geheiratet, eine gertenschlanke Blondine, die für ihre türkisfarbenen Augen und ihr charmantes Lispeln berühmt war. Er selbst hatte sein Hollywood-Debüt in der Rolle eines Millionärssohns gegeben. Jeder lobte seinen Auftritt – er sei ein wahres Naturtalent. Es war eine dieser unglaublichen und doch wahren Geschichten Kaliforniens. Aber bis dahin sollte es noch eine Zeit dauern. Zunächst einmal kehrte der Sohn des Senators binnen Jahresfrist nach San Francisco zurück und Caroline verschwand.

Kapitel 22

Ende November schien Caroline wiederhergestellt zu sein, jedenfalls war sie auf dem Weg dorthin. Dennoch wollte sie meistens keine Gesellschaft und mied Orte, an denen sie Bekannten begegnen könnte. Das betraf vor allem das Coppa, aber auch alle anderen Orte in North Beach, die wir gerne aufgesucht hatten. Immer wieder zog sie sich für lange Zeit von uns allen zurück. Sie war schweigsam, und so manchen Morgen wachte sie mit dunklen Ringen unter den Augen auf, weil sie die Nacht schlecht geschlafen hatte, aber allmählich fing sie sich wieder, stand frühmorgens auf, wusch sich, schminkte sich und kleidete sich hübsch.

Eines Tages ging sie in den Friseursalon an der Ecke und ließ sich die Haare schneiden. Als ich ein wenig später in ihre Wohnung kam, wurde ich von dem Rattern und Surren ihrer Singer begrüßt. So lange hatte ich sie nur als gebeugte Gestalt in einem abgedunkelten Zimmer gesehen, dass mich dieser Anblick innerlich vor Freude jauchzen ließ – Caroline hinter der Nähmaschine, vor ihr eine Bahn Tüll ausgebreitet, die ihre Finger anmutig und geschickt unter der Nadel bewegten.

Eines Abends ging ich nach der Arbeit im Atelier zu ihr, und sie wartete auf dem Sofa auf mich, den Hut auf dem Kopf und die Handtasche im Schoß.

»Ich möchte rausgehen, Dorrie.« Ich sah, wie sie den Griff ihrer Tasche fester umschloss. »Begleitest du mich?«

»Rausgehen? Wohin?«

»Irgendwohin ans Wasser. Wie wär's mit dem Hafen?«

Es war nach fünf. Ich war erschöpft und hatte eigentlich keine

Lust noch auszugehen, aber es war das erste Mal seit Monaten, dass sie mich um so etwas bat. Wenn sie das Haus verlassen wollte, dann machten wir das.

Der Herbst in San Francisco war angenehm sonnig. Kein Nebel, kein Wind. Gerade die letzten Tage waren warm gewesen, und man konnte am meeresluftigen, sonnenverbrannten Ufer entlanggehen, ohne zum Schutz vor der Kälte die Schultern zusammenziehen zu müssen. Caroline blieb an einem der kleinen nach vorne offenen Hafenrestaurants stehen, wo ein Mann in einem dampfenden Kessel mit Meeresfrüchten rührte, und während wir auf den Pier hinausgingen, aß sie eine Tüte frische Shrimps. Wir fingen wieder an, miteinander zu reden. Nicht über das, was geschehen war, sondern über anderes. Es war schon eine Erleichterung, nach einer so langen Zeit des Schweigens einfach wieder ihre Stimme zu hören. Sie kehrte in die Welt zurück, zu dem salzig-süßen Geschmack der Shrimps, den Möwen über unseren Köpfen, dem silbrig feinen Dunstschleier am Horizont, und gestand sich wieder zu, zum Leben dazuzugehören.

Was passiert war, war nicht vorbei, das würde es nie sein. Es hatte sich tief in ihr festgesetzt, es wuchs und verwob sich fest mit dem, was sie war und werden würde, aber im Moment schien es sie weniger zu bedrängen. Das glaubte ich zumindest, bis sie mir sagte, sie würde weggehen.

Als sie mir ihren Entschluss, San Francisco zu verlassen, mitteilte, saßen wir nebeneinander auf einer Bank und sahen aufs Wasser hinaus.

»Wohin willst du denn?«

»Irgendwohin. Ich weiß es noch nicht.«

»Aber du kommst zurück, oder?«

Sie schüttelte den Kopf. Sah aufs Wasser hinaus. Sagte nichts.

Eine Fähre rumpelte an die Anlegestelle und die Möwen und Seevögel stoben davon. Sie stieß dicke schwarze Rauchwolken aus und wirbelte das dunkelgrüne Wasser auf. Die Passagiere wankten die Rampe hinunter auf den Pier und verschwanden langsam in den Straßen. Es kehrte wieder Ruhe am Ufer ein.

»Alle deine Freunde sind hier. Consuelo, ich, einfach alle ... Und Miss Cameron. Wird sie nicht traurig sein, wenn du gehst?«

»Bitte, du musst mir versprechen, dass du niemandem davon erzählst. Noch nicht.«

»Aber ...«

Sie legte eine Hand auf meine Schulter und zwang mich, sie anzusehen. »Du musst mir dein Wort geben, Dorrie.«

»Aber diese schreckliche Geschichte wird in Vergessenheit geraten.«

Sie schüttelte den Kopf. »Nicht für mich, das kann sie nicht. Wird sie nicht.«

Lange Zeit sagte keine von uns etwas. Dann neigte Caroline den Kopf und kniff die Augen zusammen. »Willst du mit mir kommen, Dorrie?«

Auch wenn ich keine Ahnung hatte, wohin, war ich spontan versucht, Ja zu sagen. Maynard war weg, warum also nicht? Aber dann fiel mir ein: Ich konnte das Atelier nicht aufgeben.

»Caroline ...«, setzte ich an.

»Vergiss es, das war eine dumme Idee. Natürlich musst du hierbleiben. Du bist eine hervorragende Fotografin und inzwischen kennt dich jeder. Du hast dir hier ein Geschäft und ein Leben aufgebaut. Außerdem gibt es ja noch Maynard.«

»Maynard«, sagte ich und atmete tief aus. »Ich weiß nicht, ob er zurückkommt.«

»Wünschst du es dir denn?«

»Keine Ahnung. Ist das nicht albern? Dass man sich bei so etwas nicht sicher ist?«

»Nach dem, wie er sich verhalten hat, wundert es mich kein bisschen, dass du unentschieden bist.« Sie nahm meine Hand. »Aber eines ist trotzdem klar, du gehörst hierher.«

»Genau wie du! Du gehörst mindestens so sehr hierher wie alle anderen.«

»Nein«, sagte sie. »Das habe ich nie.«

Ich dachte, wir hätten Zeit. So wie sie über ihr Weggehen gesprochen hatte, dachte ich, wir hätten noch Tage, wenn nicht sogar Wochen. Aber als ich am nächsten Morgen ins Coppa ging, um einen Kaffee zu trinken, legte der Kellner einen Umschlag vor mich auf den Tisch und mein Herz setzte aus.

Ich brauche die Veränderung, bitte versteh mich.

Ohne den Brief zu Ende gelesen oder für meinen Kaffee gezahlt zu haben, sprang ich auf und rannte so schnell ich konnte die Treppe zu ihrer Wohnung hinauf. Mit zitternden Händen stocherte ich mit dem Schlüssel im Schloss herum und stieß endlich die Tür auf.

Ihre Wohnung war perfekt aufgeräumt. Alles war an seinem Platz. In diesem Moment begriff ich es: Sie war weg. Sie hatte Ordnung gemacht und außer ihren Kleidern und der Nähmaschine alles zurückgelassen. Den Schminktisch, den Paravent, die Lampen, die Bücher, den Satinüberwurf auf ihrem Bett. Der Anblick ihres an der Schlafzimmertür hängenden Morgenmantels – das einzige Kleidungsstück, das sie nicht mitgenommen hatte – brach mir das Herz.

Wie in Trance wanderte ich zwischen dem vorderen und dem hinteren Zimmer hin und her und berührte jedes einzelne Stück. Ich fragte mich, wo Caroline war und ob sie jemals zurückkäme. Wie lange hatte sie das schon geplant?

Ich trat ans Fenster und drückte meine Stirn gegen die Scheibe. Draußen ging das Leben in dieser prachtvollen und vergesslichen Stadt weiter. Ich wandte mich ab und verließ die Wohnung, ging die Hintertreppe hinunter und aus dem Gebäude hinaus. Über die Columbus Street lief ich zu den Piers und setzte mich auf eine Bank. Mir war schlecht. Ich stand wieder auf und machte kehrt, aber wohin ich dann ging, weiß ich nicht mehr. Irgendwann fand ich mich am Telegraph Hill wieder. Erst auf der Kuppe verlangsamte ich meinen Schritt, ging zwischen den Eukalyptusbäumen umher und weinte.

Es gab Tage, und zwar viele, an denen ich dachte, es würde jeden Moment an der Tür klopfen, und wenn ich sie öffnete, würde Caroline davorstehen. Auch wenn ich sie nicht treffen oder mit ihr sprechen konnte, sah ich sie doch überall. Wenn ich ins Coppa oder ins Atelier oder an einen der hundert anderen Orte in der Stadt ging, spürte ich Caroline und den zarten Glanz, der sie überallhin zu begleiten schien. Ihr Lachen hallte wie eine Glocke in meinem Kopf wider.

Weder Donaldina Cameron noch Consuelo konnten mir sagen, wohin Caroline gegangen sein könnte. Und doch war keine der beiden von ihrem Verschwinden überrascht. Offenbar war ich die Letzte, die sie gesehen hatte.

Eine Weile schwankte ich zwischen Verzweiflung und Nichtwahrhaben-Wollen hin und her. Imogen hing in Oakland fest, und das Verhältnis zwischen Consuelo und ihrem Mann spitzte sich derart zu, dass ich die beiden kaum mehr sah. Von früh bis spät arbeitete ich und schlief kaum. Ich lebte auf Kosten meiner Gesundheit und bestand nur noch aus Haut und Knochen. Eine Erkältung, die ich zu lange ignoriert hatte, verschlimmerte sich plötzlich. Dann fiel mir das Gehen schwer. Allein aufzustehen und eine Treppe hinunterzugehen wurde zur Tortur, und als ich eines Tages durch die Stadt lief, gab auf einmal mein Knie unter mir nach.

Man brachte mich ins Krankenhaus, wo die Ärzte mir mitteilten, dass die Polio zurückgekehrt sei. Manchmal käme so etwas vor, und bei mir sei es eben passiert. Wenn ich mich nicht ausruhte, würde ich womöglich nie wieder gehen können.

Als ich an irgendeinem Morgen aufwachte, war Maynard da. Er saß am Fuß des Krankenhausbetts, seinen Hut in den Händen.

»Was machst du hier?«

»Imogen hat mir gesagt, wo du bist. Dass du krank bist. Da musste ich kommen, Dorrie.«

Ich schüttelte den Kopf. »Du bist weggegangen.«

»Ja.« Das Schweigen zog sich hin. Er sah auf seinen Hut, hielt die Krempe umklammert. Klappte sie hoch, klappte sie runter, klappte sie hoch. »Es war eine schwere Zeit – für Consie. Für uns alle.«

»Wie … wie geht es dir?«

»Du meinst, ob ich verrückt geworden bin?« Er lächelte mich breit an, wenn auch ein leichter Schmerz darin lag. Sein Gesicht war sonnenverbrannt, was das Blau seiner Augen nur noch mehr zum Leuchten brachte. Er zog sich einen Stuhl heran und legte eine Hand an meine Wange. »Du hattest recht. Ich brauchte Ruhe, und als ich zur Ruhe gekommen war, brauchte ich dich.«

Und da war er wieder, sein wunderbarer, aufreizender Charme. Seufzend wandte ich den Blick ab. »Wie geht's Consie?«, fragte ich nach einer Weile.

»Besser. Ich habe eine neue Schule für sie gefunden. Bisher hat sie erst zweimal versucht abzuhauen.«

Er lächelte und unwillkürlich musste auch ich lächeln.

»Dorrie, bitte«, sagte er mit einer solchen Zärtlichkeit, dass es unmöglich war, nicht weich zu werden, zumindest ein wenig. »Ich bin zurück. Ich liebe dich und ich möchte an deiner Seite sein.«

Die nächsten Tage redete ich kaum mit ihm. Er schien es zu verstehen, aber das hielt ihn nicht davon ab, mich zu besuchen. Jeden Tag brachte er mir ein Geschenk mit, legte es auf meinen Schoß und wartete, wie ich reagierte. Ein Strauß Blumen, ein hübscher Schal, ein neuer Gedichtband von Edna St. Vincent Millay. Friedensangebote. Er nahm meine Wäsche mit, um sie waschen zu lassen, und brachte sie mir ordentlich zusammengelegt wieder zurück. Er fragte mich nach Dingen, die ich liebte, dann fertigte er wunderhübsche Zeichnungen davon an.

Seit ich ihn kannte, war er ständig dabei wegzugehen oder dachte darüber nach, aber jetzt war er da, Tag für Tag, und widmete sich mir in einer Weise, wie ich es nicht mehr für möglich gehalten hätte. All die schlimmen Dinge, die er mir angetan hatte, würde ich nie vergessen, aber dass er jetzt während meiner Krankheit für mich da war und mir seine Zuneigung zeigte – das war letzten Endes entscheidend. Jeden Tag erlaubte ich mir ein wenig mehr, ihn zu lieben.

Maynard half mir auch, Carolines Wohnung zu räumen, nachdem ich schließlich das Krankenhaus verlassen hatte. Lange Zeit saß ich nur auf der Bettkante in ihrem Schlafzimmer und weinte. Damals erzählte ich ihm, was Caroline passiert war. Ruhig hörte er zu.

In der Wohnung waren so viele Dinge, die durchgesehen werden mussten – Schränke, Bücher, Fotografien. Den größten Teil von Carolines Besitztümern mussten wir weggeben, aber dasjenige, was mich am meisten an sie erinnerte – ihr grünes Samtsofa, ihr schöner Seidenparavent –, schleppte Maynard in sein Atelier und bewahrte es dort für mich auf. Ich entdeckte ein Skizzenbuch, in dem sie sämtliche Zeitungsberichte und Notizen über das Fotoatelier aufbewahrt hatte. Damit ließ ich mich aufs Sofa sinken, an der Stelle, wo ich immer gesessen hatte, neben mir Carolines verwaister Platz, und blätterte es behutsam durch, als wäre es ein Relikt aus längst vergangener Zeit. Es gab ein Foto, auf dem wir zusammen zu sehen waren, und das nahm ich heraus und behielt es für mich.

Das Arbeiten ging mir nur langsam von der Hand, und ich tat nicht viel, aber Maynard ermunterte mich, nicht aufzugeben, egal wie schwer es mir fiel. »Du darfst nicht alles verlieren, was du dir aufgebaut hast, Dorrie«, sagte er. Das hätte auch Caroline gesagt, und er sagte es oft. Einen Monat versank ich in meinem Kummer über Carolines Verschwinden, aber schließlich fing ich mich wieder, so wie ich es immer hatte tun müssen und immer getan hatte. Manchmal ging ich zu ihrer früheren Wohnung. Dann stand ich da und starrte auf die Tür, ließ den Schmerz zu, niemals wieder hindurchgehen zu können, und überlegte, dass es von Mut zeugte, wenn man ging, und dass es von einer anderen Art Mut zeugte, wenn man blieb.

Kapitel 23

Es ist seltsam, wie lange man etwas erträgt, bis man schließlich den Punkt erreicht, an dem man erkennt, dass es nicht mehr geht. Ich hatte gute Arbeit geleistet, Arbeit, auf die ich stolz war, die mir zeigte, wer ich war und was ich konnte. Jahrelang hatte ich mir gesagt, dass ich keine Künstlerin sei, und hatte mich auch nie so genannt, aber im Laufe der Zeit fing ich, so unvernünftig das auch war, an, mich nach etwas anderem zu sehnen. Nach etwas außerhalb meiner engen Welt. Ich wollte andere Gesichter sehen. Ich wollte andere Fotos machen. Ich wollte ein anderes Leben.

Schlussendlich gab ich die Porträtfotografie auf, und zwar aus einem einzigen Grund: Die Welt veränderte sich, und ich beschloss, mich mit ihr zu verändern. Eines Tages sah ich aus dem Fenster auf die Gasse hinaus. Es war der Frühling 1932. Die Wirtschaftskrise war inzwischen spürbar, aber sie war nicht über Nacht gekommen. Wie beschrieb es Ernest Hemingway, wenn man pleiteging – »erst allmählich und dann ganz plötzlich«? So war es mit der Depression. Schleichend setzte sie ein und eines Tages gab es nur noch Chaos und Not. Im gesamten Land verloren die Menschen ihre Arbeit. Alle waren wie in Schockstarre. Niemand wusste, was kommen würde. San Francisco war völlig verändert – ernst und nachdenklich und finster, wie es seit dem Krieg nicht mehr gewesen war, und vielleicht war es selbst damals nicht so schlimm gewesen. Überall sah man Tagelöhner und Obdachlose – hohläugig, abgerissen, hungrig und verängstigt. Auf der anderen Seite der Bucht in Oakland waren an Ufer und Gleisen entlang riesige Lager entstanden, und Hunderte lebten in alten Kanalrohrstücken, die nicht verlegt worden waren, weil die Mittel dazu ausgingen.

An diesem Vormittag war ich gerade dabei, von einigen Porträtaufnahmen Kontaktabzüge mit Sonnenlicht anzufertigen, als ich von der Arbeit aufsah und zum Fenster hinausblickte, wo ich einen jungen Mann auf dem Bürgersteig entdeckte. Es war ein sonnenüberglänzter Tag und ich konnte ihn gut erkennen. Er trug kein Hemd und war barhäuptig. Nachdem er zur Ecke gegangen war, stand er dort eine Weile. Hinter ihm lag die Bucht, links von ihm die Straßen mit den Großhändlern, vor ihm das Bankenviertel und rechts das Gericht und die Absteigen der alten Barbary Coast. Er schien nicht zu wissen, wo er war, vielleicht nicht einmal, wer er war.

Die Kluft zwischen dem Foto, an dem ich gerade arbeitete, und dem Bild des jungen Mannes hätte größer nicht sein können. Noch nie war ich auf der Straße unterwegs gewesen, um das reale und ungeschönte Leben zu fotografieren, aber jetzt hängte ich mir aus einem Impuls heraus die Kamera um den Hals und verließ das Atelier. Außer meiner Kamera nahm ich nichts mit, weder Tasche noch Geld. Nicht einmal meinen Fedora setzte ich auf, sondern ging so, wie ich war. Und damit fing es an.

Es war das Gesicht des Mangels, das ich in dem Jahr sah. Ein unbarmherziges und hässliches Gesicht. Tag für Tag ging ich zum Mission District, wo die Stadt die Obdachlosen untergebracht hatte. Ich drängte mich durch die Massen verschmutzter Leute, lief kreuz und quer an überquellenden Mülltonnen und Abfallbergen und improvisierten Zelten vorbei. Ganze Familien schliefen auf den Bürgersteigen. Männer in früher einmal gediegenen Anzügen verkauften an Straßenecken Äpfel. Frauen liefen in zerrissenen Strümpfen und ohne Schuhe herum. Kleine Kinder streiften bettelnd durch die Straßen.

Ich musste die Wahrheit zeigen. Ich musste von Nutzen sein. Ich musste die Leute dazu bringen hinzuschauen.

Wann immer ich auf die Straße ging, wusste ich nicht, was passieren würde. Dort zu fotografieren war etwas anderes als im Atelier. Aber ich wusste, dass ich mich auf mein Auge verlassen konnte.

Als ich eines Tages die Third Street entlanglief, kam ich an der Schlange zu einer Armenspeisung vorbei. Ich passierte Dutzende von Männern, Männer, die husteten und sich kratzten, die nach Not und Elend rochen, Männer die sich gegen Wände lehnten und auf Bürgersteigen hockten, so als wären sie Überlebende eines Schiffsunglücks. Warum ich hier war, konnte ich nicht verbergen, dazu war die Graflex zu groß, und es dauerte jedes Mal ein paar Minuten, bis ich alles für eine Aufnahme vorbereitet hatte. Jedoch schenkte mir niemand Beachtung. Nach kurzer Zeit fiel mein Blick auf einen älteren Mann in der Schlange. Er trug einen abgerissenen Mantel und Hut. Er war allein und stand abgewandt von den vielen anderen Männern. Seine stoppeligen Wangen waren eingefallen und seine Hände wie zum Gebet gefaltet. Etwas in mir wünschte sich, dass er aufsah, aber er tat es nicht. Vielleicht hatte er mich auch bemerkt, fragte sich aber schon seit Langem nicht mehr, wer ihn anblickte und warum.

Seine nach vorne gebeugten Schultern und den gesenkten Kopf würde ich nie vergessen, aber es waren vor allem seine Hände, die mich anzogen. Wenn man einen Menschen verstehen will, muss man sich manchmal auf ein Merkmal konzentrieren, es genau in den Blick nehmen, sodass sich der Rest daraus erschließt. Wie sich jemand hält, wie er einen ansieht oder wegschaut – all das kann eine ganze Geschichte erzählen. Selbst wenn die Leute sich wegdrehen, verrät ihr Körper ihr Geheimnis.

Ich hob meine Kamera und tat das, wozu ich immer imstande war. Ich machte eine Aufnahme.

Überall sind Geschichten, hatte Consuelo einmal erklärt. *Wenn es Menschen gibt, dann gibt es auch Geschichten, die man erzählen, und Bilder, die man aufnehmen kann.*

Hier war auf einmal eine Geschichte, von der ich wusste, dass und auf welche Weise ich sie erzählen musste. Stunden verbrachte ich auf den Straßen, und als ich ins Atelier zurückkehrte, entwickelte ich die Filme und hängte diesen einen Abzug an die Wand. *White Angel Breadline* nannte ich ihn später. Ich hängte ihn neben meine Porträts von der Familie Levi Strauss, den Freudenthals, Fleishhackers, Haases, de Youngs. Als die Leute das Bild sahen – meine Kunden, aber auch viele meiner guten Freunde –, sagten sie, ich solle nicht an solche Orte gehen, dort sei es gefährlich. Oder sie betrachteten es und fragten: »Was willst du denn damit machen?« Ich hatte keine Ahnung. Ich wusste nur, dass ich am nächsten Tag wieder hinausgehen würde und auch am übernächsten.

Wann immer ich das Atelier verließ und durch die Straßen wanderte, fühlte ich mich beschämt und verängstigt und doch voller Energie. Ich rechnete damit, dass Consuelo und Imogen mich ermutigen würden, und hatte recht, aber Maynards Reaktion überraschte mich. Er sagte, ich müsse damit weitermachen. Das Leid in den Straßen hatte auch an eine Saite in ihrem gerührt und er streifte ebenso oft umher wie ich. Er war es gewesen, der mich mit den Naturschönheiten Kaliforniens und des Südwestens bekannt gemacht hatte, aber jetzt hatte uns beide dieselbe Leidenschaft erfasst: der Drang zu dokumentieren, was wir in der Stadt sahen. Er begann die Arbeit an einem großen Gemälde, einem Porträt, dem er den Titel *Forgotten Man* gab. Ich hielt es für das beste Bild, das er jemals gemalt hatte. Nachdem ich es lange betrachtet hatte, wurde mir etwas klar, das ich mir bis dahin nie richtig bewusst gemacht hatte: dass er als Künstler einen entscheidenden Teil von sich unterdrückt hatte, dass er, so viel er auch in seine Bilder einfließen ließ, sich selbst darin ausgelöscht hatte.

Ich war nie ein unruhiger Geist gewesen, und ich hätte mich gut in meinem Atelier vergraben und das Leben weiterführen können, das ich mir aufgebaut hatte, aber im Laufe dieser Tage und Wochen trat jene Seite von mir immer weiter in den Hintergrund. Es war das Ende meiner Porträtarbeit. Gut, nicht ganz. Ich schloss das Atelier erst 1935, als unsere beiden Söhne sieben und zehn Jahre alt waren, aber damals fing ich an, mich innerlich davon zu entfernen.

Ein Porträt ist vieles auf einmal: ein festgehaltener Moment, eine Zuflucht für die Erinnerung. Vor allem aber ist es die Begegnung von zwei Menschen, dem, der sieht, und dem, der gesehen wird.

Als junger Mensch wollte ich möglichst unerkannt durch die Welt spazieren, aber langsam begriff ich, dass man die Menschen nicht wirklich sehen konnte, wenn man sich selbst ständig versteckte. Man musste sich den anderen zeigen, wenn man hoffen wollte, dass sie einem etwas von sich offenbarten. Man musste sich ansehen lassen. Wenn man sich jemandem zeigte und ihm gleichzeitig volle Aufmerksamkeit zuteilwerden ließ und etwas Geduld hatte, dann konnte man manchmal seine geheime Geschichte einfangen. Die Menschen sind dankbar für ehrliche Aufmerksamkeit. Sie belohnen einen, indem sie den Blick erwidern.

Ich hatte San Francisco jahrelang erkundet. Ich kannte alle Ecken und Winkel. Es gab nicht eine Straße, durch die ich nicht gelaufen war. Aber immer hatte ich mich selbst dabei verborgen. Damit war jetzt Schluss. Meine Arbeit würde sich ändern, das sagte ich jedem, der es wissen wollte. Und dann wurde es wahr. Ich nahm eine Stelle bei der Farm Security Administration an und dokumentierte die Dust Bowl und die Migrationskrise. In vielerlei Hinsicht musste ich wieder bei null anfangen, aber das machte mir nichts aus. Ich wollte unbedingt eine Veränderung und war dankbar für die Gelegenheit, die sich mir bot.

Während der Depressionszeit stellte ich fest, dass ich auch allein überallhin konnte. Ich kaufte einem Bekannten, einem Maler, der nach Mexiko zog, einen Ford Model T ab und lernte Autofahren.

Wenn ich für ein Projekt zusätzlich Geld für eine Hilfskraft erhielt, stellte ich manchmal Imogens Sohn Rondal Partridge an, damit er mich begleitete, aber es war mir wichtig, dass ich in ein Auto steigen und losfahren konnte, ohne auf jemanden angewiesen zu sein. Manchmal stand ich vor Sonnenaufgang auf und setzte mich in mein Auto. Zu Beginn hatte ich keinerlei Ahnung vom Land, aber schon bald kurvte ich mit großer Selbstverständlichkeit durch die ländlichen Gebiete des Staates: vorbei an Feldern und Obstwiesen, Aborthäuschen, an denen Decken und Kleider hingen, und Schildern, auf denen NUR FÜR WEISSE stand, an winzigen Blechbaracken und Lehmhütten vorbei, in denen mexikanische Tagelöhner und ihre Kinder neben Bewässerungsgräben und Brachen lebten, über die sonnenverbrannten Straßen des Central Valley, wo das Land so intensiv bewirtschaftet worden war, dass es keinen Ertrag mehr brachte.

Wo auch immer ich auftauchte, wunderten sich die Leute, wer ich war, was ich wollte, was ich mit der Kamera vorhatte. Nach einer Weile antwortete ich nur noch, wenn ich dazu gezwungen war, und schwieg, wenn es mir möglich war. Irgendwann fand ich heraus, dass es Vorteile hatte, wenn man als Frau an einen neuen Ort gelangte, so wie es bei den Porträts von Vorteil gewesen war, eine Frau zu sein. Die Leute hatten nicht so sehr das Bedürfnis, sich zu verstecken. Ich ging mit meiner Handkamera und einem kleinen Notizbuch herum und sah mir alles genau an. Normalerweise gab ich mir keine Mühe, mein Hinken zu verbergen – es machte die Leute aus irgendeinem Grund zugänglicher. Wenn sich jemand offenkundig unwohl fühlte, behelligte ich ihn nicht, mit den anderen kam ich ins Gespräch und sie erzählten mir ihre Geschichte. Bei vielen hatte ich den Eindruck, dass sie seit Jahren darauf warteten, sie erzählen zu dürfen.

Eines Nachmittags im Jahr 1936 sah ich auf dem Heimweg am Rand des Freeways ein handgeschriebenes Schild, auf dem ERBSEN-

PFLÜCKER stand. Seit Wochen war ich unterwegs und freute mich, zu meinen Söhnen nach Hause zu kommen. Es war immer dasselbe Lied. Monatelang verschwand Maynard in die Wüste und überließ es mir, mich um die Jungen und die Arbeit, mit der ich unseren Lebensunterhalt sicherte, zu kümmern. Wenn ich dann wegen eines größeren Auftrags verreisen musste, brachte ich die Kinder bei Freunden oder Verwandten unter. Manchmal musste ich sie sogar zu Fremden geben. Ich arbeitete Tag und Nacht, und dann raste ich zurück nach Hause und versuchte, meine Abwesenheit wiedergutzumachen. Das gelang mir nie ganz. Nach meiner Rückkunft ließen sie sich zuerst nicht einmal dazu bewegen, mir in die Augen zu sehen, und kaum hatten sie mir verziehen, wurde ich zu einem neuen Projekt gerufen und sie zogen sich wieder von mir zurück.

An besagtem Tag fuhr ich nach dem Erbsenpflücker-Schild zunächst noch mehr als dreißig Kilometer weiter. Doch dann sagte mir eine innere Stimme, dass ich umkehren sollte. Die Erde in dem Lager wirkte ausgedörrt, obwohl es kürzlich geregnet hatte. Die Hitze hatte die Bäume gespalten und Raubvögel hockten auf blattlosen Ästen. Vor mir und um mich herum waren Männer, Frauen, Kinder und Säuglinge, niedergedrückt von Leid und Duldsamkeit. Eine Weile streifte ich durch das Lager, und dann sah ich sie: eine Frau unter einer verblichenen Zeltbahn mit mehreren Kindern, die sich an sie drückten.

Ich wartete, bis sie mich bemerkte, dann trat ich zu ihr. Als sie schließlich aufsah, blickte sie mich zuerst verwirrt und mit in Falten gelegter Stirn an, aber dann entspannte sich ihre Miene.

Man sieht nicht nur mit den Augen, sondern mit allem, was man ist. Alles, was mir widerfahren war, hatte mich just zu dieser Zeit an diesen Ort gebracht. So viele andere Momente waren in diesem einen, so viele Geschichten, so viele Gespenster. Als ich der Frau in die Augen blickte, sah ich das alles vor mir.

Was meine Aufmerksamkeit erregte, was mich dort festhielt,

war das Gefühl, dass sich ein ganzes Leben, eine ganze Lebensgeschichte im Gesicht dieser Frau widerspiegelte.

Ich ging zu ihr und stellte mich vor. Sie sagte mir ihr Alter – zweiunddreißig – und dass sie und ihre sieben Kinder von gefrorenem Gemüse von den nahen Feldern und von Vögeln, die ihre Kinder erlegten, lebten. Gerade hatte sie die Reifen ihres Autos verkauft, um etwas Geld zu haben. Damit saßen sie und ihre Kinder nun in dem Lager fest. Offenbar ahnte sie, dass ihr meine Fotos helfen könnten. Als ich sah, dass sie bereit war, zurrte ich den Riemen meiner Kamera etwas fester, warf einen Blick auf das Objektiv und trat näher. Ich machte fünf Aufnahmen, jede aus etwas größerer Nähe, alle aus demselben Winkel.

Eine Fotografie ist nur ein Stück Papier, auf das mit Silbergelatine ein Bild gebannt ist. Aber manche haben etwas an sich – ganz wenige –, das man nur mit einem Akt der Liebe vergleichen kann. Und man schenkt sie nicht nur einem Menschen, man schenkt sie der ganzen Welt.

Ich schätzte mich immer glücklich, dass es mich gerade nach San Francisco verschlagen hatte. Außer dem, was Caroline widerfahren war, und der Schuld, die ich in der Folge mit mir herumtrug, hatte das Leben dort mir viel Gutes beschert. Ich fand Freundschaft, wie ich sie bis dahin nicht gekannt hatte, ich fand Liebe, ich fand meinen Beruf und schließlich auch ein Leben, das es wert war, gelebt zu werden.

Nachdem ich mein Fotoatelier aufgegeben hatte, arbeitete ich in einer Dunkelkammer, die ich in dem Schuppen neben meinem Haus eingerichtet hatte. Sie war spartanisch ausgestattet. So wollte ich es. Es passte zu der Art Bilder, die ich machte. Damals lebte ich schon seit Jahren in der Bay Area, aber meine Liebe zu ihr war noch nicht erschöpft und würde es nie sein. Schon seit Jahren verschwand Maynard immer wieder für einige Zeit und kehrte irgendwann zurück, aber seine Abwesenheiten dauerten immer länger, bis ich ihn irgendwann kaum noch sah. Wahrscheinlich war es leichter für mich, ihn über so lange Jahre nach und nach zu verlieren, aber es ermüdete mich auch. Nach der Scheidung blieb ich in Kalifornien, nur nicht in der Stadt. Ich zog nach Berkeley auf die andere Seite der Bucht und heiratete Paul Taylor, einen Universitätsprofessor. Maynard ging nach Arizona und kehrte nie zurück. Vom Hügel aus konnte ich zwischen Redwoods und Eukalyptusbäumen einen verlockenden Blick auf San Francisco werfen. Das war wie die Erinnerung an jemanden, den man einmal geliebt und dann verloren hat.

Kreuz und quer fuhr ich durch Kalifornien und dann durchs ganze Land. Ich erinnere mich nicht, jemals einen Tag freigenommen zu haben. Mehr als einmal fuhr ich an den Straßenrand und schlief im Auto. Steif, hundemüde und mit schweren Lidern wachte ich am nächsten Morgen auf, und doch hatte ich mich seit den ersten Tagen in der 540 nicht mehr so lebendig gefühlt und war mir so gewiss, dass ich meinen wahren Weg gefunden hatte.

Jedes Foto, das ich machte, war ein Fragment der Zeit und stand für das Ganze. Zusammen ergaben sie eine Landkarte meiner Reisen, eine Landkarte meines Lebens.

San Francisco veränderte sich im Laufe der Jahre. Ich sah die Abrissbirnen unter einem nebelverhangenen Himmel hin- und herschwingen, Staubwolken durch die Straßen wehen, Bulldozer, die ganze Blocks dem Erdboden gleichmachten. Die Fillmore Street wurde komplett abgerissen und die schwarze Bewohnerschaft vertrieben. Zuerst wusste man nicht, wann es enden würde, und dann begriff man, dass es nie enden würde.

So viele alte Häuser in North Beach verschwanden. Oben auf dem Telegraph Hill, wo sich früher Kinder und Liebende unter den Eukalyptusbäumen getroffen hatten, stand nun ein riesiger weißer Turm und scharenweise strömten Touristen dorthin. Das alles war scheußlich und brachte mich auf, aber nichts davon bereitete mich auf den Tag vor, an dem ich an der Ecke der Columbus Street stand und zusah, wie der Monkey Block abgerissen wurde. Das war 1959. Der Zweite Weltkrieg hatte begonnen und wieder aufgehört, und danach wurden riesige Schneisen in die Stadt geschlagen und zu Geld gemacht.

Imogen hatte mir erzählt, dass der Abriss des Monkey Block bevorstand. All die Jahre waren Imogen und ich Freundinnen geblieben. Als Roi sich von ihr scheiden ließ, hatte sie sich wieder ganz der Fotografie gewidmet. Viele Menschen wurden im Laufe der Zeit immer bitterer, aber Imogen wurde immer mehr sie selbst, großzügiger, arbeitsamer, eigensinniger. Als sie das vom Monkey Block erfuhr, rief sie mich an, und wir beschlossen, ihn ein letztes Mal gemeinsam aufzusuchen.

Es war seit Jahren das erste Mal, und doch kam es mir so vor, als wäre ich nie fort gewesen – vielleicht war es ein Teil von mir auch nie. Nur mehr eine Handvoll unserer Bekannten aus früherer Zeit waren übrig geblieben. Einer nach dem anderen verschwanden die Freunde, sie heirateten, bekamen woanders Arbeit und zogen um, aber nach wie vor war das Gebäude voll von Schriftstellern und Künstlern, jungen Leuten, die auf der Suche nach einer neuen Boheme nach San Francisco gekommen waren.

Den ersten, tiefen, ungeheuren Schlag würde ich nie vergessen. Ein paar wenige Leute blieben stehen, um dem Schauspiel zuzusehen, dann gingen sie weiter. Als das schöne, alte, prachtvolle Gebäude zertrümmert und dem Erdboden gleichgemacht war, fühlte ich mich, als hätte sich die Erde selbst vor meinen Füßen aufgetan. Ich setzte mich mitten auf den Bürgersteig, die Beine über Kreuz, die Augen geschlossen, und Erinnerungen stiegen in mir auf.

Da war der Moment, als ich den Monkey Block zusammen mit Caroline zum ersten Mal betrat, das war 1918. Damals überkam mich das Gefühl, ich wäre in eine andere Welt versetzt worden, und ich wollte nie mehr von dort weg. Die Wärme, die Eleganz und das Licht dieses Gebäudes prägten mich für alle Zeiten, auch wenn mir später klar wurde, dass das zum großen Teil an Caroline lag. Nachdem sie San Francisco verlassen hatte, konnte ich nie wieder in den Monkey Block gehen, ohne an sie zu denken. Daran, wie viel Spaß wir miteinander gehabt hatten, dass wir aufeinander aufgepasst und einander beschützt hatten, jedenfalls soweit es möglich gewesen war.

Da war der Abend, als Maynard und ich mit Ralph Stackpole ins Tosca gingen, um im Hinterzimmer Ansel Klavier spielen zu hören. Nach ein paar Minuten fragte mich eine extravagante Frau, ob der Stuhl neben mir frei sei. Sie trug ein langes, besticktes Kleid und in ihre schwarzen Haare waren Blüten und rote Bänder geflochten. In der einen Hand hielt sie eine Zigarre und in der anderen ein Glas Cognac. Ansel fragte sie, ob sie etwas Bestimmtes hören wollte, und sie antwortete: »Habanera.« Und dann floss aus Ansels Händen eine vollkommene Darbietung der Arie aus Bizets *Carmen* und aus der schwer mit Juwelen behängten Kehle von Frida Kahlo floss eine vollkommene Darbietung von »L'amour est un oiseau rebelle«. Ich war hin und weg. Später lachten mich alle aus, weil ich noch nie von Diego Rivera und seiner jungen Frau Frida gehört hatte.

Da war die Zeit, als uns alle in unserem Häuschen besuchten, um unseren Erstgeborenen Daniel zu sehen. Jemand hatte die Idee, ein Wandbild für ihn zu malen, und der Pinsel wanderte von einem zum anderen, zu den paar, die malen konnten, und zu den vielen, die es nicht konnten. Als das Fest zu Ende war und unsere Freunde beschwipst und lachend auf der Straße davonzogen, hinterließen sie eine wilde Darstellung der ausschließlich von Zirkustieren bevölkerten Stadt.

Und dann war da der Tag im Jahr 1937, an dem die Golden Gate Bridge eingeweiht wurde. Viele hielten es angesichts all der Erdbeben, die die Gegend erschütterten, für Wahnsinn, eine Brücke über die Bucht zu bauen. Maynard hatte seinen Freund, den Architekten Irving Morrow, für den Entwurf empfohlen, und Irving erhielt den Auftrag. Kurz bevor man sich daranmachte, die neue Brücke grau zu streichen, besichtigten wir sie gemeinsam mit ihm. Die orangerote Grundierung sah so großartig aus, dass ich im Scherz sagte, Irving solle die Farbe lassen. Als die Golden Gate Bridge fertiggestellt war, hatten Maynard und ich uns getrennt, aber da stand sie und würde bleiben: ein kupferfarben loderndes Tor vor den grünen Hügeln und einem tiefblauen Himmel.

Das alles war so lange her und jetzt war vom Monkey Block nichts weiter übrig als ein paar geschwärzte Balken und eine riesige, rauchende Lücke am Fuß des Hügels. All die glorreiche, chaotische Lebensfülle war zerstört worden und eine ganze Ära fand innerhalb von einigen wenigen schrecklichen Stunden ein abruptes Ende. Die nächsten zehn Jahre war das Grundstück, auf dem der Monkey Block gestanden hatte, nichts weiter als ein Parkplatz. Einige der jüngeren Künstler und Schriftsteller zog es nach Haight-Ashbury, wo sie sich in den maroden viktorianischen Häuschen niederließen. Als dann an seiner Stelle die Transamerica Pyramid hochgezogen wurde, erinnerten sich nur noch wenige an den Monkey Block. Er war für alle Zeiten verloren, so als hätte es ihn nie gegeben.

Nach dem letzten Schlag folgte eine lange, schreckliche Stille und dann fing jemand an, George Sterlings Ode an die Stadt des heiligen Franziskus zu rezitieren: »The Cool, Grey City of Love«.

Mag die Dunkelheit auch eisig sein,
Ihr Seenebel streift zart und fein,
Und wenn sie erst mit Macht liebkost.
Ist alles Glück und Schmerz vor Glück;
So groß ist deine Zärtlichkeit,
O kühle, graue Stadt der Liebe!

George Sterling war ein Freund von Caroline gewesen. Ich schloss die Augen, und da war er, in seinem albernen Seidenmorgenrock, wie er durch die Flure ging und mit laut erhobener Stimme Gedichte rezitierte.

»Wusstest du, dass er sich umgebracht hat, Dorrie?«

Ich öffnete die Augen. »Nein.«

»Zyankali. Der reizende, verrückte arme George.«

Danach gingen wir, die Letzten, die noch übrig waren, ins Black Cat und tranken, bis wir lachten, und dann immer weiter, bis wir weinten.

Es ist erstaunlich, wie sehr man einen Ort lieben kann und wegen dieser Liebe in sich bewahrt, bis er zu einem Teil von einem wird, nicht weniger als Haut oder Blut oder Knochen. So vieles hatte sich verändert und änderte sich noch, aber nie mehr würde es eine so großartige Zeit geben wie diese frühen Jahre in San Francisco. Der Zufall hatte mich dorthin geführt, einsam und verloren, aber am Schluss gab es keinen Ort, den ich jemals so sehr lieben und vermissen würde. Dort hatte ich meinen Platz in einer Gemeinschaft gefunden. Die Stadt war mein Zuhause und würde es für alle Zeiten sein.

Epilog

CAROLINE DE MODES. Die Worte waren in ein kleines Messingschild eingraviert.

Ein Jahr verging, ohne dass ich Caroline sah, und es sollten noch viele folgen. Jahre sporadisch geschriebener Briefe und nicht erzählter Geschichten, in denen ich dachte, dass ich sie nie wiedersehen würde. Aber jetzt stand ich hier, vor ihrer Tür.

Das Haus in der Rue du Faubourg Saint-Honoré im achten Arrondissement war herrschaftlicher, als ich es mir vorgestellt hatte – ein wunderschönes taubengraues Gebäude im Haussmann-Stil mit blassblauen Fensterläden und einer blassblauen Haustür. Prachtvolle grüne Platanen säumten das Trottoir und hinter dem schmiedeeisernen Zaun lag ein Garten. Es war Frühlingsanfang und die Luft war frisch. Ich rückte meine Baskenmütze zurecht, dann holte ich tief Luft, hob den Messingklopfer und ließ ihn fallen.

Ein blonde Frau, ein schmächtiges junges Ding, öffnete die Tür. Sie stellte sich als Mademoiselle Lees Sekretärin vor. Ich folgte ihr durch das Foyer und einen langen Flur mit Gemälden an den Wänden hinunter. Der dicke Perserteppich dämpfte meine Schritte. Wir kamen am Salon vorbei und traten durch eine Tür, von der aus wir in den ersten Stock gelangten, wo Carolines Büro und Privaträume lagen, wie mir die Sekretärin erklärte. Endlich standen wir vor einer hohen Tür mit Schnitzereien. Die Frau klopfte leise, dann öffnete sie die Tür einen Spalt.

»Verzeihen Sie, Mademoiselle Lee. Die Lady ist hier. Ihre Freundin.«

Im Kamin brannte ein Feuer und dort, in einem Sessel neben dem Kamin saß Caroline.

»Dorrie«, sagte sie und stand auf.

Sie trug ein tomatenrotes Kleid mit schmaler Taille und weitem Rock. Auf den ersten Blick sah sie genauso aus wie in San Francisco, als wäre keine Zeit vergangen. Um ihren Hals hing immer noch das kleine Jade-Amulett. Aber dann sah ich, dass sie ihre Haare inzwischen länger und gewellt trug. Um ihre schönen Augen lagen leichte Falten.

Einen Moment lang standen wir einfach nur da und sahen uns mit der Distanz der zwischen uns liegenden Jahre an, dann trat sie näher und legte die Arme um mich.

»Lass dich einmal richtig ansehen!«, sagte sie.

Sie trat wieder zurück und betrachtete mich, musterte meine schweren Silberreife, meine schwarze Baskenmütze, meine graue Gabardinehose.

Ich lächelte. »Und?«

»Du siehst fabelhaft aus, Dorrie. Du bist die Frau geworden, die du immer sein wolltest!«

Der herzliche Empfang machte mich froh. Es war, als sei ich nicht nur willkommen, sondern auch vermisst worden. Ich hatte gedacht, sie wiederzusehen würde eine tiefe Wunde aufreißen. Aber das war nicht so. Erst seit zwei Minuten war ich bei ihr im Zimmer, und schon waren da all die Dinge, die ich so viele Jahre vermisst hatte: ihre Großzügigkeit, ihre Lebendigkeit, ihr Charme; dass sie stets in Bewegung zu sein schien, selbst wenn sie saß; ihr Talent, jeden Raum in etwas Magisches zu verwandeln.

In diesen Jahren hatte ich viel über sie nachgedacht. Ich wusste, dass sie in Paris war, dass sie eine Zeit lang als Näherin gearbeitet und schließlich ihr eigenes Modeatelier eröffnet hatte. Das waren die nackten Daten, aber als ich sie jetzt sah, wusste ich, dass sie mehr als nur überlebt hatte – sehr viel mehr. Ihre Wohnung war ein entzückendes, lichterfülltes Schmuckkästchen. Jedes Stück darin betrachtete ich – die Samtvorhänge, die Glastische, den Lackparavent. Drei große Fenster rahmten den Ausblick auf die

Straße. Beim Betreten des Raums hatte ich zunächst gedacht, ich wäre wieder in der Sutter Street 540, aber nach einem genaueren Blick bemerkte ich, dass hier nichts schäbig oder vom Trödel war.

»Es hat so viel … Atmosphäre.«

Wir lachten. Es war tatsächlich alles gut. Wir konnten wieder anknüpfen.

Die junge Frau kehrte mit einem Tablett zurück, das sie auf einem Tisch mit Perlmuttintarsien abstellte. Sie wollte nach der Silberkanne greifen, aber Caroline sagte, sie würde den Tee selbst einschenken.

Lange hatte ich gebraucht, um ihren Brief zu beantworten, den sie mir ungefähr ein Jahr nach ihrem Weggang geschrieben hatte. Sie hatte mir darin mitgeteilt, dass sie die Staaten verlassen hatte und jetzt in Frankreich lebte. Fassungslos stand ich lange Zeit nur da, den Brief mit beiden Händen umklammernd. Als ich mich endlich daranmachte, ihr zu antworten, dachte ich, ich würde nicht die richtigen Worte finden. In gewisser Weise tat ich das auch nicht. Es gab so vieles, was ich nicht niederschreiben konnte. Jedes Jahr steckte ich ein Bild von den Jungen zusammen mit einem Bericht meiner Lebensumstände in den Umschlag, aber von den belastenden Seiten des Mutterseins und der Ehe, die letztlich alles andere überwogen, wollte ich ihr nicht schreiben. Nicht, dass ich die Wahrheit vor ihr verbergen wollte, vielmehr war ich Meisterin darin geworden, sie vor mir selbst zu verbergen.

Auch Carolines Briefe waren kurz gehalten, sie erzählte von ihrer Arbeit, der letzten Ferienreise, dem neuesten Tratsch über gemeinsame Freunde, die in Paris aufgetaucht waren.

Ich nahm mir vor, sie eines Tages zu besuchen, und dann würden wir uns alles erzählen, aber irgendwie war nie der richtige Zeitpunkt. Die Jungen, Maynard, das Atelier. Ich konnte unmöglich weg. Als ich dann schließlich die Gelegenheit bekam, die

Arbeit zu machen, die ich wirklich machen wollte, stürzte ich mich darauf. Über Jahre gönnte ich mir kein Innehalten.

Nach dem Abriss des Monkey Block im Jahr 1959 ging mir Caroline nicht mehr aus dem Kopf. Während der Wirtschaftskrise und des Zweiten Weltkriegs hatte ich unablässig gearbeitet, aber in den Fünfzigern machte ich ein wenig langsamer und übernahm hauptsächlich Aufträge für Magazine. Ich musste mich einer Reihe von Operationen unterziehen und hatte chronische Schmerzen. Wie lange ich noch arbeiten und reisen konnte, war völlig ungewiss. Die Zeit schien mir davonzulaufen.

So stand ich eines Morgens in meiner Küche in Berkeley und wählte ihre Nummer. Wir sprachen eine Stunde miteinander, und als wir auflegten, hatten wir ausgemacht, dass ich sie im nächsten Monat besuchen würde.

Jetzt saßen wir uns also gegenüber, tranken an einem kleinen runden Tisch am Kamin Tee und fingen an zu erzählen – über das Leben, die Liebe und die Arbeit. Sie fragte mich nach meinen Fotografien aus. Offenbar hatte sie mitverfolgt, was ich machte.

»Das Foto, das du von der Mutter und ihren Kindern gemacht hast, ist bemerkenswert.«

»Hast du es gesehen?«

»Das war kaum zu vermeiden, Dorrie. Es wurde überall abgedruckt. Wusstest du das nicht?«

Doch, ich wusste es, aber das Kompliment aus Carolines Mund – nun, das war etwas anderes.

»Die Menschen litten so schwer und so lange und bei vielen hat das Leid seither nicht mehr aufgehört ... Es war ein großes Glück, dass ich die Gelegenheit hatte, dieses Foto zu machen.«

»Das mag sein, aber es war wohl kaum nur Glück. Dorrie.«

»Danke.«

»Ich glaube, ich habe dir nie gesagt, wie leid es mir tut, dass Maynard gestorben ist.«

Ich nickte. Er war an Krebs gestorben. Dreizehn Jahre war er nun schon tot, aber es tat immer noch weh, wenn ich an ihn dachte. Ich holte tief Luft.

»Du warst die Einzige, die nicht versucht hat, mir die Heirat mit ihm auszureden. Warum eigentlich?«

»Weil ich wusste, dass es nichts geändert hätte. Du wärst nur wütend auf mich geworden, wenn ich etwas gesagt hätte. Außerdem muss jeder seine Fehler selbst machen.«

Unwillkürlich musste ich lächeln. »Ich bin froh, sie gemacht zu haben. Also zumindest den größten Teil. Maynard mag alles Mögliche gewesen sein, langweilig war er nie. Bis zum Schluss hatte er die Fähigkeit, alles als ein Wunder erscheinen zu lassen.« Ich hielt kurz inne. »Nach der Scheidung zog er nach Arizona. Er fing wieder an, die Wüste zu malen, aber auf andere Weise. Er fand einen neuen Blick darauf. Es waren fantastische Bilder – es sind fantastische Bilder.«

»Er war ein außerordentlicher Künstler.«

»Und ein außerordentlich schlechter Ehemann. Ich hätte es ihm nicht so leicht machen sollen. Gott weiß, dass er es nicht verdiente. Aber den Mut dazu hatte ich nie.«

»Doch, natürlich. Wenigstens am Schluss.«

»Ja.«

Wir schwiegen eine Weile.

»Paul scheint ein wunderbarer Mann zu sein«, sagte sie. »Und er liebt dich sehr.«

Ich erinnerte mich, ihr ein Foto von Paul und mir am Stinson Beach vom letzten Sommer geschickt zu haben. »Das kannst du an einem einzigen Foto erkennen?«

»Aber sicher.«

Ich lachte. »Niemand unterstützt mich in meiner Arbeit mehr als Paul – seit dir.«

»Ich bin froh, dass du eine solche Liebe gefunden hast, Dorrie. Ich wünschte nur, ich hätte es miterleben können.«

Ich wusste nicht, was ich darauf erwidern sollte, also lächelte ich und dankte ihr.

»Caroline«, sagte ich nach einer Weile. »Wünschst du dir manchmal, San Francisco nicht verlassen zu haben?«

Zwischen ihren Augen bildete sich eine kleine Falte. Sie blickte auf den Tisch, spielte mit dem Teller Macarons. Ihre Nägel waren kurz geschnitten und ihr Nagellack hatte dasselbe Tiefrot wie ihr Lippenstift. An den Fingern beider Hände schimmerten Ringe.

Ich dachte schon, sie würde nicht antworten, aber dann tat sie es doch.

»San Francisco ...«, fing sie an. »Was dort passiert ist, hat für mich alles geändert, und ich wusste, dass es sich nicht mehr rückgängig machen ließ. Mein Weggehen habe ich über viele Wochen geplant. Ich hätte nicht so lange warten sollen, aber ich wollte nicht ohne dich weg. Dann wurde mir plötzlich klar, dass ich nicht mehr durch dieselben Straßen wie der Senator und sein Sohn gehen konnte, nicht einmal mehr einen Tag. Ich musste weg, weg von den Pharrells, weg vom Monkey Block, von allem, was ich kannte, und allen, die mich kannten.

Sobald mein Entschluss feststand, wusste ich auch recht schnell, wohin: Paris. Jeder schien bereits dort zu sein oder auf dem Weg dahin. Paris war günstig, aber es war auch glamourös und bedeutete Spaß. Man konnte dort machen, was man wollte, und leben, wie es einem gefiel. Wenigstens hatte ich das gehört.

Ich brauchte nur einen Pass. Also ging ich zum Rathaus, um einen zu beantragen, und dort erfuhr ich, dass ich gar nicht existierte. ›Wir haben keine Caroline Lee verzeichnet‹, sagte die Beamtin. Zuerst dachte ich, dass sie sich irrt. Was sonst? Ich sah die Beamtin in ihrer beige-grünen Jacke an, ihren strengen Dutt, die zusammengekniffenen Lippen, und fragte sie, ob sie sicher sei, ob sie sich nicht verlesen habe. Ich buchstabierte meinen Namen für sie. ›C-a-r-o-l-i-n-e L-e-e.‹ Die Frau hinter dem

Schalter blieb ungerührt, starrte mich einfach nur an, ihr Blick voller Misstrauen und Abneigung. Oh, ich kannte diesen Ausdruck. Wie oft war ich ihm in meinem Leben schon begegnet. Die Frau glaubte mir nicht und würde es auch nie tun. Ich sagte ihr, ich sei in San Francisco geboren. ›Haben Sie Ihre Geburtsurkunde dabei?‹, fragte sie. Natürlich nicht, ich besaß ja keine. Sie war 1906 in dem Feuer verloren gegangen. Das hatte Lo Mo mir gesagt, als ich sie fragte.

Aber irgendeine Akte musste es geben. Ich verlangte, ihren Vorgesetzten zu sprechen. Sie sagte, er sei weggegangen. Ich wollte den Vorgesetzten des Vorgesetzten sprechen. Auch dieser Herr sei nicht da. Vor Wut zitterte ich, aber ich wollte keine Szene machen. Wenn es nicht anders ging, würde ich eben warten. Ich sah zu, wie die Frau eine lange Schlange von Leuten, die nach mir gekommen waren, abfertigte. Zwei Stunden später wartete ich immer noch. Es war ein Freitag. Ich war vor zwölf gekommen und inzwischen war Nachmittag. Das Rathaus würde erst am Montag wieder öffnen. Um Viertel vor fünf waren nur noch die Frau und ich da. Unsere gegenseitige Abneigung war mehr als deutlich. Kurz vor fünf kam mir eine Idee, eine schwache Erinnerung stieg an die Oberfläche. Ich verließ das Gebäude und ging die Sacramento Street entlang.«

»Zum Mission Home.«

Sie nickte. »Die arme Lo Mo. Sie bekam einen gehörigen Schreck, als ich plötzlich auftauchte. Ich musste es aus ihr herauspressen, aber schließlich brachte ich sie dazu, mir die Geschichte zu erzählen – die ganze Geschichte.«

Sie holte tief Luft und fuhr fort.

»Es war im Frühling 1906. Einen Tag nachdem sie mich in Chinatown gefunden hatte, ging sie zum Gericht in der Nähe des Rathauses. Auf jedem Formular schrieb sie unter Geburtsort ›unbekannt‹. Unter ›gesetzlicher Vormund‹ schrieb sie ihren eigenen Namen. Sie war in diesen Dingen so versiert wie ein Anwalt und doppelt so entschlossen. In all den Jahren, die sie das Mission Home leitete, hatte sie für jede einzelne ihrer Töchter Papiere bekommen – unterschrieben und abgestempelt, der Beweis, dass wir existierten, einen eigenen Namen hatten, das Aufenthaltsrecht besaßen und daher auch eine gewisse Stellung in der Welt.

Nach dem Erdbeben gelang es ihr, die Metallkassette mit den Papieren der Mädchen zu retten – nur wir fünf, die gerade erst ins Heim gekommen waren, hatten noch keine Papiere, sie waren noch nicht fertig gewesen. Da es jetzt aber kein Gericht mehr gab, gab es auch keine Anhörungen mehr und damit auch keine Anträge und Papiere. Vielen Chinesen erging es damals so. Hunderten, Tausenden. Inzwischen äußerten immer mehr Leute lautstark die Meinung, dass es zu viele von uns gäbe, dass die Chinesen ausgewiesen werden sollten, wenigstens sollten die ohne Papiere gehen. Viele Wochen lang konnte nichts, rein gar nichts deswegen unternommen werden, aber dann hatte Lo Mo die Idee, der chinesischen Botschaft zu schreiben, die in solchen Fällen bekanntermaßen hilfsbereit war, und das war sie auch – außer in meinem Fall. Sie vermutete, dass es damit zu tun hatte, dass ich ein Mischling war, wusste es aber nicht sicher.«

»Hat sie dir nie davon erzählt?«

»Sie hatte keinen Grund dazu. Sie dachte, mir würden daraus keine Probleme erwachsen, und so war es ja auch lange. Ein Jahr verging und dann noch eins und noch eins. Man brauchte keine Papiere, um eine Stelle in einem Haushalt in Russian Hill anzutreten oder sechzehn Stunden am Tag in einer Wäscherei zu schuften oder Jahre im Keller eines Kaufhauses zu versauern. Man brauchte keine Papiere, um unsichtbar zu sein, und nur das wurde von mir erwartet.«

Ihr Blick wanderte zum Fenster und blieb dort einen Moment hängen, dann fuhr sie fort.

»Nachdem ich das Mission Home verlassen hatte, war ich wie

betäubt. Dann schossen Wut, Verlustgefühle und Angst in mir empor. Mein ganzes Leben hatte ich in San Francisco gelebt. Eine andere Heimat hatte ich nicht. Und nun erfuhr ich fast zufällig, dass ich nicht nur keine Amerikanerin war, sondern es auch nie sein könnte, dass meine Zukunft dort so ungewiss wie meine Herkunft war – da zerbrach etwas in mir. Natürlich war Lo Mo bereit, sich für mich einzusetzen, aber selbst wenn ich die geringste Hoffnung gehabt hätte, dass sich an meiner Lage etwas ändern ließe, hatten der Senator und sein Sohn sie mir genommen. Ich wusste alles über Gerechtigkeit, was ich wissen musste – dass es sie für jemanden wie mich nicht gab.

Ich erinnere mich, wie ich an jenem Tag durch San Francisco lief, dass ich das French Quarter durchquerte und an der Grenze zu Chinatown entlang nach North Beach lief. Auf einmal gab es keinen Ort mehr für mich. Ich hatte Zeit, über alles nachzudenken, und tat es. Ich dachte an das Mission Home und an den Keller des White House. Ich dachte an das Fotoatelier und wie hart wir dafür gearbeitet hatten, wie schön die Zeit gewesen war und wie schade es darum war.

Aber plötzlich war es so, als würde in meinem Kopf ein Schalter umgelegt werden. Es gab andere Städte. Es gab andere Länder. Warum sollte ich hierbleiben? Niemand könnte mich daran hindern wegzugehen, und allein das war ein Grund zu gehen.«

»Aber du hattest doch kaum Geld. Wie hast du es bis nach Frankreich geschafft?«

»Die Perle«, sagte sie, legte den Kopf schief und lächelte. »Ich bezahlte die Überfahrt mit der Perle von John Pharrell junior.«

»Ach, ich dachte ...«

»Dass ich sie weggeworfen hätte? Na hör mal, Dorrie. Mir ging es schlecht, aber deswegen war ich doch nicht dumm. Natürlich hätte ich sie nie selbst zu einer Pfandleihe gebracht. Ich schickte jemand anderes, jemand, der nicht einmal meinen Namen kannte. Zum Glück bekam ich eine große Summe dafür. Ohne diese Perle hätte ich nie nach Frankreich gehen können. Ich hätte nicht einmal das Land verlassen können.«

»Aber du hattest immer noch keinen Pass.«

Sie schüttelte den Kopf. »Ich brauchte keinen. Das war einer der unschätzbaren Vorzüge, die eine Erste-Klasse-Suite auf einem schicken Ozeandampfer mit sich brachte. Sie befreite mich davon, jemals einen Pass oder ein Visum vorzeigen zu müssen. Du hättest mich an dem Tag, an dem ich San Francisco verließ, sehen sollen. Ich war aufgetakelt wie die exotische Geliebte eines reichen Gentleman, die auf Vergnügungsfahrt geht: tief in die Stirn gezogener cremefarbener Glockenhut, cremefarbene Stola, cremefarbenes Kostüm mit Schößchen, cremefarbene hochhackige Riemchenschuhe. Ich *war* erste Klasse. Kaum war ich aus dem gemieteten Auto gestiegen, eilte ein Gepäckträger herbei, der sich um meine Koffer kümmerte und mich an den anderen Passagieren vorbei in meine Suite führte.

Tagelang tat ich nichts anderes, als aus einem kleinen, salzverkrusteten Fensterrechteck aufs Meer hinauszustarren. Meine schönsten Kleider lagen in einem der Überseekoffer. In dem anderen waren Stoffe, Garnrollen, eine Schneiderschere und meine Nähmaschine verstaut. Ich machte mir nicht die Mühe, auszupacken. Ich redete mit niemandem und schlief und schlief. Die Überfahrt war anstrengend und dauerte viele Wochen, aber eines Morgens gegen Ende zu wachte ich bei blauem Himmel und ruhiger See auf. Ich zog mich an und ging aufs Oberdeck an die Sonne. Tief atmete ich die frische Luft ein, und ich schwöre, es war, als verzöge sich eine schwarze Wolke, die die ganze Zeit über mir gehangen hatte.

Von Calais nahm ich einen Bummelzug nach Paris. Für Frauen war es in der Welt von 1920 nicht leicht, ihren Weg zu gehen, wie du weißt. Es half, wenn man sich am Arm eines Mannes festhalten konnte oder genügend Geld hatte, um sich eine Limousine, einen Fahrer und eine Erste-Klasse-Suite auf einem Ozeandampfer zu leisten. Nur hatte ich weder das eine noch das andere – nachdem ich das Zugbillett bezahlt hatte, besaß ich nur noch ein paar Hundert Francs. Je weiter ich kam, desto amerikanischer war ich in den Augen der anderen. Für die Franzosen ist Amerika bestenfalls ein halb zivilisiertes Land, das von seltsamen, gelegentlich charmanten ›Bastarden‹ bevölkert ist. Keiner wunderte sich über meinen Anblick. Wenn mich jemand fragte, was ich in Frankreich wollte, sagte ich, dass ich eine Weltreise mache – ich, die ich San Francisco nie verlassen hatte!

Ich erinnere mich, aus dem Zugfenster geblickt zu haben. Überall auf den Bahnsteigen, in den Dörfern, auf den Straßen der Städte, durch die wir fuhren, sah ich hübsche Mädchen und elegante Frauen, und da dachte ich an all meine Kleider, die Blusen und Röcke, die ich in San Francisco geschneidert hatte, an alle, die ich noch schneidern konnte.

Was ich mehr als alles andere wollte, was ich immer gewollt hatte, war ein Leben, das von Schönheit erfüllt war. Das bedeutete für mich Freiheit. An dem Tag, an dem ich Paris erreichte, nahm ich mir ein Taxi vom Gare Saint-Lazare zu einem kleinen Coiffeur, wo ich mir eine neue Frisur, eine Dose Puder und einen roten Lippenstift leistete. Eine Stunde später verließ ich den Salon in meinem lilafarbenen Kostüm und fühlte mich ganz einfach großartig.

Von dort machte ich mich auf den Weg zum Montparnasse, zu einer der neuen Revues. Im Hinterzimmer des Theaters lernte ich Madame Moreau kennen, die Theaterbesitzerin. Sie sprach kein Englisch, und ich sprach natürlich kein Französisch, aber das störte nicht. Wir mochten uns, musst du wissen, verstanden uns. Vom Fleck weg stellte sie mich an. Fünf Jahre arbeitete ich in dem Theater. Die Revue wurde ein regelrechter Kassenschlager, und ich war als Näherin dafür zuständig, dass die Kostüme der Tänzerinnen, die Pailletten, Perlen und Federn immer in Ordnung waren. Mit meinem ersten Wochenlohn mietete ich ein winziges Zimmer im dritten Stock eines alten Hauses in der Rue des Martyrs und dort packte ich endlich meine Singer aus und fing ein neues Leben an.«

War es das, was man Schicksal nannte? Während ich Caroline lauschte, dachte ich an die lange, verschlungene Kette aus Ursache und Wirkung, die unser Leben prägt. Jahrelang hatte ich gedacht, wenn ich die Perle und das Porträt nicht gefunden hätte, wäre alles anders gekommen. Wir wären zusammengeblieben, Caroline und ich, hätten weiter in der 540 gearbeitet, hätten unser Leben gemeinsam verbracht. Erst jetzt, so viele Jahre später, erkannte ich die wahre Geschichte. Sie hatte beschlossen zu gehen. Sie hatte beschlossen, sich ein neues Leben aufzubauen.

Dennoch konnte ich es nicht lassen, sie zu fragen, warum sie mir nicht von ihren Auswanderungsplänen erzählt hatte.

Sie antwortete, ohne zu zögern. »Du hättest versucht, mich zum Bleiben zu bewegen, weil es das gewesen wäre, was du gewollt hättest. Und das war das Letzte, was ich wollte. Für alle Zeiten von der Gefälligkeit anderer abhängig zu sein. Ich wollte nicht mehr angestarrt und mit missgünstigen oder ausweichenden Blicken bedacht und dabei nie wirklich angesehen werden. Das alles wollte ich hinter mir lassen. Verstehst du das?«

Ich nickte. Dann sah ich mich um und mein Blick blieb an den Bildern auf dem Kaminsims hängen.

»Darf ich?«

»Natürlich.«

Sie nahm einen Rahmen nach dem anderen und zeigte mir die Bilder. Eine Clique am Strand, ihre Gesichter leuchteten in der Sonne eines lange vergangenen Sommers. Caroline – da war sie, ganz links – in einem weißen Kleid mit tiefer Taille. Caroline in einem Pelzcape auf einem verschneiten Platz, allein. Caroline umgeben von einem Dutzend bezaubernder Tänzerinnen in Paillettenkleidern.

Diese Bilder erzählten von einem erfüllten Leben, dennoch empfand ich eine große Traurigkeit, als ich sie betrachtete. Die Menschen darauf waren Fremde. Das Leben darauf war mir fremd. Wie sollten wir so viel verlorene Zeit aufholen?

Das dachte ich, während ich die Fotos betrachtete, aber ich sagte etwas anderes: »Du hast hier ein schönes Zuhause gefunden.«

Einen Moment lang überlegte sie. »Nein. Ein Leben vielleicht, aber kein Zuhause.«

Ich schüttelte den Kopf. »Das verstehe ich nicht.«

»Ich gehöre hier nicht wirklich dazu. Das habe ich auch nie erwartet. Ich glaube, es hat ein Jahr gedauert, bis mich der Erste mit Vornamen anredete. In diesem Land werde ich immer eine Fremde sein, egal wie lange ich hier lebe, aber das ist gar nicht mal so störend, wenn man mit nichts anderem rechnet.«

»Aber bist du denn glücklich?«

»Oh ja. Das bin ich, Dorrie. Sehr sogar.«

Eine Weile schwiegen wir, verloren in unseren Gedanken und Erinnerungen.

»Caroline«, sagte ich langsam, »erinnerst du dich, dass ich nach Paris gehen wollte, aber der Krieg mich daran hinderte und ich stattdessen an die Westküste fuhr?«

»Und dann kamst du nach San Francisco und dir wurde dein ganzes Geld gestohlen. Ich erinnere mich noch gut an die Zeit. Du hast alles, was dir begegnet ist, mit scharfem Blick betrachtet. Das mitzuerleben war wunderbar.«

Ich nickte und versuchte mich mir als die Frau vorzustellen, an die sie sich erinnerte.

»Es ist seltsam«, sagte ich.

»Was?«

»Wenn ich dich nicht kennengelernt hätte, wäre ich wahrscheinlich nicht in San Francisco geblieben, und jetzt bist du hier nach all der Zeit. In Paris.«

»Jetzt sind wir hier«, verbesserte sie mich.

»Ja, jetzt sind wir hier.«

»Dir war es bestimmt, die Welt zu sehen, Dorrie. Und«, sagte sie mit einem Lächeln, »mir auch.«

Einen Moment lang blickte sie mir in die Augen, und dann fragte sie mich, ob ich schon viel von Paris gesehen hätte.

Ich schüttelte den Kopf.

»Dann lass es mich dir zeigen! Sollen wir gleich los? Wir spazieren herum, suchen uns ein Restaurant aus und schlagen uns mit dem wunderbaren Essen, das es hier gibt, den Bauch voll, während wir erzählen. Was meinst du?«

»Das ist eine großartige Idee.«

Sie stand auf und strich ihr Kleid glatt. Ich folgte ihr den Flur und die Treppe hinunter. An der Garderobe schlüpfte sie in ihren Mantel und setzte ihren Hut auf. Während sie einen Lippenstift aus ihrer Handtasche nahm und sich die Lippen nachzog, stand ich vor dem großen Garderobenspiegel und rückte meine Baskenmütze zurecht. Sie steckte die Kappe auf den Lippenstift und trat neben mich, und in ihrem Spiegelbild war sie so strahlend, leidenschaftlich und frei wie an dem Tag, an dem wir uns vor vielen Jahren in der Straßenbahn in San Francisco gefunden hatten. Diese Caroline sah ich jetzt wieder neben mir stehen. Caroline mit den glatten schwarzen Haaren und den blutroten Lippen, die an diesem ersten Tag unserer Bekanntschaft durch die Stadt lief. Caroline an einem hinteren Tisch im Coppa, die sich vorbeugte, um mir eine fantastische Geschichte, die sie gerade gehört hatte, zu erzählen.

»Fertig?«, fragte sie und öffnete die Tür.

Es war die beste Zeit des Tages, die blaue Stunde, in der der Himmel die ganze Schönheit des Tages noch einmal zusammenraffte, bevor er sie ziehen ließ. Ein Schwarm grauer Tauben flatterte von einem Fenster auf und stob über den Himmel. Eine Gruppe Schulmädchen ging vorbei, die sich kichernd mit den

Ellbogen anstießen. Die Fenster auf der gegenüberliegenden Straßenseite schimmerten gelb und ein Stück die Seine hinunter spielte Musik.

Eine Minute standen wir auf der Schwelle, dann nahm Caroline meine Hand.

Es gibt Momente im Leben, da scheint die Zeit stillzustehen. Das war einer davon. Dann kann man nur den Atem anhalten und darauf hoffen, dass er nicht zu schnell vorbeigeht. An diesem Tag hatte ich nichts als mein Erinnerungsvermögen dabei, aber ich fing den Moment ein und bewahre ihn seither in mir. So war es, wenn ich vortrat und meine Kamera hob. Als griffe ich in den Himmel und packte einen Brocken Licht. Jedes Mal dachte ich, das ist nicht möglich, es geht nicht, es ist dumm, es überhaupt zu probieren, aber dann hatte ich das Bild im Sucher und der Verschluss klickte.

Nachbemerkung der Autorin

Es gibt keinen Montgomery Block mehr und damit auch keinen Rückzugsort der Bohemiens, die ihn Monkey Block genannt haben. An seiner Stelle steht heute im toten Zentrum des Bankenviertels von San Francisco das Transamerica Building, ein Hochhaus in Gestalt einer spitzen Pyramide. Mit etwas Glück erhascht man in dem dahinter aufragenden Betonwald einen schmalen Streifen des nebelverhangenen Himmels.

Sieht man heute auf ihre neueren, schlankeren Nachbarn, kann man sich nur schwer vorstellen, dass die Transamerica Pyramid einmal das höchste Gebäude der Stadt war, und noch viel weniger, dass an dieser Stelle vorher ein viergeschossiges Gebäude stand, das im Laufe von fast hundert Jahren achthundert Vertretern der schreibenden, darstellenden und bildenden Künste Obdach geboten hatte.

Aber wenn man die Columbus Avenue Richtung Telegraph Hill hinaufgeht, entdeckt man die Überreste einer älteren, weniger schicken und mehr dem Künstlerischen zugeneigten Stadt. Das Sentinel Building, City Lights Booksellers & Publishers, das Vesuvio Cafe. Biegt man links ab, steht man in einem Chinatown, das dem vor hundert Jahren sehr ähnlich ist; biegt man rechts ab, gelangt man zu den Überresten der zwielichtigen Barbary Coast. An einem guten Tag und in einer besonderen Stimmung begegnet man hier vielleicht sogar den Geistern von Mark Twain und Jack Kerouac.

Die Boheme gibt es nicht mehr, aber wenn man durch eine der kleinen Straßen in North Beach spaziert und dort eine Zeit lang verweilt, dann findet man sie: die Vergangenheit.

Was wir sahen, was wir träumten ist ein Roman über eine verlorene Zeit und eine verborgene Geschichte. Wie es oft so ist, hat auch mein anhaltendes Interesse an diesen Themen ganz persönliche Gründe, in meinem Fall die Ankunft meiner Familie in San Francisco in den späten 1970ern.

Als meine Eltern nach Amerika kamen, kauften sie als Erstes einen Buick und fuhren damit einmal quer durchs Land von New York nach Kalifornien. Tausende Kilometer entfernt auf einem anderen Kontinent befand sich nach wie vor so gut wie unsere gesamte Habe. Es hatte eine Revolution gegeben und bald würde es zum Krieg kommen. Mit jedem Kilometer, den wir in dem Auto zurücklegten, entfernten wir uns weiter von dort und auch von der Möglichkeit, jemals zurückzukehren.

Die langen, heißen Tage unserer Reise sind in meinem Gedächtnis längst ineinander verschwommen, aber bis heute erinnere ich mich lebhaft an den ersten, elektrisierenden Blick auf die Golden Gate Bridge. Später erzählte mir meine Mutter, dass sie damals, noch erfüllt von Trauer und Angst, nach dem schönsten Ort Amerikas gesucht hatte. Kaum in San Francisco angekommen, wusste sie, dass sie sie gefunden hatte, die Stadt, die sie über den Verlust der alten Heimat hinwegtrösten konnte und in der sie eine neue finden würde.

Ihre Liebe zu der Stadt übertrug sich auf mich. Für mich war San Francisco immer nur »die Stadt«, als gäbe es sonst keine. Wir lebten in einem fünfzehn Kilometer vor der Stadtgrenze liegenden Vorort. Dort betrieben meine Eltern ein an einem Highway gelegenes heruntergekommenes Motel mit zwanzig Zimmern. Unsere seltenen und allein deswegen aufregenden Fahrten über die Golden Gate Bridge brachten uns zunächst zum Union Square mit seinem bunten Treiben und endeten auf der kurvigen Lombard Street, aber das Tollste war, wenn wir zum Essen in das Drehrestaurant auf dem Hyatt Regency gingen, von dem aus man einen 360-Grad-Panoramablick auf die Stadt in all ihrer Pracht hatte.

Mit sechzehn und ausgestattet mit einem druckfrischen Führerschein und einem gebrauchten kirschroten Chrysler LeBaron unternahm ich meine erste selbstständige Fahrt über die Golden Gate Bridge. Ich gondelte durch die Stadt und landete schließlich in North Beach. Dorthin würde es mich fortan oft ziehen. Ich ließ mich durch die Straßen und Gassen und über die Plätze am Telegraph Hill treiben. Stunden verbrachte ich in der City-Lights-Buchhandlung und ich trank unzählige Tassen Espresso im Steps of Rome. Für eine sechzehnjährige Immigrantin aus einem Vorort kam North Beach der Pariser Rive Gauche schon sehr nahe. Hier konnte ich mich verlieren. Es war mein *Bohemia.*

Damals wusste ich noch nichts vom Monkey Block oder von Dorothea Lange, und doch nahm dieses Buch auf diesen wundervollen, einsamen Streifzügen seinen Anfang.

Jahre vergingen. Ich verließ die Bay Area und kam zurück. Das machte ich noch ein zweites und ein drittes Mal. Als ich 2014 endgültig heimkehrte, erkannte ich San Francisco an vielen Stellen nicht wieder, aber North Beach war praktisch unverändert. Mehr denn je erschien es mir wie eine Pilgerreise, wenn ich dort war – eine Pilgerreise in die Vergangenheit der Stadt und in meine eigene.

Als ich das erste Mal vom Monkey Block hörte, war ich sofort fasziniert und beschloss schon bald, über ihn zu schreiben. Weil ich Romanautorin bin und weil Romane mehr als nur eine Kulisse brauchen (so atmosphärisch sie auch sein mag), fing ich an, nach Figuren zu suchen, die zu einer Welt gehört hatten, deren wildes und doch beständiges Herz der Monkey Block gewesen war. Schließlich landete ich bei der Dokumentarfotografin Dorothea Lange.

Es gibt Orte, die man findet, und Orte, von denen man gefunden wird. Für Dorothea Lange traf mit San Francisco beides zu. Als sie im Mai 1918 ankam, war sie dreiundzwanzig Jahre alt. Sie war davon ausgegangen, dass San Francisco nur eine Durchgangsstation sein würde, aber dann blieb sie für immer.

Das San Francisco, das sie kennenlernte, war erst gut zehn Jahre alt, nachdem es 1906 durch das Erdbeben und die Feuersbrünste fast vollständig zerstört worden war. Damals wie heute war es eine schöne, verheißungsvolle und tragische Stadt am Rand des Kontinents. Damals wie heute hatte es kein besonders gutes Gedächtnis.

Zu Langes Zeit war der Telegraph Hill noch immer von italienischen Familien bevölkert, die im neunzehnten Jahrhundert hierhergezogen waren, um als Fischer an der nahen Küste zu arbeiten. Auch die mexikanischen und irischen Enklaven gab es noch, auch wenn sie bereits durchlässiger waren als im neunzehnten Jahrhundert. In North Beach wohnten vor allem Arbeiter, Handwerker, Farmer, Mechaniker, Ladenbesitzer – einfache Leute mit bescheidenen Häuschen, von denen manche noch aus den 1850er-Jahren stammten. Und dann waren da natürlich noch die Chinesen, deren Wurzeln bis zum Goldrausch zurückreichten, als sie zu Tausenden zum Eisenbahnbau nach Kalifornien gekommen waren, um dann, nachdem Kalifornien um sein Silber und Gold erleichtert worden war, in Gettos weggesperrt zu werden.

Als Lange im Jahr 1918 in San Francisco eintraf, tobte noch der Erste Weltkrieg und die Spanische Grippe breitete sich aus. In der Ferne dämmerten die in mehrfacher Hinsicht Goldenen Zwanziger herauf, und die »Neue Frau« war bereits auf den Plan getreten. In den ersten Jahrzehnten des zwanzigsten Jahrhunderts begehrten die Frauen offen gegen ihre überkommenen Rollen auf. Sie kämpften gegen die Fesseln und starren Regeln, die sie lange Zeit zu Gehorsam und Schweigen verdonnert hatten. Schon in ihrer Geburtsstadt Hoboken hatte sich Lange diesem Kampf verschrieben und führte ihn bis zum Ende ihres Lebens fort, aber die ersten Jahre in San Francisco waren auch in dieser Hinsicht sicher die aufregendsten und erfolgreichsten.

»Ich habe mich selbst in San Francisco gefunden«, würde sie später sagen. Ihre Anfangsjahre hier fielen in eine Zeit, in der der kalifornische Goldrausch des einundzwanzigsten Jahrhunderts in Silicon Valley noch in weiter Ferne lag und Künstler und Schriftsteller mit leeren Taschen ankommen konnten und trotzdem Aufnahme fanden – und in der eine junge Frau ohne Beziehungen und ohne Geld, dafür aber mit viel Mut einer neuen Version ihrer selbst begegnen konnte.

Eine neue Stadt kann einen ebenso verändern wie eine Freundschaft, und manchmal ergibt sich beides gleichzeitig. Das galt jedenfalls für Dorothea Lange, als sie nach San Francisco kam.

Was wir sahen, was wir träumten beschränkt sich auf eine Zeit, als Lange noch keine Ikone war, sondern eine junge Frau, die ihren Weg im Leben suchte. Mich interessierte, wie sie zu dem wurde, was sie war. Ich wollte den Beginn ihrer Laufbahn in den Blick nehmen, ihre Anfänge als Fotografin zu einer Zeit, als man die Fotografie im Allgemeinen weder der Kunst noch der Dokumentation zurechnete. Ich wollte nachvollziehen, wie ihr Werdegang als Gesellschaftsfotografin sie auf ihren nächsten Schritt vorbereitete, mit dem sie ihr Lebenswerk schuf: die einfachen und oftmals ungesehenen Leute zeigen. Und ich wollte wissen, wie San Francisco und Kalifornien allgemein ihr Selbstverständnis als Frau und Fotografin prägten.

Einer der beständigsten Mythen über Kreativität ist der des einsamen Genies. Man kann die ungeheure Energie bewundern, mit der vor hundert Jahren eine junge Frau wie Dorothea Lange ein eigenes Geschäft aufbaute, ohne unter den Tisch fallen zu lassen, dass sie dabei nicht allein war. Als sie sich im nördlichen Kalifornien niederließ, traf sie auf eine Menge begabter und innovativer Fotografen, von denen viele Frauen waren. Imogen Cunningham und Consuelo Kanaga waren Frauen, die sie zutiefst bewunderte und die nicht faszinierender hätten sein können, wenn ich sie erfunden hätte. Auch wenn Dorothea Lange vermutlich überall wunderbare Werke geschaffen hätte, war ihre Arbeit doch geprägt von den Mentorinnen, die sie hier fand, und von den Freundschaften, die sie hier schloss.

Am meisten interessierte mich allerdings die Freundschaft zwischen Lange und ihrer chinesisch-amerikanischen Assistentin. Sie hieß Ah-yee, wenngleich sie in den meisten Berichten namenlos blieb und nur das »chinesische Missionsmädchen« genannt wurde. Von ihrer Zusammenarbeit ist nur wenig bekannt, aber das wenige ist bemerkenswert. Gemeinsam gestalteten sie Langes erstes Fotoatelier in der Sutter Street 540 zu einem wunderbar bohemehaften Kleinod. Ohne es belegen zu können, bin ich davon überzeugt, dass die Zusammenarbeit sie beide verändert hat.

Aber wer war diese Ah-yee? Außer dass sie schön und lebhaft war, weiß man von ihr nur, dass sie eine Missionsschule besuchte. Sie muss ihre Vergangenheit abgestreift haben, und zwar schon bevor sie in Langes Atelier auftauchte. Vermutlich war sie jung und nicht verheiratet. In der Gesellschaft Kaliforniens wird sie einen der untersten Ränge eingenommen haben. Sie dürfte weit weniger Möglichkeiten als Lange gehabt haben, aber hinsichtlich Talent und Zielstrebigkeit stand sie ihr vermutlich in nichts nach.

Als Autorin historischer Romane habe ich ein besonderes Verhältnis zur Geschichte. Immer wenn ich in die Vergangenheit blicke, merke ich, dass mich die Unbekannten und Namenlosen besonders anziehen. Ich halte nicht nur nach dem Ausschau, was da ist, sondern auch nach dem, was fehlt, was noch nicht niedergeschrieben ist, worüber man nie etwas Genaues wissen wird, außer vielleicht teilweise Erfundenes. Caroline Lee ist ein Geschöpf meiner Fantasie, nicht das historischer Zeugnisse – das konnte sie nicht sein. Was ich über sie wissen wollte, fand ich weder in historischen noch in soziologischen Aufzeichnungen, in denen man ihr zumeist keine eigene Geschichte zugebilligt hätte.

Eine der Freuden beim Schreiben von Romanen ist, dass man die historische Zeit unterbrechen und eine eigene Geschichte einflechten kann. Die Rebellion in meiner Generation hat ihren Ursprung darin, dass Frauen wie Dorothea Langes Assistentin ausgelöscht wurden. In meiner Vorstellung ist sie multiethnischer Herkunft, eine Außenseiterin, Kind von Einwanderern, vielleicht auch selbst eine Einwanderin – eine Erfahrung, die ich selbst gut kenne. Gleich zu Beginn beschloss ich, sie mit auf die Bühne zu bringen, und zwar ins Rampenlicht. Ich wollte die künstlerischen Anfänge von Dorothea Lange darstellen, und im gleichen Zuge wollte ich herausfinden, wie das Leben ausgesehen haben kann, das diese junge Frau und allgemein asiatische Mädchen und Frauen in den Städten an der Westküste Anfang des zwanzigsten Jahrhunderts führten. Was war möglich und was nicht vorstellbar an einem Ort und zu einer Zeit, als man nicht darauf zählen konnte, dass jemand den Namen eines anderen kannte und noch weniger dessen Lebensgeschichte niederschrieb?

»Das Vergangene«, schrieb William Faulkner, »ist nie tot, es ist noch nicht einmal vergangen.« So wie jedes Porträt ein Selbstporträt ist, ist jeder historische Roman auch ein zeitgenössischer Roman. Was ich bei meinem Blick zurück auf das San Francisco von 1920 sah, war notwendigerweise geformt durch meine Wahrnehmung und meine Interessen als Frau, die 2020 schreibt, und doch erschien mir Langes Welt der meinen auf unheimliche, fast unbehagliche Weise nah.

Die Stunden, die ich mit Lange verbrachte, entführten mich in ein anderes San Francisco. Sie rückte eine Stadt in den Fokus, die in der seltsamen und wunderbaren magnetischen Kraft fortlebte, welche meine Eltern um die halbe Welt hierher lockte, und die sowohl ein hinreißend schöner Ort als auch eine bestimmte Denkart ist. Für Lange bedeutete sie wie später auch für mich Freiheit, und doch wurde mir, je länger ich mich mit Langes frühen Jahren in der Stadt auseinandersetzte, bewusst, wie wenig ich von deren Geschichte wusste – und wie viel von dieser Geschichte überdauert hatte.

Eines Vormittags beschloss ich, eine Pause zu machen. Ich schrieb gerade die Szene, in der zwei meiner Figuren eine Razzia in einem Bordell anführen. Es war eine schwierige Szene, und aus irgendeinem Grund dachte ich, ich könnte zur Entspannung die Nachrichten lesen. Auf der Homepage der *New York Times* stieß ich auf einen ausführlichen Bericht über eine FBI-Razzia, die an diesem Morgen in einer Villa in der Upper East Side durchgeführt worden war. Wie bei mir ging es um einen äußerst vermögenden und gut vernetzten Mann, eine große Zahl von minderjährigen Mädchen und eine Reihe von Verbrechen, die die Öffentlichkeit zwar interessierten, die jedoch nicht geahndet werden würden.

Immer wieder begegnete ich der Gegenwart, wenn ich in die Vergangenheit abtauchte. In den Reden von James Duval Phelan, dem Gouverneur von Kalifornien, dessen Wahlspruch »Keep California White« lautete, hörte ich die um mich herum ständig lauter werdenden Stimmen, die Nativismus und weißen Nationalismus propagierten. In Langes Fotos von der Dust Bowl erkannte ich den Schrecken der Obdachlosigkeit genauso wie die internationale Flüchtlingskrise. In ihren Bildern von der Internierung der Japaner sah ich Grenzen, Gefängnisse und Käfige mit »fremdländischen« Kindern. In den Bildern, mit denen sie die Überflutung einer kleinen Stadt im Norden Kaliforniens dokumentierte, schienen die brennenden Hügel und Täler des nahen Sonoma und Napa auf. In ihren Bildern aus dem amerikanischen Süden fand ich die Brutalität des Rassismus.

Mittlerweile ist mir klar, dass das keine Koinzidenzen waren, nicht einmal Parallelen. Gewalt gegen Frauen und People of Color kann man nicht nur zwischen den Deckeln unserer Geschichtsbücher finden, sie besteht noch immer in unser aller Leben fort. Wie Dorothea Langes Biografin Linda Gordon bemerkt, bedeutete das allmähliche Verschwinden des weißen Nationalismus aus der öffentlichen Wahrnehmung nicht, dass er bezwungen war, sondern dass das Land viele seiner Ideen in Gesetzesform goss. Um nur ein Beispiel zu nennen: Die antiasiatische Haltung, die in *Was wir sahen, was wir träumten* thematisiert wird, ging 1924 im National Origins Act auf, mit dem eine Einwanderungsquote nach ethnischer Zugehörigkeit eingeführt wurde und der zur Folge hatte, dass die Einwanderung aus Asien, Afrika und dem Mittleren Osten fast ganz zum Erliegen kam. 1965 setzte eine Koalition aus Aktivisten und Reformern durch, dass das Gesetz abgeschafft wurde. Wäre ihnen das nicht gelungen, hätte ich zu den Millionen gehört, die an den Grenzen der Vereinigten Staaten abgewiesen worden wären.

Dorothea Langes Amerika und meines waren nicht so unterschiedlich, aber was sollte ich mit dieser Beobachtung anstellen? Das überlegte ich lange. Ich schrieb immer weiter, ein Auge auf den Figuren, das andere auf der Zeit, in der sie lebten. Senator Pharrell ist bewusst nach dem tatsächlich existierenden Senator James Duval Phelan und seiner Warnung vor der Gelben Gefahr gezeichnet, mit der er keineswegs allein war. Wäre ich davon abgewichen, wäre das einem Betrug gleichgekommen: Ich hätte die überaus realen Grausamkeiten, zu der eine solche Weltsicht führt, ausgeblendet. Stattdessen drang ich immer weiter in der Wahrheit vor, und da fand ich die Geschichte, die ich erzählen musste.

Was schulden wir unseren Mitmenschen? Diese Frage scheint Lange mit ihrer Kamera immer wieder zu stellen. Ihr Leben lang wollte sie sich nicht Künstlerin nennen lassen, nur den Titel »Dokumentarfotografin« machte sie sich schließlich irgendwann zu eigen. Ihr war klar, dass die Fotografie die Probleme und Vorurteile ihrer Zeit nicht aus der Welt schaffen konnte, aber sie war überzeugt, dass sie mit ihr das Bewusstsein einer breiteren

Bevölkerung schärfen und dass nur dadurch ein Wandel stattfinden konnte. Ihre Fotos sollten Amerika ein Bild seiner selbst zeigen, und das taten sie. Den Fotos, die sie von den japanischen Internierungslagern machte, gelang das so überzeugend, dass sie beinahe fünfzig Jahre zurückgehalten wurden, aber diese Zensur bestärkte sie nur in ihrer Entschlossenheit.

Durch die Fotografie weitete Dorothea Lange ihren Blick, der nicht nur die Orte, die sie aufsuchte, erfasste, sondern in dem sich auch die Vielzahl an Perspektiven und Menschen, denen sie durch ihre Arbeit begegnete, wiederfand. Bild für Bild vervollkommnete sie ihre außerordentliche Fähigkeit, den Menschen als Individuum zu erfassen, egal unter welchen äußeren Umständen er lebte. Wahrheit, Schmerz, Schönheit, Würde: Das sah sie, und das ist es, was sie uns immer noch zu sehen gibt. Sie blickte auf Amerika, auf das gegenwärtige und das vergangene Amerika, und entdeckte die Unbilden seiner Geschichte in den zusammengezogenen Augenbrauen einer Frau, in den verschränkten Händen eines Mannes, in einem brachliegenden, vergessenen Feld, und immer wieder fordert sie uns auf, uns ein anderes Ende der Geschichte vorzustellen.

Die historischen Figuren

Dorothea Lange

Lange ist eine der bekanntesten Dokumentarfotografinnen des letzten Jahrhunderts und vor allem für ihre eindringlichen Bilder aus der Depressionszeit berühmt. 1941 gab sie ein Guggenheim-Stipendium auf, um die erzwungene Evakuierung und widerrechtliche Inhaftierung japanischstämmiger Amerikaner während des Zweiten Weltkriegs zu dokumentieren; diese Fotografien unterlagen beinahe fünfzig Jahre der Zensur. Daneben schuf sie ausdrucksstarke Bilder von der Zerstörung und Verheerung der Umwelt, zu denen auch eine Serie über Monticello gehört, eine Agrargemeinde in Napa County, in der fünfhundert Menschen lebten, bevor sie 1957 geflutet wurde. Im Oktober 1965 starb sie im Alter von 70 Jahren in San Francisco.

Maynard Dixon

Maynard Dixon verließ San Francisco bald nach der Scheidung von Dorothea Lange im Jahr 1935. Er ließ sich im Südwesten der USA nieder, wo er die Malerin Edith Hamlin heiratete und weiter seiner Malerei nachging. Die beiden verbrachten einen Teil des Jahres in Utah, den anderen in Arizona; dort starb er 1946. Er gilt heute als einer der bedeutendsten Maler des amerikanischen Westens.

Consuelo Kanaga

Die Karriere der rebellischen Fotografin und Journalistin Consuelo Kanaga begann in San Francisco und sollte sie im Laufe der Jahre an die entlegensten Orte führen. Wie Lange widmete sie sich bis zum Schluss der Dokumentation des Lebens der Entrechteten und Armen. Ihre Porträts von Afroamerikanern unterschieden sich grundlegend von dem herablassenden, distanzierten Blick anderer Fotografen ihrer Generation. Sie starb 1978 in New York.

Imogen Cunningham
Cunningham und Lange waren ein Leben lang enge Freundinnen. In den 1930er-Jahren schloss Cunningham sich mit gleichgesinnten Fotografen, unter anderem Ansel Adams, zu der Gruppe f/64 zusammen. f/64 war einer neuen modernen Ästhetik verpflichtet, die auf die extreme Scharfzeichnung ihrer vornehmlich in der Natur gefundenen Motive zielte. Cunningham wandte sich schließlich wie Lange der dokumentarischen Straßenfotografie zu und finanzierte ihren Lebensunterhalt mit Auftragsarbeiten und Porträtaufnahmen. Sie fotografierte bis zu ihrem Tod. Im Juni 1976 starb sie im Alter von 93 Jahren in San Francisco.

Donaldina Cameron
In den siebenundvierzig Jahren, die Cameron für das Occidental Mission Home for Girls in San Francisco arbeitete, rettete sie nahezu dreitausend Frauen und Mädchen vor der Zwangsarbeit als Prostituierte oder Hausmädchen. Zusammen mit Abgeordneten und Bürgerrechtsgruppen wirkte sie darauf hin, dass der Sklavenhandel, der noch bis in die 1930er-Jahre in San Francisco blühte, unterbunden wurde und die Rechte von Chinesen auf Landes- und Bundesebene gestärkt wurden. Sie starb 1968 im Alter von 98 Jahren und ist neben Tien Fuh Wu, ihrer früheren Schutzbefohlenen und späteren Kollegin, in Nordkalifornien beerdigt.

Giuseppe Coppa
Giuseppe Coppa war als italienischer Einwanderer in den 1890er-Jahren nach Kalifornien gekommen und eröffnete 1904 in San Francisco das Original Coppa's Restaurant. Zunächst frequentierten es

vor allem die hier ansässigen italienischstämmigen Fischer, aber schon bald wurde es zum Stammlokal der Künstler und Schriftsteller in der Stadt, die seine Wände mit spektakulären Wandgemälden versahen. Das Coppa überstand das Erdbeben von 1906, zog später aber mehrfach um. In dem Roman befindet es sich an seiner ursprünglichen Lokalität im Monkey Block.

Sadakichi Hartmann, »Der König der Boheme«
Der Sohn eines deutschen Vaters und einer japanischen Mutter war ein bekannter Fotografieexperte und facettenreicher Künstler. Nach einem längeren Aufenthalt in San Francisco gab Sadakichi Hartmann ein Gastspiel in Hollywood, wo er in dem Film *Der Dieb von Bagdad* einen Magier spielte. Später zog er sich in eine Blockhütte im kalifornischen Banning zurück, wo er mit Ausnahme der Besuche seines Freundes, des Schauspielers John Barrymore, das Leben eines Eremiten führte. Er starb 1944 in Florida.

Ansel Adams
Adams' Aufnahmen aus dem Yosemite Park gehören zu den bekanntesten fotografischen Werken überhaupt. Adams und Lange, die beide die meiste Zeit ihres Lebens in der Bay Area lebten, arbeiteten bei mehreren Gelegenheiten zusammen. Ihre jeweilige Behandlung der japanischen Internierungslager im Jahr 1942 zeigt ihre Unterschiedlichkeit in Wesen und Kunstverständnis; dennoch waren sie eng miteinander befreundet und treue Fürsprecher der Arbeiten des anderen. Adams, ein leidenschaftlicher Umweltschützer, starb 1984 im kalifornischen Monterey.

Mabel Dodge Luhan
Mabel Dodge führte in New York City einen der berühmtesten Salons in der amerikanischen Geschichte und zog 1918 nach Taos in New Mexico, wo sie eine Künstlerkolonie gründete, einige der ersten Ausstellungen von Pueblo- und Hispano-Kunst initiierte und

sich für die Rechte der Pueblo-Indianer von Taos einsetzte. 1923 ging sie ihre vierte Ehe mit Tony Luhan ein, einem Indigenen, mit dem sie bis zum Ende ihres Lebens zusammenblieb. Zu den Gästen der beiden gehörten Georgia O'Keeffe, Martha Graham, Ansel Adams und Willa Cather. Der Roman bringt D. H. und Frieda Lawrence 1919 nach Taos; tatsächlich besuchten sie Mabel das erste Mal erst 1923. Dorothea Lange und Maynard Dixon waren mehr als einmal im Südwesten; ihr längster Aufenthalt in dem Haus, das ihnen Mabel und ihr Mann zur Verfügung stellten, dauerte von 1931 bis 1932. Mabel Dodge Luhan starb im August 1962 in Taos.

John Pharrell
John Pharrell und sein Sohn sind zwar fiktive Figuren, haben aber eine historische Vorlage in James Duval Phelan (1861-1930), der von 1897 bis 1902 Bürgermeister von San Francisco war und von 1915 bis 1921 Senator von Kalifornien. Phelan war ein scharfer Gegner japanischer und chinesischer Einwanderung in die Vereinigten Staaten. Seine Parole im Wahlkampf 1920 lautete: »Keep California White«. Die Phelan Avenue in San Francisco wurde 2018 umbenannt in Frida Kahlo Way.

Constance (»Consie«) Dixon
Consie lebte mit Unterbrechungen über Jahre bei ihrem Vater Maynard Dixon und ihrer Stiefmutter Dorothea Lange. Mit neunzehn wurde sie vom *San Francisco Examiner* als Reporterin angestellt. In der Wirtschaftskrise verlor sie ihre Stelle und arbeitete eine Zeit lang bei Mabel Dodge als Sekretärin. Sie heiratete und bekam eine Tochter, die bis zu ihrem achten Lebensjahr bei ihr lebte und später offiziell von der zweiten Frau ihres Vaters adoptiert wurde. Consie lehnte es ab, an Langes Trauerfeier teilzunehmen, eine Entscheidung, mit der sie bis zu ihrem Tod haderte. Ihr Leben lang kämpfte sie immer wieder mit Armut und psychischen Störungen.

Caroline Lee

Gemeinsam mit Dorothea Lange gründete sie ein erfolgreiches Porträtatelier in der Sutter Street 540; in der Folge verschwand die Frau, die in den meisten Berichten Ah-yee oder das »chinesische Missionsmädchen« genannt wird, aus Langes Leben in die unbekannten Gefilde ihrer eigenen Geschichte. Dieses Buch ist zum Teil meine Vorstellung von dieser Geschichte.

Dank

Dankenswerterweise konnte ich mich beim Schreiben dieses Buches auf eine Vielzahl von Quellen stützen, unter anderem Linda Gordon: *Dorothea Lange. A Life Beyond Limits,* und Milton Meltzer: *Dorothea Lange: A Photographer's Life.* Ihr fotografisches Werk erschloss sich mir dank Linda Gordon und Gary Y. Okihiro: *Impounded. Dorothea Lange and the Censored Images of the Japanese American Internment,* dem von Sarah Hermanson Meister für das Museum of Modern Art herausgegebenem Ausstellungskatalog *Dorothea Lange. Words & Pictures,* und Alona Pardo: *Dorothea Lange. Politics of Seeing.* Maynard Dixons Werk ist wunderbar präsentiert in Donald J. Hagerty: *The Art of Maynard Dixon.* In *Imogen Cunningham. Ideas Without End,* und *Consuelo Kanaga. An American Photographer* werden Leben und Werk dieser beiden außerordentlichen Frauen sichtbar. Ungemein hilfreich für mein Verständnis der Erfahrungen chinesischstämmiger Amerikaner in den ersten Jahrzehnten von San Francisco waren Yong Chen: *Chinese San Francisco 1850–1943. A Trans-Pacific Community,* Iris Chang: *The Chinese in America. A Narrative History,* Judy Yung: *Unbound Feet. A Social History of Chinese Women in San Francisco,* und Julia Flynn Siler: *White Devil's Daughters. The Women Who Fought Slavery in San Francisco's Chinatown.*

Mit ihrer freundlichen und großzügigen Art hat mich Andra Miller in entscheidender Weise bei der Entwicklung und Durchführung dieses Buchprojekts unterstützt. Ich danke meiner Agentin Sandra Dijkstra, ebenso Elise Capron, Andrea Cavallaro und allen anderen bei Dijkstra. Die Erfahrung von Lydia Morrey und die Arbeit von Salt & Sage Books haben mir sehr geholfen. Zu Dank bin ich auch meinen Kollegen am California College of the Arts verpflichtet, besonders Leslie Carol Roberts und Tina Takemoto. Hiya Swanhuysers prononcierte Texte über den Monkey Block machten mich mit diesem bemerkenswerten Teil von San Franciscos Geschichte bekannt. Toni Piccinini ist der treueste, großmütigste Freund, den ich mir vorstellen kann. Mein unendlicher Dank gilt meiner Familie, Heshmat Darznik, Kiyan Darznik Banaee und Sean Reiter. In Liebe, Dankbarkeit und Bewunderung widme ich dieses Buch meiner Freundin Rebecca Foust.

Quellennachweis

S. 69: Walt Whitman, »Für Dich, o Demokratie« aus: ders., *Grasblätter*, Nach der Ausgabe von 1891-92 erstmals vollständig übertragen und herausgegeben von Jürgen Brôcan, Hanser, München 2009.

Wir danken dem Hanser Verlag für die freundliche Genehmigung des Abdrucks.

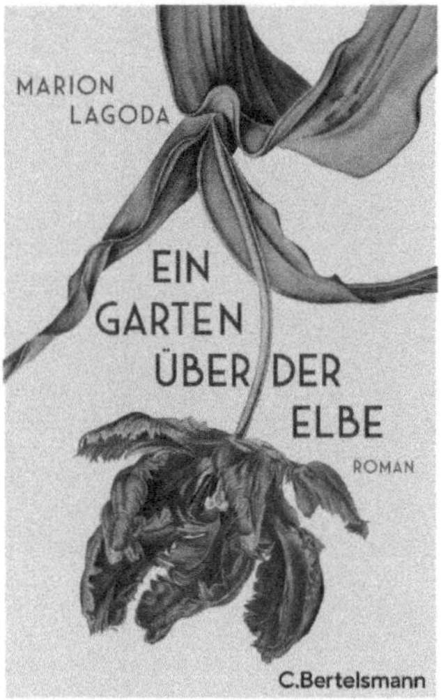

Atmosphärisch und eindrücklich – ein Roman über den berühmten Römischen Garten in Hamburg

Als Hedda 1913 als Obergärtnerin bei der jüdischen Bankiersfamilie Clarenburg beginnt, ist sie die erste Frau auf diesem Posten und wird von den ausschließlich männlichen Kollegen entsprechend kritisch beäugt. Auch körperlich wird ihr viel abverlangt, denn das Anwesen ist riesig. Trotzdem gelingt es Hedda, ihren Traum zu verwirklichen – bis hin zum Amphitheater im römischen Stil, das zum Mittelpunkt prachtvoller Feste und Theateraufführungen wird. Doch als sich in den 1930er Jahren die Zeiten verdüstern, geraten Hedda, die jüdische Vorfahren hat, und die Familie Clarenburg immer mehr in Bedrängnis.

Kenntnisreich und lebendig erzählt Marion Lagoda das Leben der Frau nach, deren wahrer Name Else Hoffa lautete und die als Obergärtnerin der Familie Warburg den berühmten Römischen Garten in Hamburg-Blankenese anlegte.

C.Bertelsmann